权威·前沿·原创

皮书系列为
"十二五""十三五"国家重点图书出版规划项目

北京市哲学社会科学研究基地智库报告系列丛书

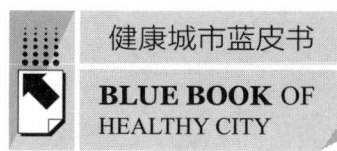
健康城市蓝皮书
BLUE BOOK OF HEALTHY CITY

编委会主任／王彦峰　雷海潮　杨利明

北京健康城市建设研究报告（2018）

ANNUAL REPORT ON HEALTHY CITY CONSTRUCTION IN BEIJING (2018)

主　编／王鸿春　盛继洪
副主编／曹义恒　等

社会科学文献出版社
SOCIAL SCIENCES ACADEMIC PRESS (CHINA)

图书在版编目(CIP)数据

北京健康城市建设研究报告.2018/王鸿春,盛继洪主编.--北京:社会科学文献出版社,2018.11
(健康城市蓝皮书)
ISBN 978-7-5201-3808-6

Ⅰ.①北… Ⅱ.①王… ②盛… Ⅲ.①城市卫生-研究报告-北京-2018 Ⅳ.①R126

中国版本图书馆 CIP 数据核字(2018)第 251001 号

健康城市蓝皮书
北京健康城市建设研究报告(2018)

主　　编／王鸿春　盛继洪
副 主 编／曹义恒 等

出 版 人／谢寿光
项目统筹／曹义恒
责任编辑／曹义恒

出　　版／社会科学文献出版社·社会政法分社(010)59367156
　　　　　地址:北京市北三环中路甲29号院华龙大厦　邮编:100029
　　　　　网址:www.ssap.com.cn
发　　行／市场营销中心(010)59367081　59367083
印　　装／三河市龙林印务有限公司

规　　格／开本:787mm×1092mm　1/16
　　　　　印张:19.75　字数:297千字
版　　次／2018年11月第1版　2018年11月第1次印刷
书　　号／ISBN 978-7-5201-3808-6
定　　价／98.00元

皮书序列号／PSN B-2015-460-1/2

本书如有印装质量问题,请与读者服务中心(010-59367028)联系

版权所有 翻印必究

《北京健康城市建设研究报告（2018）》编辑委员会

编委会主任 王彦峰　雷海潮　杨利明

编委会副主任 王鸿春　刘泽军　李小峰

主　　　编 王鸿春　盛继洪

副　主　编 曹义恒　汤伟民　刘炳武　张青阳　韩卫强
　　　　　　　王　海

主编助理 范冬冬

编　　委（按姓氏笔画为序）

马东春　王　微　王玉红　王利娟　平　昭
卢　永　史江平　朱锦程　任　霄　刘　英
安　红　许吉星　孙占坡　杜梅萍　李　勇
李　辉　李桂英　吴东炬　吴海兰　张　云
张　鑫　张志辉　张继承　陈中颖　林　鹏
周虹伊　赵润栓　郝中实　施卫平　夏吴雪
黄江松　鹿春江　谭善勇

组织编写单位

中国医药卫生事业发展基金会
北京市健康促进工作委员会
首都社会经济发展研究所
北京健康城市建设促进会
北京民力健康传播中心
北京健康城市建设研究中心

主要编撰者简介

王彦峰 中国医药卫生事业发展基金会原理事长,中国城市报·中国健康城市研究院名誉院长,北京师范大学北京文化发展研究院兼职教授,曾长期在中央理论宣传等部门工作。编著有《世界动荡之源》《民族复兴之路》《中国国情辞书》《中国健康城市建设研究》《中国健康城市建设实践之路》《健康是生产力》《北京健康城市建设研究》《健康城市蓝皮书:北京健康城市建设研究报告(2015)》《健康城市蓝皮书:北京健康城市建设研究报告(2016)》《健康城市蓝皮书:中国健康城市建设研究报告(2016)》《健康城市蓝皮书:北京健康城市建设研究报告(2017)》《健康城市蓝皮书:中国健康城市建设研究报告(2017)》等。曾在发起和推动"健康奥运、健康北京"全民健康活动中做出突出贡献,并在2008年底被北京市人民政府及北京奥组委授予"特殊功勋奖";在2009年8月北京市启动的"健康北京人——全民健康促进十年行动规划"活动中,被聘为总顾问;2011年12月19日,荣获联合国友好协会、国际孤儿组织颁发的"人类健康贡献奖"及"年度慈善家奖";2016年12月,荣获第九届健康中国"年度十大人物"称号。自2005年中国医药卫生事业发展基金会成立以来,他提出的"健康是生产力"这一科学理念相继在国家重要期刊、报纸、网站上发表,引起了广泛的社会反响。

雷海潮 博士,现任北京市卫生计生委党委书记、主任,北京市医院管理局党委书记。曾任卫生部政策法规司处长。两次参加中央政治局集体学习材料的编研工作,参与全国深化医药卫生体制改革政策的研究过程,负责起草2005~2010年全国卫生工作会议报告等重要文件,主持制定"健康北京发展建设规划"以及参与制定全国卫生事业"十五""十一五""十二五""十三五"发展规划和"2020年全国医疗卫生服务体系规划"。担任全国人大《基本医疗卫生法》起草咨询委员会委员、国家卫生计生委公共政策专家咨询委员会委员、世界卫生组织卫生人力资源科学指导委员会委员。在国内外杂志发表学术论文190余篇。

杨利明 现任中国医药卫生事业发展基金会会长。先后担任健康大数据产业技术创新战略联盟执行理事长、《中华医学百科全书》工作委员会名誉主任、国际健康与环境组织副秘书长、"国际健康论坛"暨《中华医学百科全书》2013年总编年会组委会副主席及执行秘书长。曾担任《健康城市蓝皮书：中国健康城市建设研究报告（2016）》《健康城市蓝皮书：中国健康城市建设研究报告（2017）》编委会副主任。有丰富的国际项目工作经验，并热心于社会公益慈善事业，积极投身于各种社会活动，大胆创新，政绩显著。

王鸿春 首都社会经济发展研究所原所长，现任中国城市报·中国健康城市研究院院长、北京健康城市建设促进会理事长、北京健康城市建设研究中心主任及首席专家，研究员、高级经济师，北京师范大学北京文化发展研究院兼职教授。近年来主持完成决策应用研究课题40余项，其中，世界卫生组织委托课题、省部级项目共9项，主编或合作主编决策研究图书21部。主持决策研究课题获国家及北京市领导批示20余项，"转变医疗模式政策研究"等课题获北京市第九届优秀调查研究成果一等奖等市级奖项共11项。著有《凝聚智慧——王鸿春主持决策研究成果文集》《有效决策》，先后主编《人文奥运研究》《北京健康城市建设研究》《2012北京健康城市建设研究报告》《2013北京健康城市建设研究报告》《健康城市蓝皮书：北京健康城市建设研究报告（2015）》《健康城市蓝皮书：北京健康城市建设研究报告（2016）》《健康城市蓝皮书：中国健康城市建设研究报告（2016）》《健康城市蓝皮书：北京健康城市建设研究报告（2017）》《健康城市蓝皮书：中国健康城市建设研究报告（2017）》等，其中，《健康城市蓝皮书：北京健康城市建设研究报告（2017）》获得中国社会科学院第五届皮书学术委员会颁发的第九届"优秀皮书奖"一等奖。

盛继洪 首都社会经济发展研究所所长、北京市决策学学会常务副理事长，中国城市报·中国健康城市研究院特约研究员，高级政工师。曾担任《2013 北京健康城市建设研究报告》《首都安全战略研究》副主编，《首都全面深化改革政策研究》《建设国际一流的和谐宜居之都研究》《健康城市蓝皮书：中国健康城市建设研究报告（2016）》《健康城市蓝皮书：中国健康城市建设研究报告（2017）》《健康城市蓝皮书：北京健康城市建设研究报告（2017）》主编，其中，《健康城市蓝皮书：北京健康城市建设研究报告（2017）》获得中国社会科学院第五届皮书学术委员会颁发的第九届"优秀皮书奖"一等奖。长期在北京市委从事决策应用研究工作，为市委、市政府领导科学决策服务。近年来主持课题 24 项，其中省部级课题 9 项，获"北京市调查研究成果奖"二等奖 3 次、三等奖 1 次，曾参与组织起草北京市第十一次党代会报告。

曹义恒 博士，副编审。2006 年毕业于武汉大学政治与公共管理学院，获硕士学位；2017 年毕业于武汉大学马克思主义学院，获博士学位。现为社会科学文献出版社社会政法分社总编辑，兼任政治学与公共管理编辑室主任，主要负责马克思主义理论、政治学、公共管理、健康城市建设等领域的组稿审稿工作。在《马克思主义与现实》《经济社会体制比较》《学习与探索》《武汉理工大学学报》（社会科学版）等期刊上发表论文及译文 10 余篇，出版译著 2 部。

摘　要

2018年是贯彻党的十九大精神的开局之年，是实施"十三五"规划承上启下的关键之年，再加上《全国健康城市评价指标体系（2018版）》的出台，北京将迎来加快健康城市建设的重要时期。

本书由总报告、健康环境篇、健康社会篇、健康服务篇、健康文化篇、健康产业篇、健康人群篇七个部分组成。所有报告均基于北京市相关职能部门的权威数据，组织研创力量开展的决策应用研究，具有很强的学术价值和决策参考价值。

总报告聚焦健康奥运与健康城市的融合，通过分析健康奥运与健康城市之间的关系，提出借助于北京冬奥会推动北京健康城市发展的对策与建议。

健康环境篇分析了京津冀协同发展下的环境现状和影响因素，探讨协同发展背景下的环境治理对策并提出建议；对首都能源运行管理机制体制进行分析，提出提升首都城市能源日常运行保障能力的总体思路及对策措施；研究了西城区在背街小巷整治工作中建立的政府主导、社区协同共治的城市公共空间治理模式，以及多元协作的城市治理新格局。

健康社会篇对北京市社会治理体制进行创新性研究，结合国外社会治理体制创新经验，提出推进北京市社会治理体制创新的对策与建议；通过对公共交通出行趋势的预测分析，提出实施"公交优先"战略；针对"共享单车"停放失序问题，提出长效治理措施。

健康服务篇通过分析社区的内涵和生态，促进社区发展；阐述健康风险评估模型的原理及健康风险评估模型应用，推进健康服务业发展；在总结2008年北京奥运会的基础上进行北京冬奥会安保问题研究，对安保体系机制建设提出合理建议。

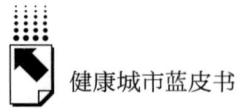

健康文化篇研究了北京市中医药文化发展，提出全国中医药文化中心建设以及北京市中医药健康养生文化的发展路径；探析香港居民健康长寿的养生秘诀及其对北京市居民健康生活的启示。

健康产业篇分析北京小汤山医院健康产业的发展现状及国外先进经验，提出了北京市发展健康产业的对策；通过展望北京市全民健身休闲产业发展前景，提出全民健身休闲产业解决方案与实施路径；对北京康体休闲的问题、新业态与转型对策进行研究分析。

健康人群篇分析健康影响评估技术国内外研究进展，为全面推广健康影响评估工作提出思路；深入研究在建设健康北京的背景下，如何加快促进北京市"体医融合"；通过对慢性病相关流行情况指标的分析，提出加强健康管理等方面的对策与建议。

关键词： 健康北京　健康城市　城市病

目 录

Ⅰ 总报告

B.1 2022年北京冬奥会筹办与推动健康城市发展研究
………… 王鸿春 杜梅萍 郝中实 李小峰 范冬冬 任 霄 / 001
  一 健康城市的由来和发展 …………………………………… / 002
  二 健康奥运促进健康城市发展 ……………………………… / 007
  三 借助北京冬奥会推动健康城市发展的路径 ……………… / 012

Ⅱ 健康环境篇

B.2 京津冀环境污染协同治理研究 ………………… 王 斌 李凤梅 / 021

B.3 首都城市能源日常运行管理分析及保障能力提升研究
  ………………………………………………………………… 孙新军 / 042

B.4 西城区背街小巷整治提升调查研究
  ………… 西城区委区政府研究室 首都经济贸易大学课题组 / 054

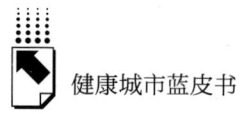

Ⅲ 健康社会篇

B.5 北京社会治理体制创新研究 …………… 盛继洪 于晓静 / 067
B.6 落实"公交优先"战略，促进北京健康城市建设 ……… 卓 杰 / 078
B.7 共享单车停放：失序、冲突及治理创新
　　——基于对北京地铁十号线沿线的调研
　　……… 谭善勇 董 欢 权思颖 周虹伊 王 婧 马 妮 / 092

Ⅳ 健康服务篇

B.8 北京冬季奥运会安保基本问题研究 …………… 杨玉海 / 105
B.9 基于健康体检数据的健康/疾病风险评估技术
　　…………………… 张静波 刘 峰 韩君铭 马官慧 / 121
B.10 健康社区服务体系建设的实践与思考 ………… 马乃麓 / 137

Ⅴ 健康文化篇

B.11 实现中医药健康养生文化创新性发展
　　…………………… 罗增刚 王会玲 江 南 刘 楠 / 151
B.12 香港健康养生文化对北京居民养成健康生活方式的启示
　　………………………… 吴东炬 林 鹏 李小峰 / 160

Ⅵ 健康产业篇

B.13 北京市全民健身休闲产业发展研究
　　………… 史江平 郝中实 丁 冰 张 云 范冬冬 / 173

B.14 小汤山医院健康产业发展研究
　　——兼论北京健康产业发展布局 …………… 平　昭　赵润栓 / 187
B.15 北京康体休闲：问题、新业态与转型对策 …………… 张祖群 / 204

Ⅶ 健康人群篇

B.16 健康影响评估技术应用研究
　　………………………… 黄若刚　于建平　苏　宁　曹若湘 / 232
B.17 体医融合助力健康北京建设 ……………… 史江平　张　云 / 246
B.18 北京地区体检人群健康风险分析 …… 李　强　陈　硕　张静波 / 262

B.19 后　记 ………………………………………………………… / 280

Abstract …………………………………………………………………… / 281
Contents …………………………………………………………………… / 283

皮书数据库阅读**使用指南**

总报告

General Report

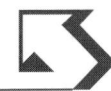

2022年北京冬奥会筹办与推动健康城市发展研究

王鸿春 杜梅萍 郝中实 李小峰 范冬冬 任霄*

摘 要： 本报告从健康城市的由来和发展出发，系统梳理了健康城市

---

* 王鸿春，中国城市报·中国健康城市研究院院长、北京健康城市建设促进会理事长、北京健康城市建设研究中心主任及首席专家，研究员、高级经济师，北京师范大学北京文化发展研究院兼职教授，主要研究方向为健康城市、决策应用研究，近年来主持的课题获国家和北京市领导批示20余项，主编的《健康城市蓝皮书：北京健康城市建设研究报告（2017）》获中国社会科学院第九届"优秀皮书奖"一等奖；杜梅萍，中共北京市委前线杂志社高级编辑，北京健康城市建设促进会副秘书长兼研究部主任，多年来共获得30余项省级奖项，包括北京新闻奖7项，研究方向为政治经济学、农村经济、决策研究、健康城市；郝中实，北京日报社机关党委原专职副书记，高级记者，中国城市报·中国健康城市研究院特约研究员，近年主要研究方向为健康城市建设，参加多项健康城市建设课题研究，参与编辑出版决策研究和健康城市建设图书10余部，其中6部担任副主编；李小峰，北京民力健康传播中心理事长、北京健康城市建设促进会监事长，主要研究美国、日本和中国台湾的有效经济模式，中国健康城市发展途径，高中低档次养老经济性及社会性；范冬冬，大学学历，北京健康城市建设促进会办公室主任，参与编辑出版多部健康城市建设图书，主要研究方向为城市管理和健康城市研究；任霄，首都经济贸易大学城市经济与公共管理专业硕士研究生，主要研究方向为政府绩效管理、社区治理。

建设的国际背景和中国经验，寻求北京健康奥运与健康城市发展的契合点，认为健康奥运将通过生活方式、环境质量、保障体系、精神倡导来促进健康城市的健康人群、健康环境、健康服务、健康文化和健康产业等方面的建设。本报告展望了北京2022年冬奥会的筹办助力健康城市快速发展的路径，在增加体育人口，增强基础设施建设，促进体育、文化、旅游休闲等健康产业发展，促进京津冀环境改善等方面提出了对策与建议。

关键词： 健康奥运　健康城市　北京冬奥会

　　将奥运战略融入国家战略，将奥运会筹办与城市、区域发展紧密结合，这是中国自2008年奥运会以来始终秉承的理念。2022年北京冬奥会从申办到筹办始终秉承这一理念，且目标更加清晰、指向更加明确。2015年1月6日，北京冬奥申委向国际奥委会递交《申办报告》。该报告聚焦增加体育人口、拉动城市发展等内容，与国际奥委会倡导的举办奥运会对城市可持续发展的影响与改变相契合。得到国际奥委会认可的是，2022年北京冬奥会将奥运战略融入国家京津冀协同发展战略，将在产业升级和城市更新层面，实现城市发展的升级。为此，本报告以北京2022年冬奥会的筹办与推动健康城市发展关系为主旨展开研究。

一　健康城市的由来和发展

（一）健康城市的由来

　　20世纪80年代，在全球快速的城市化进程中，几乎每个国家都不可避免地出现了流动人口增加、就业压力增大、交通拥堵、环境污染、住房紧张、能源短缺等问题,即所谓的"城市病",于是城市健康问题就表现为城市化、工业化进程引发的这些城市问题。城市健康问题不仅威胁着城市社会经济和政治的稳定,而且对人类健康产生了深远的影响,因而日益得到各个国家和地区的普遍关注。

为了应对这一挑战,世界卫生组织提出了"健康城市"运动。在城市化进程中,不可避免地会产生种种社会、经济问题,创建健康城市,目的正在于通过消除居住拥挤、交通拥堵、空气质量下降、环境趋于恶化等"城市病",以提高居民生活品质,促进城市健康有序发展。这一健康城市的雏形最早可以追溯到1842年,英国科学家埃德温·查德威克(Edwin Chadwick)发表的阐述劳工人群卫生状况的报告,促成了英国城镇健康协会的成立。①

随着健康城市在实践中的发展,1984年10月,在加拿大多伦多召开的"超越卫生保健——多伦多2000年"大会,首次提出了"健康城市"的概念,其策略是在多部门、多学科广泛合作的基础上,在更广泛的意义上重点解决城市健康问题以及与之相关的问题。1987年,基于"人人享有卫生保健"和"健康促进"的理论,世界卫生组织欧洲办事处首次发起了"健康城市计划",重点是健康促进,并且迅速在美洲、澳洲和亚洲发展,成为一场宏大的国际性运动。② 截至目前,约有4000个城市加入国际健康城市的创建网络,建设健康城市已成为世界的一种趋势。③ 不仅欧洲国家普遍开展健康城市建设,日本、韩国、新加坡等亚太地区国家也有600多个城市相继启动健康城市建设。

日益得到人们认可的观点是,健康城市是由健康环境、健康社会、健康服务、健康文化、健康产业和健康人群六个方面组成并协调发展的整体。1998年,世界卫生组织将健康城市定义为"一个不断创建和改进自然和社会环境、扩大社区资源,使人们在发挥生命功能和发展最大潜能方面能够互

---

① 翟羽佳等:《国际健康城市计划的理论与实践》,《医学与哲学》2014年第7期。
② 袁爽秋、李立明:《健康城市建设的理论与实践》,《环境与职业医学》2008年第2期。
③ 朱媛媛、曹承建、李金涛:《卫生城市与健康城市关系探讨》,《浙江预防医学》2014年第9期。

相支持的城市"。① 世界卫生组织欧洲区提出的健康城市计划的基本特征，以及2000年西太区总结的健康城市计划的特征，均包含了政府主导、部门合作、广泛动员社区参与、通过需求评估制订计划、加强监测和评估等重点环节。健康城市创建的共有特点是，都在努力改善城市的自然和社会环境，居民之间相互扶持，并最大限度地发挥自身潜力，使社区资源得到充分发掘。而健康城市形成的基本特征，包括自然环境的健康、安全和高质量；生态环境稳定可持续；社区之间互相补台、相互支撑，群体和居民相互之间有着密切联系和交流，传统文脉有序传承；居民对于影响其日常生活、健康和福利的政策拥有较高的参与度和决策权；城市经济和社会发展呈现多样化，富有创新精神；不仅能够满足全体城市居民的食品、用水、居住等所有基本需求，在收入、安全和就业等方面也无后顾之忧；所有居民都能享有高质量的保健和医疗服务，使健康状况（健康水平高、发病率低）有切实保障。②

（二）健康城市的发展

目前，旨在治理"城市病"的健康城市建设已成为世界的一种趋势和必由之路。改善基础设施成为发展中国家推动健康城市建设的引擎，关注弱势群体的健康成为推进健康城市建设的重点，社区行动在健康城市建设中的作用日益加强，培养健康的生活方式已成为健康城市建设过程中的共识，健康城市网络建设在全球逐步展开，多组织合作成为健康城市建设的组织架构。由于欧美发达国家的城市发育较为成熟，健康城市发展的正面效应日益显现，在城市规划、卫生等领域的经验值得中国借鉴。

随着工业化、城镇化、人口老龄化进程加快，疾病谱、生态环境、生活方式等发生变化，中国一些大城市出现了类似于欧洲曾经经历并仍在继续的"城市病"症状。20世纪90年代初，中国开启了学习借鉴国外健康城市建

---

① 翟羽佳等：《国际健康城市计划的理论与实践》，《医学与哲学》2014年第7期。
② 周明浩等：《卫生城市和健康城市》，《环境与健康杂志》2000年第6期。

设经验的道路。1994年，北京市东城区、上海市嘉定区率先启动健康城市建设项目试点。东城区和嘉定区根据各自城区的特点，结合本地的社会发展总体规划，制定了"健康城市发展规划"。嘉定区第一步将重点放在了垃圾无害化处理上，东城区把重点放在健康教育、污水处理和绿化上。1995年6月，海口市和重庆市渝中区也开始了健康城市运动规划。其中，海口市成立了以市长为组长的健康城市规划协调小组，将创建健康城市与创建生态城市、旅游城市、卫生城市相结合，提出了"健康为人人，人人为健康"的口号。1995年10月，世界卫生组织官员先后对渝中区、海口市和嘉定区等项目进行了考察和评估，对这些城市开展的工作给予了高度评价。随后，大连、苏州、日照等城市也先后加入创建健康城市的行列。[①]

2003年"非典"以后，中国健康城市建设进入全面实质性发展阶段，上海、杭州、苏州等10个城市（区）先后被纳入世界卫生组织健康城市建设试点。上海市于2003年底由市政府下发了《上海市建设健康城市三年行动计划（2003～2005年）》，确定了8个项目：营造健康环境、提供健康食品、追求健康生活、倡导健康婚育、普及健康锻炼、建设健康校园、发展健康社区、创建精神文明，涵盖104项指标，并作为上海市政府的重点工作来抓。苏州市把建设健康城市工作浓缩为10项重点行动，把优化健康服务、营造健康环境、构建健康社会、培育健康人群和提供健康食品5个环节有机地结合起来，努力做到各个环节相互配合，共同发展。[②]

在一系列政策支持下，中国健康城市建设有序推进。中国政府因为在健康城市建设中取得的成就，获得世界卫生组织授予的"健康（卫生）城市特别奖"；沪、杭、苏等地的46家单位加入了在上海启动的全球首个世界卫生组织健康城市合作网络。建设健康城市是新时期爱国卫生运动的重要载体，是推进健康中国建设、全面建成小康社会的重要内容。2015年，党的

---

① 吕书红、卢永：《我国健康城市建设面临的机遇实施对策分析》，《中国健康教育》2018年第11期。
② 傅华、玄泽亮、李洋：《中国健康城市建设的进展及理论思考》，《医学与哲学》2006年第1期。

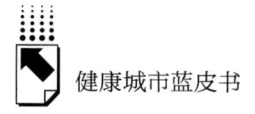

十八届五中全会将健康中国上升为国家战略,健康城市在健康中国国家战略中的地位得到了充分肯定。2016年10月,中共中央、国务院印发了《"健康中国2030"规划纲要》,正式指出"把健康城市和健康村镇建设作为推进健康中国建设的重要抓手",并提出了到2030年我国将要实现的重要目标,即"建成一批健康城市、健康村镇建设的示范市和示范村镇",健康城市建设出现了良好开局。

2016年7月,《关于开展健康城市健康村镇建设的指导意见》明确指出:"建设健康城市和健康村镇,是新时期爱国卫生运动的重要载体,是推进以人为核心的新型城镇化的重要目标,是推进健康中国建设、全面建成小康社会的重要内容。"① 2016年11月,全国爱卫办发布《全国爱卫办关于开展健康城市试点工作的通知》。随后,全国有38个城市围绕强化顶层设计、突出重点任务、改革创新,探索健康城市实现路径。2017年10月,习近平总书记在党的十九大报告中明确指出:"实施健康中国战略。""要完善国民健康政策,为人民群众提供全方位全周期健康服务。""人民健康是民族昌盛和国家富强的重要标志。"② 实施健康中国战略,增进人民健康福祉,事关人的全面发展、社会全面进步,事关"两个一百年"奋斗目标的实现,必须从国家层面统筹谋划推进。③

《2030可持续发展中的健康促进上海宣言》进一步明确未来一段时期全球健康促进的优先领域之一就是改善城市健康、支持健康城市和健康社区建设。《健康城市上海共识》进一步指出,建设为健康福祉努力的城市是可持续发展的关键。在全球健康治理视角下,一系列政策的出台、环境支持、舆论氛围的营造等,为中国的健康城市建设创造了良好发展的契机。

健康是城市发展的基础,"健康"的内涵已经不再仅仅局限于卫生和医

---

① 中华人民共和国国家卫生和计划生育委员会:《关于开展健康城市健康村镇建设的指导意见》,《中国实用乡村医生杂志》2016年第9期。
② 习近平:《决胜全面建成小康社会 夺取新时代中国特色社会主义伟大胜利——在中国共产党第十九次全国代表大会上的报告》,人民出版社,2017,第48页。
③ 《实施健康中国战略(认真学习宣传贯彻党的十九大精神)》,《人民日报》2018年1月12日。

疗水平，而是包括体质健康、心理健康、精神健康等，其更多地受到社会、经济因素的制约。因此，健康城市的发展涉及医药卫生、城市建筑、交通环境、社会经济等多个方面，将健康作为制定政策优先考虑的内容，融入所有政策（HIAP）的理念也由此而来。这就要求，在建设健康城市的过程中，要从城市的规划、建设、运行到管理全面贯彻"以人的健康为中心"的原则，把健康融入所有政策，将维护人民健康的范畴从传统的疾病防治拓展到生态环境保护、体育健身、职业安全、意外伤害、食品药品安全等领域，普及健康生活、优化健康服务、完善健康保障、建设健康环境、发展健康产业，实现对生命全程的健康服务和健康保障，把城市建设成为健康社会、健康环境、健康服务、健康人群、健康文化和健康产业有机结合的整体。

二 健康奥运促进健康城市发展

在健康融入所有政策理念的影响下，中国健康城市建设取得了很大进展，并促进了"以人的健康为中心"的城市健康发展。但是，随着人口老龄化日益显现，因生活方式造成的慢性病患者逐年增多，环境等多种健康影响因素叠加，迫切需要全方位多层次高水平地推进健康城市建设，以满足人民的健康需求。

创建健康城市，无疑是一个全新的现代城市发展模式，其核心是实现"以人的健康为中心"的人与自然、自然与社会环境的和谐健康。国际奥委会将"奥运会健康遗产"定义为"奥运会对举办地乃至整个国家健康所产生的具有延续效应的影响"。其内涵和实质都是以人的健康为中心。奥运会通过传播健康技能，普及健康知识，倡导健康的生活方式，开展丰富多彩的健康教育活动，让人民能拥有健康的素质、健康的心态和健康的体能。由此可见，奥运会能在关系城市建设健康的方方面面促进健康城市建设提档升级。表1中所列内容就能充分体现这种观点。

表1 奥运会健康遗产与奥运会遗产各分支的关系

遗产类别	与卫生系统的关系	与健康遗产密切相关的内容
城市及环境遗产	城市和环境建设,将构成卫生系统运行的基础设施和人群健康的外部环境	卫生基础设施、健康相关环境遗产可构成健康遗产
运动遗产	体育运动等活动的条件和风气,可构成人群健康的环境之一	作为健康影响因素,有相当一部分与健康遗产一致
政策遗产	政策中会包含与卫生相关部分,奥运筹办期间也会出台相关卫生政策	其中的卫生政策是奥运健康遗产的一部分
教育和档案遗产	提高人群知识水平,构成卫生系统运行的外部环境,人群整体知识水平提高将改善卫生系统和人群健康的环境	关于健康知识的教育和普及将构成健康遗产之一
经济及旅游遗产	可带来政府卫生投入和居民个人支付能力的改变,经济环境形成卫生系统运行的经济基础	间接影响政府卫生投入和个人卫生投入水平
社会文化遗产	改变社会文化氛围,构成卫生系统运行的外部环境	间接影响卫生服务系统的反应能力

资料来源：刘民等：《奥运健康遗产的概念体系和形成机制》,《首都公共卫生》2007年第2期。

根据奥运会各项健康遗产的内容，可以推断其通过以下方式促进了健康城市建设，即以普及健康生活、优化健康服务、完善健康保障、建设健康环境、发展健康产业为重点，促进健康城市的健康人群、健康环境、健康服务、健康社会与健康文化建设，推进将健康融入所有政策的城市健康发展。

（一）通过奥运会倡导的健康生活方式，促进健康城市的健康人群建设

奥运会通过普及健康知识等一系列传导机制，对人群健康产生正面影响，可以直接或者间接促使人们养成健康行为，改变不健康行为，采用健康的生活方式，从而改善人群健康状况。奥运会对"运动精神"的宣传对人群健康有最直接的影响。健康城市所提倡的"健康生活方式"与这种"运动精神"是完全一致的。2008年北京夏季奥运会推动了中国夏季体育运动的普及，大家记忆犹新。可以预见的是，中国成功申办冬奥会，也将加快冬

季运动的推广，促进人们热爱冬季运动的健康生活方式的养成。托马斯·阿诺德在拉格比公学的教育实践提供了这样一种机制："个人的体育教育，包括把围绕体育活动而产生的人类素质延伸到所有个人活动中去，这样就会出现一种社会体育，其目的是在对公共生活的训练中，运用温和的、有组织的体育活动机制。"① 这种"有组织的体育活动机制"，除了能带给人身体本身的愉悦外，还能够促进人的均衡发展并为人们提供健康生活的基本方式。《中共北京市委 北京市人民政府关于印发〈"健康北京2030"规划纲要〉的通知》（京发〔2017〕19号）指出，要使健康生活方式得到全面普及；健康知识广泛传播，健康行动深入开展，自主自律的健康行为得到塑造，体医结合的健康服务模式基本形成；居民健康素养水平达到45%。

从某种意义上说，奥运会是竞技体育的巅峰对决，其辐射和示范作用，则可以在很大程度上助推全民健身活动的发展。2008年北京夏季奥运会后，人民群众的健身热情空前高涨，大家广泛参与到跑步、游泳、太极拳、乒乓球、网球以及保龄球、跳绳、拔河、扭秧歌等各种运动中，这些运动都有数量可观的"发烧友"。在奥运会带动下，作为群众体育基础工程的学校体育和社区体育活动也风生水起、蓬勃开展。

奥运会能够改善全民健身条件、促进体育资源的开发与利用，已经得到反复印证。据一项权威统计，2002年，中国的体育场馆有62万个，全民健身工程超过2000处，社区健身的路径有1万多条。到2003年，中国加大对体育设施的投资力度，全民健身路径迅速增加到21851条，国家级全民健身中心有35个。作为奥运会主办地，2004年北京市政府投资3600万元，为1200个行政村配建全民健身工程，全市行政村全面健身的配建率达55%。2008年，北京市实现了100%的乡镇、100%的社区、60%的行政村配建全民健身工程，为基层群众提供了良好的健身条件。

2008年北京奥运会以来，北京市委、市政府借奥运东风制定"健康北

---

① 熊晓正：《理想 冲突 使命——奥林匹克理想与08北京奥运使命发凡》，《中国体育科学学会首届中国体育博士高层论坛论文集》，中国武汉，2006年。

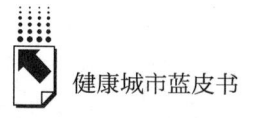

京人十年行动规划",通过传播健康技能,普及健康知识,倡导健康的生活方式,开展丰富多彩的健康教育活动,让人民能拥有健康的素质、健康的心态和健康的体能,享有幸福的生活。

(二)通过奥运会促进环境质量改善,建设健康城市的健康环境

环境保护的根本目的就是保护人体的健康。健康城市建设离不开环境保护。创造良好的环境质量,既是健康城市建设的重要衡量和评价指标,也是实现健康城市的重要途径和保障。

中国工业化、城镇化发展日新月异,由此带来的城市地区大气污染成为心腹之患。当前,人们对环境问题与健康问题格外关注。保护环境才能保障健康,人民群众对此有紧迫需求、反映强烈。正是由于环境污染对健康影响潜伏期长、因果关系难以简单确定,因此必须要把健康风险防范贯彻到环境监督管理、监测预警、影响评估、污染防治系统工程之中。从国际经验来看,奥运会举办城市毫无例外会抓住办奥契机,改造市容环境,治理城市死角,完善垃圾处理,提高绿化标准,提升交通设施水准,减少环境中危害健康的各种因素,从而对促进奥运城市人群健康产生积极影响。

2008年北京奥运会提出"绿色奥运"和"绿色北京"发展战略,采取一系列强有力的环境保护措施,不断加大环境保护投入,加快城市的环保规划并迅速实施。落实"绿色奥运"理念,在北京筹办奥运会的过程中形成丰富的实践经验,典型范例是在城市北端兴建一座奥林匹克公园,既扩大了北京人均占有绿地和森林的面积,又因奥运会留下了美丽遗产;通过实施《"绿色奥运——2008年"生态环境建设行动计划》,构筑起三道绿色屏障(即以燕山、太行山绿化工程为主的第一道绿色屏障,以五河十路绿化和农田林网为重点的第二道屏障,以绿化隔离地区形成的第三道绿色屏障),北京林木覆盖率和城区人均绿地面积均得到了大幅提升。借助于绿色奥运的东风,北京还重点进行水体质量的改善,适当引水、生态治水、节约用水,努力实现水资源的高效利用、全面节约和有效保护,促进水生态系统良性循环,使北京形成了更加合理的城市生态系统和更为完整的绿地系统,生态环

境质量得到了明显改善，促进了健康城市环境建设，从而提升了人们健康水平的环境基础。

（三）通过建设奥运会保障体系，提升健康城市的健康服务水平

通过举办奥运会，国家可以系统评估本地卫生服务能力，加强体系建设。这是因为，奥运会的卫生保障工作，要求举办城市加强公共卫生系统软硬件建设，包括强化医疗、防疫、急救等方面的服务能力和改进卫生服务政策等。例如，奥运会期间各国运动员和嘉宾及旅游者云集，为避免传染病扩散风险，亟须提高检疫技术水平、增强监测能力；奥运会期间人流密集，对公共卫生系统造成空前压力，没有完善的急救网络很难应对，必须相应提高医疗、预防、卫生监督等服务的供给能力；另外，奥运健康保障科技攻关，对提高举办地卫生技术能力大有裨益。在筹办奥运会过程中，举办城市通过提高奥运会健康保障服务能力，硬件建设上了一个新台阶，卫生保障制度和卫生服务政策的软件建设也有新的突破，特别是政府卫生事业管理水平提高后，做出的决策会更科学，与人们健康相关的政策法规会更完善，从而在健康城市的健康服务保障水平上提升档次，必将对居民健康产生良好的影响。

（四）通过倡导奥运精神，促进健康城市的健康社会与健康文化建设

奥运会百年圆梦，影响和改变着人们的思想行为，促进人们健康知识的普及、健康理念的形成和奥运精神的推广与普及。这种奥运会的理念和精神层面的遗产属于无形遗产。奥运精神强调追求人的自我超越，展示人的力量，尊重人的尊严和权利等一系列观念和价值。《奥林匹克宪章》中"运动是与生俱来的人权"的宗旨在中国得到了进一步发扬光大。奥运精神和健康理念高度契合，对奥运精神的广泛宣传和褒扬，客观上也是对现代健康理念的传扬。

奥运场馆曾经展现运动员在比赛中勇敢坚强、勇于拼搏的精神，鼓舞普

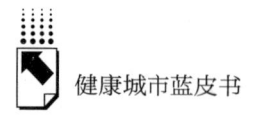

通民众积极参与体育锻炼,为全民健身上了生动形象的普及课,这一奥运会重要遗产深入到社会、家庭。北京奥运会虽然已经过去10年,但鸟巢、水立方等创造夏奥辉煌的场馆,仍然有络绎不绝的游客前来参观游览,重温爱国激情,无形中参与体育运动的热情被点燃,终身与体育相伴的理念被激发。

2008年的奥运会使"健康奥运、健康北京"的理念深入人心。奥运会之后,2009年,北京市政府发布了《健康北京人——全民健康促进十年行动规划(2009—2018年)》,围绕11项百姓健康指标开展九大健康行动。2011年,北京市卫生局发布《健康北京"十二五"发展建设规划》,普及健康知识、参与健康行动、提供健康保障、延长健康寿命的健康理念不断深入人心,取得了显著效果。2017年,为贯彻《"健康中国2030"规划纲要》精神,北京市委、市政府发布了《"健康北京2030"规划纲要》,明确表示,"十三五"时期,体育部门将和有关部门密切配合,推动全民健身的跨界整合、跨界融合,发挥全民健身在建设健康中国进程中的重要作用,并作为防病和治疗慢性病的重要方法和途径,努力形成以生命全周期为宗旨的大健康理念,突出加强体育与医疗的有机融合,建立大健康的工作机制,推动全民健身和全民健康深度融合。

此外,奥运会经济为主办城市注入新的动能,奥运城市在吸引外商投资和主办大型活动方面,无疑增加了新的砝码。这些,与城市未来发展和市民幸福指数提高密切相关。在后奥运时期,居民的经济实力和生活水准得到提高,也会化为健康素养提升的有利因素,如增加对健康教育、体育运动的投入等。

三 借助北京冬奥会推动健康城市发展的路径

国际奥委会主席巴赫认为,国际奥委会改革的目标之一是让奥运会能够最大限度地与主办城市的长期需求和发展目标相契合。经验表明,举办冬奥会这样的大型活动,对于城市和区域发展有着巨大的推动作用。在筹办和举办奥运会的过程中,不仅要建设、改造、运营一批体育场馆设施,还要推进相关基础设施建设、加大生态环境保护力度等，必将提升区域的整体发展水平。例如，俄罗斯索契在2014年冬奥会前，曾经只是黑海东部的海滨疗养地，但通过主办冬奥会，建起菲施特奥林匹克体育场等全新的世界级现代化场馆，打造出能成功举办所有冬季国际赛事的能力，同时，新的城市道路和快速轨道交通、新的能源供应系统、新的污染处理系统相继建成，整个城市面貌一新。在筹办2022年冬奥会的过程中，北京冬奥组委将学习借鉴这些冬奥城市的先进理念、经验和做法，积极落实国际奥委会的"新规范"，将冬奥会筹办与城市、区域发展紧密结合，办一届真正的"绿色奥运"，使城市更加健康。

（一）北京冬奥会将扩大冬季运动项目的群众基础，丰富全民健身运动的内容，有助于培养健康的生活方式，促进健康人群建设

习近平总书记在张家口市考察冬奥会筹办工作时指出："人生幸福快乐，强身健体十分重要。中国是一个13亿多人口的大国，体育是重要的社会事业，也是前景十分广阔的朝阳产业。我们申办北京冬奥会，一个重要目的就是推动我国冰雪运动快速进步，推动全民健身广泛开展。"[①] 习近平总书记对全民健身的支持，有力地促进了包括冰雪运动在内的群众体育活动的蓬勃开展。

北京在向国际奥委会提交的《申办报告》中提到，北京申办冬奥会成功，可以带动3亿人参与到冰雪运动中。《中共北京市委 北京市人民政府关于印发〈"健康北京2030"规划纲要〉的通知》指出，要积极普及群众冰雪运动，以举办2022年冬奥会和冬残奥会为契机，大力开展各类冰雪活动，开展丰富多彩的冰雪嘉年华和群众冰雪健身活动，优化完善群众冰雪健身设施，满足群众冰雪健身的需求。冬奥会的申办强化了以奥运促进全民健身的宗旨，极大地丰富了全民健身运动的内容。

---

① 《纪念北京冬奥会倒计时冬奥粉丝京张行举行》，搜狐网，http://www.sohu.com/a/125599997_505440，最后访问日期：2018年8月28日。

据北京市体育局群体处资料，截至目前，北京市从健身指导、赛事吸引、宣传引导等方面统筹发力，广泛开展形式多样、内涵丰富的冰雪活动，推动群众了解、参与、热爱冰雪运动。一是积极组织群众冰雪活动，连续举办四届北京市民快乐冰雪季，2017～2018年冰雪季共举办31项市级冰雪群众活动及冰雪赛事、305项区级冰雪活动，全市群众冰雪活动实现"一区一品"全覆盖，参与群众达502万人次。二是加强冰雪运动健身指导，创建北京市全民健身滑雪培训基地，组建群众冰雪运动科学健身指导讲师团，把冰雪运动知识纳入公益类社会体育指导员培训课程，2017年培养冰雪运动社会体育指导员5905人。三是加大宣传力度，充分发挥市级媒体作用，加强冰雪运动的宣传报道，引导群众积极参与冰雪运动，特别是发挥新媒体优势，吸引群众通过微信、微博等方式参与冬奥会知识普及和冰雪运动，其中"快乐冰雪季"的微博阅读量达16.1亿次。四是积极举办高水平的冰雪运动赛事，2017年举办了北美职业冰球联赛（NHL）中国赛、中国杯世界花样滑冰大奖赛、沸雪北京国际雪联单板滑雪大跳台世界杯等观赏性较强的冰雪赛事，吸引众多群众观赛，有效地激发了群众参与冰雪运动的热情。

（二）北京冬奥会将增强冰雪运动基础设施建设，促进健康设施建设

全民健身重在全民参与。但是，受多种因素影响，北京目前设施完备的冬季运动健身场馆的数量和质量严重不足，难以满足爱好冰雪运动的市民对健身的要求，而北京冬奥会将增强包括冬季健身场馆在内的冰雪运动基础设施建设。

为了推动奥林匹克运动的长期、可持续发展，国际奥委会于2014年通过了《奥林匹克2020议程》改革提案，拉开了改革的序幕。2018年2月，旨在让奥运会变得"可承受、可收益、可持续"，包含118项改革细则的办奥"新规范"出台，从申办、筹办到赛后利用各个环节对未来奥运会进行"重塑"。"新规范"包括合理控制场馆规模、优化交通方案、优化现有基础设施和媒体服务等多个方面。国际奥委会提出的"新规范"，与中国的"创新、协调、绿色、开放、共享"新发展理念高度契合，与习近平总书记对

北京冬奥会提出的绿色、共享、开放、廉洁的办奥理念高度一致。

北京冬奥会按照"新规范"所倡导的场馆可持续利用要求，将尽可能使用现有场馆。在北京赛区的13个场馆中，有11个利用了2008年奥运会的遗产，通过改造进行资源再利用。在此基础之上，建设一定数量的特殊场地如高山滑雪、高山速降设施等，以满足冬奥会的基本要求。两个新建场馆在规划阶段也同步考虑了冬奥会赛后利用问题，以实现场馆的持续长久利用。根据申办冬奥会的理念之一——"节俭办奥运"的宗旨，专业标准的冬季运动场馆在比赛结束后将向公众开放，将使原本受气候条件影响的冰雪运动全年都能开展；普通民众四季都能参加冰雪运动，为实现"三亿人上冰雪"的宏大目标奠定物质基础。

建议专业运动场馆对普通民众开放，要对场馆进行彻底改造，充分利用冬季奥运会场馆，发挥其最大的经济效益和社会效益。一是为市民提供符合专业水准的现代化冰雪运动新场所，满足冰雪运动爱好者的健身和娱乐需求。二是对场地进行合理安排规划，设定不同季节利用方案，使冬夏季项目交替切换，保证场馆运营的高利用率。

（三）北京冬奥会将促进体育、文化、旅游休闲等健康产业发展

2016年3月7日，北京市人民政府发布《关于加快冰雪运动发展的意见（2016—2022年）》提出，2022年北京全市冰雪体育产业收入规模力争达到400亿元左右。北京冬奥会是集体育、文化、旅游休闲、产业制造于一体的复杂系统工程，上下游产业链具有很大的延伸性，依托冬奥场馆设施，大力发展冰雪运动装备、冰雪运动体验、冰雪运动赛事等业态，发展壮大体育文化、旅游休闲等业态，在健身休闲产业器材、健身休闲企业、健身休闲培训等产业链中，以冰雪运动为突破口实现体育、文化、旅游休闲产业发展。

仲量联行2018年2月26日发布《2022年北京冬奥会对城市发展和京津冀协同的推动作用》的研究报告称，与10年前的70%相比，2017年北京地区生产总值中第三产业的比例已经达到80.6%，其中文化、体育和娱乐

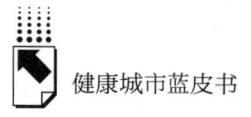

业的规模从293.9亿元增长到598.1亿元,增幅超过1倍。① 在申办之初,"3亿人参与冰雪运动"直接带动的就是冰雪运动产业的发展。北京冬奥会的举办,必将进一步推动北京文化产业、体育产业更上一层楼。

(1)推动体育用品制造业发展。举办冬奥会激发国人对冰雪运动的热情,冬季项目用品如服装、滑板、滑雪杖等系列运动产品等的需求量会大大增加,这必将加速体育用品制造业的发展,同时,国内冬季项目装备科研和产品发售也将迎来黄金时期。2008年北京奥运会国内市场开发收入曾创造12亿美元的佳绩,2022年冬奥会巨大的市场潜力同样非常乐观。

(2)推动北京文化产业发展。北京冬奥组委入驻位于石景山区的首钢园区,最大限度地保留了原有筒仓建筑风貌,把工业厂房改造成为集创意办公、配套商业于一体的综合体,成为北京文化创意产业的一个"经典案例"。

(3)推动北京健康休闲产业发展。健康休闲产业是当今典型的生态、绿色、环保以及健康型的产业。以体育运动为载体是其外部特征,以参与体验为主要形式是其内在要求,以促进身心健康为目的是其核心要领。研究显示,中国健康休闲产业还处在初级阶段,发展不够均衡,但发展潜力很大。在国际社会越来越重视生态环境、强调绿色发展的时代大背景下,建议北京市委、市政府牢牢抓住北京联合张家口举办冬奥会的战略机遇,在完善健身休闲服务体系、培育健身休闲市场主体、优化健身休闲产业结构和布局、加强健身休闲设施建设、提升健身休闲器材装备研发制造能力和改善健身休闲消费环境上下功夫,提升中国健康休闲产业发展的国际竞争力和影响力。

(4)推动张家口市向新型生态产业城市、世界级冰雪运动中心和国际化的休闲旅游胜地转型。张家口市的自然条件得天独厚,低纬度、高海拔、温度适宜、空气质量优良,这是成功申办冬奥会的有利条件。成功申办冬奥会为张家口提供了难得的发展良机和前所未有的黄金发展期。冬奥会将使冰

---

① 《奥运再迎"北京时间",城市发展进入"新时代"》,仲量联行网站,http://www.joneslanglasalle.com.cn/china/zh-cn/news/990/beijing-olympic-urban-development,最后访问日期:2018年8月26日。

雪运动成为当地的特色产业,促进旅游观光休闲业及住宿、餐饮等相关产业链发展。据初步估算,冬奥会可为当地在冰雪制造、场馆运营、休闲旅游等环节带来3500亿元投资,增加20万个就业机会。

(5)推动延庆区冰雪体育产业和旅游产业更具规模。延庆区全面构建"一轴两翼多节点"冰雪产业布局,深化与张家口市的合作,联合打造"京津冀冰雪产业带",推进两地冰雪产业协同发展,大力发展高端业态,加快推进北京市冰上项目训练基地、环球飞雪冰雪运动学校、万科石京龙雪场二期、辉煌度假村二期、启迪乔波冰雪小镇等项目的规划建设;持续谋划引进并举办一系列大型体育赛事,正在组织推进高山滑雪世界杯赛申办前期工作,策划安排赛时运行各项服务保障任务;深入挖掘冬奥会旅游功能,突出延庆区高山滑雪的唯一性和独特性,以中高端度假旅游模式为导向,策划推出高山滑雪、雪橇、雪车、冰壶、滑冰、滑雪等高端运动旅游项目,并注重融入运动元素和亲子元素,主推2日游、3日游;同时持续推出消夏避暑、登山健身、自行车骑游、民俗美食、赏花采摘、马球马术、房车露营、玩冰戏雪等多种休闲项目,打造全时全日四季旅游产品。据统计,从申奥成功至今,延庆区共接待冰雪旅游和冰雪运动游客约829.9万人次,实现收入约5.64亿元。

(四)北京冬奥会将促进京津冀环境改善,使"冬奥蓝"成为常态,促进健康环境建设

北京2022年冬奥会和冬残奥会组织委员会表示,要严格实施场馆建设环保措施,加强生态修复。这包括建立完善可持续管理体系和场馆可持续管理工作机制,制定实施可持续采购政策,将可持续各项要求落实到场馆建设全过程;制订实施冬奥会低碳交通、水资源和能源保障计划,实现冬奥会水资源可持续利用和碳排放目标;组建遗产协调委员会,落实遗产战略规划,为城市留下更多的冬奥遗产。

一是下大力气推进污染治理。制订实施新一轮大气污染防治行动计划,加强区域大气污染联防联控,加大环保督察和执法力度,确保持续改善空气

质量；制订实施下一阶段水污染治理行动计划和冬奥会废弃物管理工作保障计划，做好冬奥会赛时污水、废弃物处理工作。二是加强城市绿化美化。结合实施新一轮百万亩造林绿化工程，重点抓好冬奥会赛区周边及沿线绿化美化；建设绿色生态走廊，开展赛区生态恢复和植树造林，实施森林、湿地保护和生物多样性保护，增加区域森林碳汇；引导市民践行绿色生活方式，组织实施"绿色家园·绿色奥运"公众参与行动，传播生态文明理念、绿色生活知识。三是营造整洁有序的城市面貌。扎实推进疏解整治促提升专项行动，坚决拆除违法建筑物；完成核心区街巷环境整治任务，推进"厕所革命"；启动新一轮老旧小区综合整治，继续开展"开墙打洞"治理、架空线入地、广告牌匾规范设置等专项工作；按照规范设计，组织规划、制作、安装城市相关文化广场和场馆外围周边的冬奥标志、指示标牌等，为冬奥会营造良好环境。

冬奥会申办成功以来，延庆区环境综合治理成效明显。一是充分利用科技手段，加强赛区智能管控，确保绿色安全施工，推动54项生态环境保护措施和34项申奥可持续性承诺任务逐步落实，持续推进生态环境修复、野生动植物保护和生态环境可持续管理。二是围绕造雪引水及集中供水、水源保护、应急水源保障、生态廊道建设、小流域治理、冰雪产业水源保障等方面合理安排水利设施，并严格落实"河长制"，全面实施水污染防治工程，推进水生态系统修复。三是严格落实"清空行动"各项强化措施、水环境治理和三年污水治理行动任务，加强用水总量、用水效率双线管控，持续做好清煤降氮、控车减油、打散治污工作。四是紧抓创建国家森林城市契机，精雕细琢城市景观，加快"绿景"向"美景"转变的速度。

中央明确提出建设"生态修复和环境改善示范区"，以此作为京津冀协同发展的定位之一。我们的研究显示，改善空气质量需要北京周边省份联手行动，冬奥会将会有力形成强大的推动力，推动京津冀更好地形成优势互补，治理环境污染、提升空气质量。在京张两地及周边城市的共同努力下北京及周边各省份将进一步建立完善联防联控联治联动机制。目前，京津冀三地已签订大气污染防治合作协议。北京市和天津市加大投入，支持河北省的廊坊市、保定市、唐山市、沧州市的大气污染治理。多地联防联控、持续治理的效果正在逐渐显现，环境效益逐步释放。据悉，申办冬奥会成功之后，河北省这个产钢大省将把环保、淘汰落后产能作为重要工作，加快产业升级的步伐。借助申办和举办冬奥会的东风，加快京津冀和周边地区产业调整步伐，多措并举治理雾霾，"冬奥蓝"不但能实现，而且有望变成一种气象常态。

（五）进一步提升健康城市运行、服务和应急保障能力

2022年的冬奥会，将成为北京西北地区京津冀协同发展的重大机遇。延庆区和张家口市是北京重要的生态涵养区和备用水源地，古长城文化源远流长，体育、生态、创新成为京西北协同发展的名片。连接三个赛区的京张高铁、延崇高速、兴延高速等重要交通设施，市政管网设施，水务、电力、气象、通信、医疗、餐饮、住宿等综合保障服务设施建设，目前都在有条不紊地进行。冬奥会将推动京津冀交通一体化、生态环境保护和创新协同发展。具体建议如下所示。

一是应大力提升城市服务保障能力。赛会服务保障及环境、秩序等工作涉及部门多、领域广、地域跨度大、工作标准高，且目前三个赛区之间保障水平参差不齐，亟须统一标准，加快补足短板，统筹协调推进。为此，要充分考虑各方需求，系统推进竞赛日程编制、场馆运行基础政策制定等赛事组织工作。超前谋划服务保障工作和雪务保障工作，为赛时做好充分准备。

二是应同步推进基础设施建设。重点推进京张高铁、兴延高速、延崇高速等交通项目建设，全面抓好水务、电力、市政、通信、气象等基础设施建设，确保与场馆同步建设、同步完工，全面提高赛事服务能力和城市运行保障能力。城市和赛区无障碍环境建设要统筹推进，确保场馆、服务、城市无障碍无缝衔接。

三是应加强城市精细化管理。着力完善市级管理平台和市、区、街三级监督指挥体系，充分运用信息化、智能化手段加强城市管理，深化城市网格化管理，进一步提升城市运行和应急保障能力。

目前，延庆赛会城市运行服务正在有条不紊地进行中。延庆深度谋划、

实施后冬奥可持续发展，进一步完善公共服务设施，积极打造京津冀四季休闲旅游目的地。扶持公共服务能力提升，培养更多的酒店经营管理、赛事运营组织、运动损伤医疗、冰雪体育运动等方面的专业人才，高标准规划实施一批教育、医疗、交通、酒店等公共服务及商业设施项目，持续打造特色魅力城市名片，提升城市服务能力和保障水平。另外，气象、通信、舆情监测、应急处置等专项工作积极推进；旅游服务系统、便民服务网点、无障碍设施等公共服务设施进一步完善。延庆赛区赛会带动健康城市建设的效应已初步显现。

健康环境篇
Health Environment

B.2
京津冀环境污染协同治理研究[*]

王 斌 李凤梅[**]

摘　要： 京津冀是中国北方地区经济发展的中心，然而环境问题突出。本文对京津冀环境污染协同治理前后产业结构、人口变动、能源结构和科技水平对环境污染影响的变化进行了研究，分析了京津冀环境污染协同治理的成效，最后提出了促进京津冀环境污染协同治理的有关对策。自京津冀协同发展战略提出以来，京津冀三地跨区域设厂，成立产业园区，产业融合度也越来越深。但也存在产业结构不合理、环境排放标准和制度不统一、污染治理的投资和回报不对等的问题。建议加快区域产业结构调整，统一标准和制度，

---

[*] 基金项目：北京市知识管理研究基地项目"京津冀环境污染协同治理研究"（17JDGLB036）。
[**] 王斌，北京信息科技大学教授，经济学博士，主要从事环境经济、数量经济、公司财务与资产评估等方面的研究；李凤梅，北京信息科技大学硕士，主要从事环境经济方面的研究。

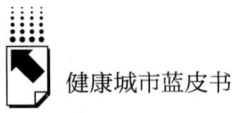

完善利益补偿机制。

关键词： 京津冀　环境污染　协同治理

一　背景

近年来，伴随着京津冀经济的快速发展，其环境状况也备受关注。空气污染、水污染和生态环境污染事件屡见不鲜，特别是空气污染：雾霾现象时有发生，空气中的可吸入颗粒物 PM_{10}、细颗粒物 $PM_{2.5}$ 严重损害了人们的身体健康，影响了社会的和谐发展。自 2012 年底以来，中国部分地区，尤其是京津冀地区多次出现以可吸入颗粒物或者细颗粒物为首要污染物的雾霾天气。在全国 74 个城市的空气质量指数排名中，空气质量后 10 位的城市，京津冀地区占 7 个。① 2016 年，京津冀空气质量达标天数占 56.8%，比全国平均比例低 22 个百分点；重度及以上污染天数占 9.2%，比全国平均比例高 6.6 个百分点。京津冀及周边地区仍是污染最重的区域，全国空气质量城市排名后 10 位城市中有 9 个来自该区域。2017 年，京津冀地区空气质量全年平均优良天数占 56.0%，比全国平均水平低 22 个百分点；$PM_{2.5}$ 浓度为 64 微克/立方米，PM_{10} 浓度为 113 微克/立方米，分别高于国家平均水平 21%、38%。2013~2016 年，在全国污染最严重的 10 个城市中，仅河北省的城市数目就有 6~7 个。2017 年，北京市空气质量达标天数为 226 天，重污染天数为 23 天，虽然相比以往年份达标天数有所增加，重污染天数有所减少，污染物排放量也相应减少了，但是环境污染形势依然十分严峻。$PM_{2.5}$、PM_{10}、二氧化氮等污染物仍超过国家标准，改善京津冀环境质量，将是一个长期的过程。

---

① 武义青、田学斌、张云：《京津冀协同发展三年回顾与展望》，《经济与管理》2017 年第 2 期。

二 京津冀环境污染协同治理现状

（一）京津冀环境污染协同治理的行动措施

受环境问题影响，京津冀地区加大了关于环境污染协同治理的工作力度。从京津冀大气污染协同治理情况来看，各行政区开展了治理大气污染的具体行动。中央为推进京津冀大气污染协同治理，还采取了"以奖代补"的激励性财政政策。[①] 2013年9月，成立了京津冀及周边地区大气污染防治协作小组。9月17日，环境保护部、国家发改委等6部门联合印发《京津冀及周边地区落实大气污染防治行动计划实施细则》，明确了京津冀环境污染治理的具体任务和目标。2014年2月，习近平总书记指出："实现京津冀协同发展……是一个重大国家战略，要坚持优势互补、互利共赢、扎实推进，加快走出一条科学持续的协同发展路子来。"[②] 2014年7月，环境保护部发布《京津冀及周边地区重点行业大气污染限期治理方案》，要求加快推进电力、钢铁、水泥、平板玻璃四个行业大气污染治理，限期完成脱硫、脱硝、除尘设施建设，大幅度减少工业大气污染物排放，有效改善区域空气环境质量，推动产业转型升级，促进经济社会与环境协调发展。2014年9月，京津冀及周边地区大气污染防治专家委员会正式成立，以推动区域大气污染治理。2015年4月30日，《京津冀协同发展规划纲要》审议通过，提出有序疏解北京非首都功能，构建一体化现代交通网络，优化空间格局和功能定位，推动公共服务共建共享，扩大环境容量和生态空间等。在扩大环境容量和生态空间方面，明确提出了要构建区域生态环境监测网络、预警体系和协调联动机制，削减区域污染排放总量。2015年12月，国家发改委发布了《京

---

① 冯建生：《京津冀重污染区域环境协同治理的法律保障研究》，《天津行政学院学报》2017年第6期。
② 习近平：《优势互补互利共赢扎实推进 努力实现京津冀一体化发展》，《人民日报》2014年2月28日。

津冀协同发展生态环境保护规划》，提出到2017年，京津冀地区$PM_{2.5}$年平均浓度要控制在73微克/立方米左右。2016年12月8~9日，京津冀及周边地区大气污染防治协作小组办公室和世界银行共同主办的"京津冀及周边地区空气质量管理政策国际研讨会"在北京顺利召开。2017年，环境保护部会同京津冀及周边地区大气污染防治协作小组和有关单位制定《京津冀及周边地区2017年大气污染防治工作方案》。2017年印发实施的《京津冀区域2017年水污染防治工作方案》加大了对京津冀区域水污染的治理力度，其后首次开展了京津冀突发水环境污染事件联合应急演练，加强三地应对突发水环境污染协同指挥与处置能力。

（二）京津冀环境污染状况

京津冀环境污染协同治理相关行动措施的实施，对京津冀环境污染的治理起到了重要作用。本文利用熵权法，测度京津冀环境污染指数，分析京津冀环境污染协同治理后环境污染的变动情况。

1. 京津冀环境污染指数计算

本文主要集合了京津冀地区的工业固体废物、废气和废水的排放量，采用熵权法，得到反映京津冀环境污染物排放的污染指数。京津冀区域废气、废水和固体废物这三类污染排放物原始数据如表1所示。

表1　2007~2016年京津冀废水、废气和固体废物排放量

单位：万吨

地区	2007年	2008年	2009年	2010年	2011年
北京	109106.86	114428.30	142067.16	137695.51	146604.33
天津	58351.63	62732.00	61186.75	70081.52	68922.25
河北	241751.60	254600.50	267089.66	294354.38	323820.68
地区	2012年	2013年	2014年	2015年	2016年
北京	141387.15	145632.75	151742.22	152450.32	165051.70
天津	84655.61	85823.79	91116.98	94572.62	93030.48
河北	351483.45	354337.79	351870.54	346110.68	320407.49

资料来源：2008~2017年《北京市统计年鉴》《天津市统计年鉴》《河北省统计年鉴》。下同。

采用熵权法对环境污染进行测度,建立污染排放指数,有助于客观综合地反映京津冀区域环境污染状况。① 我们利用熵权法对京津冀环境污染进行了测度,结果如表2所示。

表2 2007~2016年京津冀环境污染指数

地区	2007年	2008年	2009年	2010年	2011年
北京	1.93	1.96	0.91	1.71	1.88
天津	5.51	5.39	5.90	5.60	6.27
河北	7.44	7.34	6.81	7.31	8.15
地区	2012年	2013年	2014年	2015年	2016年
北京	2.62	2.49	2.21	2.09	1.23
天津	5.52	5.49	5.09	4.76	4.44
河北	8.14	7.98	7.29	6.85	5.67

2. 京津冀环境污染指数变动分析

我们利用京津冀固体废物、废水和废气的排放量,综合反映环境污染状况,结果显示,京津冀各地区环境污染状况呈现出不同趋势(见图1)。

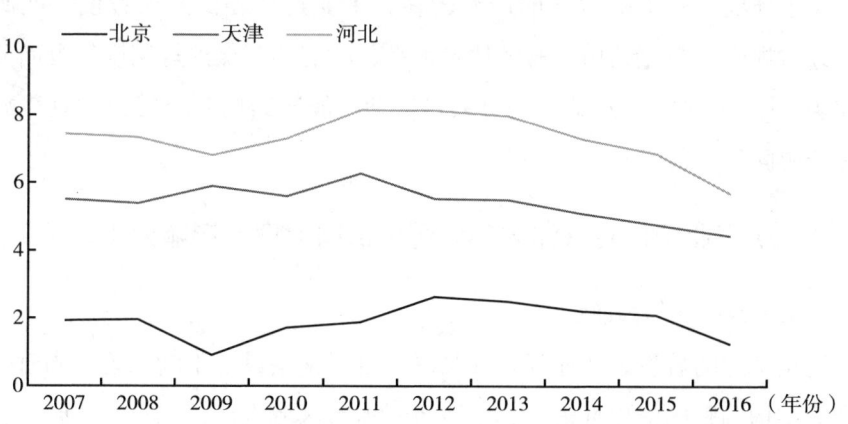

图1 2007~2016年京津冀环境污染指数变动情况

---

① 龚勋、王斌:《基于熵权法的京津冀环境污染测度》,《牡丹江大学学报》2017年第2期。

京津冀三地相比较，2007~2016年河北省环境污染指数大于北京和天津，北京市的环境污染指数最小。天津市在2007~2013年环境污染指数呈上下波动状态，2013年之后环境污染指数持续下降，环境污染状况得到改善。北京市和河北省在2007~2013年环境污染指数先下降后上升，2013年之后明显下降。北京、天津、河北在环境污染协同治理后环境污染状况有所改善。京津冀环境污染协同治理政策的实施及污染排放标准的紧缩，降低了三地的环境污染指数，环境污染治理取得了明显的进展。2013~2016年，北京市废水中化学需氧量从17.85万吨降低为8.71万吨，氨氮的排放量从2013年的1.97万吨降低为0.56万吨。天津市和河北省废水中化学需氧量分别降低了53.36%、68.61%。同时，京津冀废气中主要污染物二氧化硫的排放量分别降低了62.26%、64.41%和54.05%。

三 京津冀环境污染协同治理的影响因素分析

关于环境污染影响因素的研究较多，主要是从经济发展程度、能源结构、人口规模、产业结构、科学技术水平、政府的环保法规制度等方面分析研究。[①] 本文主要分析产业结构、人口变动、能源结构三个因素对京津冀环境污染协同治理的影响。

（一）产业结构对京津冀环境污染协同治理的影响分析

1. 京津冀产业结构现状

近年来，随着各地产业规划政策的出台，顶层设计不断完善；同时，基于产业结构调整的内生性需求，京津冀三地跨区域设厂，成立产业园区，产业融合度也越来越深。2013年3月以来，天津市出台了"借助首都资源促

---

① 赵海霞、曲福田、郭忠兴：《环境污染影响因素的经济计量分析——以江苏省为例》，《环境保护》2006年第4期。

进天津发展"的政策，从16个方面全方位与北京对接。2013年，天津全市引进北京项目847个，到位资金971.2亿元。[①] 2014年，北京曹妃甸现代产业发展试验区成立，在推动首钢京唐二期项目的基础上，重点培育高端技术产业、战略新兴产业和生产性服务业。截至2015年底，该试验区对接北京企业超过160家。河北白洋淀科技城致力于建设京津冀地区集科技研发、产业发展和城市服务等功能于一体的现代化科技产业新城，打造国内一流、具有国际影响力的协调与创新发展增长极。截至2015年，河北白洋淀科技城与13家单位签订合作协议，对接京津313亿元的投资项目，集中开工8个项目，总投资达29.7亿元。天津未来科技城规划建设5个组团项目，承接北京科技研发和成果转化，打造高端制造业基地。2012年，天津未来科技城有16个落户项目集体签约，落户项目总投资额为60亿元，全部项目达产后可实现年产值300亿元。天津北辰经济技术开发区吸引了26个国家和地区500多家企业前来投资，其中世界500强企业有23家。

图2、图3、图4分别显示了2007～2017年京津冀三地的三次产业结构。从中可以看出，北京市以第三产业为主导，在三次产业中第三产业占比最大，第一产业占比最小。天津市第二产业和第三产业占比相当，同样第一产业仅占一小部分。河北省第一产业占比虽然在三次产业中占比最小，但与北京和天津相比，第一产业占比仍然较大，且污染最高的第二产业占比最大。北京市从2009年开始，第一产业占比不足1%，且到2016年持续下降（仅占0.43%），第二产业比重也呈下降趋势，由2001年的30.81%下降到2017年的18.97%，下降了11.84个百分点，第三产业占比持续上升，到2017年上升了13.59个百分点，为80.60%。第三产业作为主导产业，对北京经济增长的贡献率达九成，金融业已成为北京市第一大服务业，对带动经济增长发挥了十分重要的作用。天津市第一产业占比也呈下降趋势，到2006年仅为1.23%，第二产业占比在2009年达到峰值（53.02%）以后

---

① 张贵、王树强、刘沙、贾尚键：《基于产业对接与转移的京津冀协同发展研究》，《经济与管理》2014年第4期。

不断下降，到2014年已经不足50%。第三产业占比从2008年开始持续升高，到2014年，第三产业开始超过第二，成为主导。2001~2017年，河北省第一产业比例下降了6.81个百分点，第二产业占比呈先上升后下降趋势。第三产业占比虽有所提高，但还是低于第二产业所占比例，到2016年第三产业所占比例为41.82%。由此可见，京津冀三地产业结构存在较大差异。

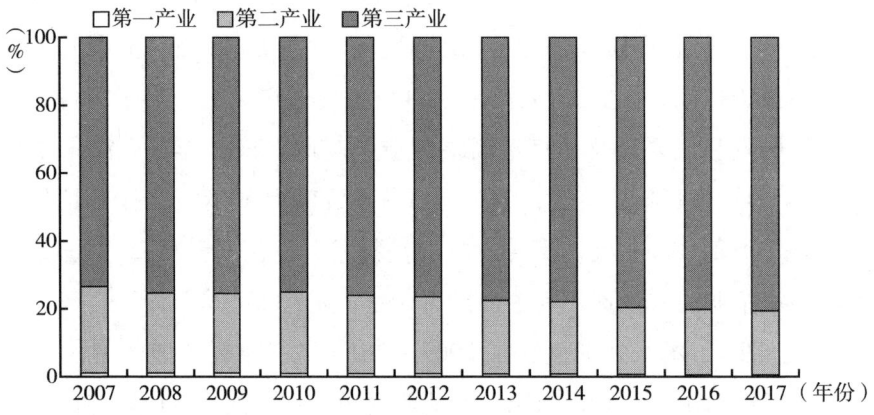

图2 2007~2017年北京市三次产业占比

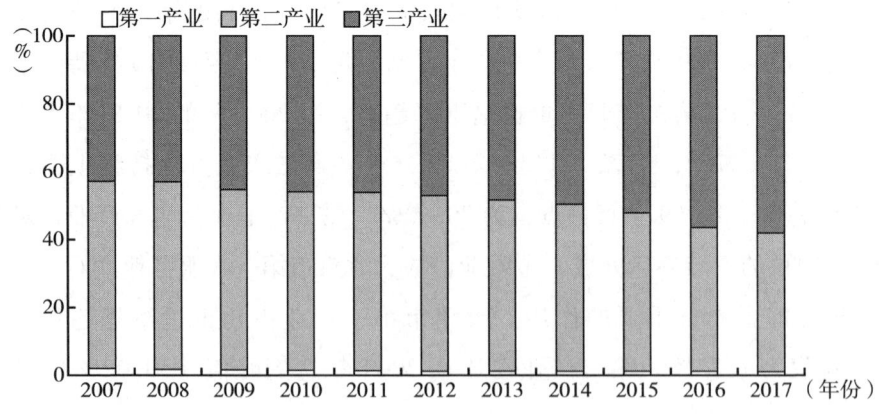

图3 2007~2017年天津市三次产业占比

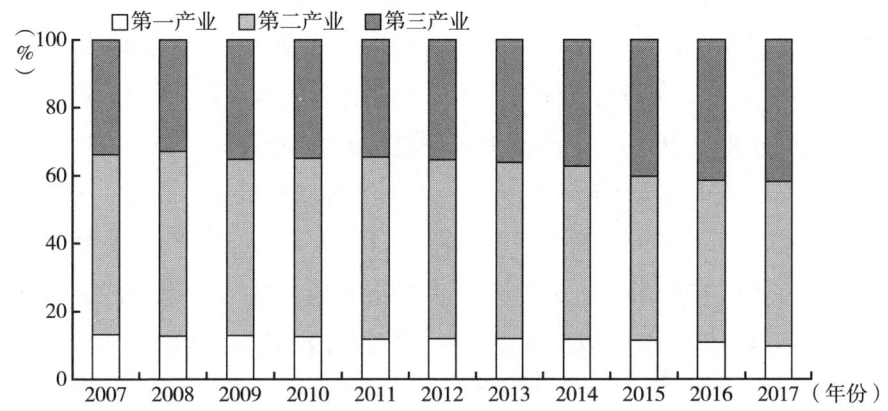

图4　2007～2017年河北省三次产业占比

美国经济学家库兹涅茨提出了工业化阶段理论。按照库兹涅茨工业化阶段划分标准，北京市第三产业占比大于其他两个产业，服务业十分发达，早已进入后工业化阶段。2014年，天津市第三产业占比为49.57%，高于第二产业占比（49.16%），成为主导，完成了产业结构由"二、三、一"向"三、二、一"的过渡，迈入了后工业化阶段。河北省2017年第二产业占比为48.43%，略高于第三产业（41.82%），仍处于工业化中期阶段，产业结构有待优化升级。

2. 产业结构对京津冀环境污染协同治理的影响

产业结构水平对一个经济体的环境质量起着决定性的作用。劳动密集型和资源密集型产业需要消耗大量的原材料和能源，同时会排放出大量的废气、废水和废渣。然而，当资本成为相对丰富和便宜的要素，劳动力和资源相对较为稀缺，资本密集型和技术密集型产业比例上升时，排放出的废气、废水和废渣就会相应减少。[1]

自京津冀协同发展战略提出以来，京津冀三地跨区域设厂，成立产业园

---

[1] 韩楠、于维洋：《中国产业结构对环境污染影响的计量分析》，《统计与决策》2015年第20期。

区,产业融合度也越来越深。北京市以第三产业为主导带动经济增长,技术水平较高,资源密集型产业和技术密集型产业已成为主导。2014年,北京市搭建了30个产业疏解合作平台,推进产业转移疏解项目53个,拆除中心城区商品交易市场36个。随着京津冀环境污染协同治理的实施,从2014年开始,第三产业也成为天津市的主导产业,其环境质量有所改善。为承接北京产业转移,2015年天津确定了建设"1+11"[①]的承接平台。为推动天津各区与北京各区有效对接,2017年,天津市开始构建以滨海新区战略合作功能区为综合承载平台、以宝坻中关村科技园等若干专业承载平台为框架的"1+16"[②]承接格局。河北省虽然还处于工业化中期,但是第三产业占比也在逐步升高,2016年达到了41.54%。相对于北京和天津,河北省还处于资源密集型和技术密集型产业占比较低的阶段,废水、废气的排放依然是环境污染的重要问题。加快产业升级、促进环保型产业发展,是缓解河北省环境压力的有效途径。

(二)人口变动对京津冀环境污染协同治理的影响分析

1. 京津冀人口现状

京津冀地区是中国目前经济发展的中心之一,是中国人口密集的地区,也是中国重要人才聚集地和劳动力供给区。京津冀地区经济发达、资源丰富、信息交流速度快,近年来人口也逐渐增加。京津冀地区土地面积仅占国土面积的2%,但是2017年其常住人口达到了1.12亿人,占全国总人口的8.09%。

从表3可以看出,京津冀人口占全国人口比例从2007年的7.37%提高到了2017年的8.09%,人口向京津冀地区集聚。人口向京津冀地区流动既有好处又有坏处。一方面给京津冀地区带来了充足廉价的劳动力,另一方面也加剧了当地的能源消耗和环境污染。京津冀地区过度的人口流入在一定程

---

① "1"为滨海新区,"11"为各个区县的功能承接平台。
② "1"为滨海新区,"16"是除去滨海新区以外的天津15个区的16个重点承接平台,包括宝坻中关村科技园、静海团泊健康产业园、津南高研园等。

度上破坏了自然环境，超过人口承载力的人口流入很可能加剧生态环境的破坏。京津冀常住人口从2007年的9734万人增加到2017年的11247万人，涨幅为15.54%。京津冀常住人口增长率在2009年出现了明显的升高，2009年之后逐年下降，京津冀人口增长得到了有效的控制，从2014年开始京津冀人口增长率开始小于1%。

表3　2007~2017年京津冀人口变动

年份	京津冀总人口（万人）	京津冀人口占全国比例（%）	京津冀人口增长率（%）
2007	9734	7.37	2.08
2008	9936	7.48	1.87
2009	10122	7.58	3.29
2010	10455	7.80	1.53
2011	10615	7.88	1.46
2012	10770	7.95	1.39
2013	10920	8.03	1.22
2014	11053	8.08	0.81
2015	11143	8.11	0.82
2016	11205	8.10	0.55
2017	11247	8.09	0.37

资料来源：2008~2018年《北京市统计年鉴》《天津市统计年鉴》《河北省统计年鉴》。

2. 人口变动对京津冀环境污染协同治理的影响

随着人口数量的增加，对各类生活必需品的需求也逐渐增加，这就需要扩大生产规模，使用更多资源，由此必然会导致环境恶化。此外，交通运输行业也会因为人口的增加而承受更大的压力，交通业所使用的燃料主要是石油，为了满足公民出行需求，各种交通工具越来越多，必然会对大气造成污染。关于人口与环境关系的研究主要有两种观点，一是以英国学者马尔赛斯为代表的，认为人口是资源枯竭和环境恶化的首要因素，因此要控制人口的增长；另一派是以美国学者博赛洛浦为代表的，认为人口增长并不会引起环境的恶化，反而由于技术的进步使得环境质量必有所改善。[①] 两者的研究都

---

① 马晓钰、李强谊、韩源源：《我国人口因素对环境污染的影响——基于省级静态与动态面板数据模型研究》，《生态经济》2015年第10期。

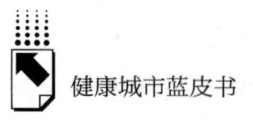

过于片面,一个忽略了技术的进步对环境的影响,另一个则仅仅重视技术进步对环境质量的影响。因此,要综合多个方面的因素加以分析。

从以上关于京津冀环境状况和人口变动的分析来看,2007~2013年京津冀人口增长率时而增加时而减少,且均高于1%。同样,由环境污染指数来看,北京、天津、河北的环境污染状况也是时好时坏。实施环境污染协同治理战略以后,京津冀人口增长率持续下降,京津冀人口得到控制,2014~2017年人口增长率均低于1%。2013年京津冀环境实施联防联控协同治理后,环境状况明显好转。因此,京津冀人口的变动对环境污染协同治理有促进作用,人口的有效控制加强了京津冀环境污染协同治理的成效。

(三)能源结构对京津冀环境污染协同治理的影响分析

1. 京津冀能源结构现状

从能源来看,京津冀能源消耗总量整体呈上升趋势。京津冀能源消耗占全国的比例从2013年以后逐年下降,到2016年占比降低为10.32%。但是,京津冀能源消耗总量仍然很大,从2007年的33763.91万吨标准煤上升到2016年的45000.78万吨标准煤,增加了33.28%。在京津冀三地中,河北省能源消耗总量高于其他两地,到2016年占三地消耗总量的66.2%,高达29794.4万吨标准煤(见表4)。

表4 2007~2016年京津冀能源消耗

年份	北京能源消耗 (万吨标准煤)	天津能源消耗 (万吨标准煤)	河北能源消耗 (万吨标准煤)	京津冀能源 消耗总量 (万吨标准煤)	京津冀能源 消耗总量占 全国比例(%)
2007	5747.70	4431.08	23585.13	33763.91	10.84
2008	5786.20	4805.21	24321.87	34913.28	10.89
2009	6008.60	5242.55	25418.79	36669.94	10.90
2010	6359.50	6084.89	26201.41	38645.80	10.72
2011	6397.30	6781.35	28075.03	41253.68	10.66
2012	6564.10	7325.56	28762.47	42652.13	10.61

续表

年份	北京能源消耗（万吨标准煤）	天津能源消耗（万吨标准煤）	河北能源消耗（万吨标准煤）	京津冀能源消耗总量（万吨标准煤）	京津冀能源消耗总量占全国比例(%)
2013	6723.90	7881.83	29664.38	44270.11	10.62
2014	6831.20	8145.06	29320.21	44296.47	10.40
2015	6852.60	8260.13	29395.36	44508.09	10.35
2016	6961.70	8244.68	29794.40	45000.78	10.32

资料来源：2008~2017年《北京市统计年鉴》《天津市统计年鉴》《河北省统计年鉴》。

从图5、图6、图7所示的京津冀三地的能源结构来看，2013年以后，煤炭不再是北京市能源消耗中的主要能源，天津市和河北省虽然2007~2013年煤炭消耗逐年增加，但在2013年以后呈下降趋势，同时，三地石油消耗、天然气消耗和电力消耗均逐年增加。2011年，北京市以首钢、焦化厂等为代表的传统重工业企业纷纷完成停产、搬迁和改造工作。2014年，北京市进一步加大力度，将郊区县燃煤锅炉补助标准统一增加到每蒸吨13万元。北京市发展改革委出台《关于调整燃煤锅炉房清洁能源改造市政府固定资产投资政策的通知》[①]，扩大了燃煤锅炉清洁能源改造固定资产支持范围，北京市的煤炭消耗出现断崖式下降。北京市能源结构中煤炭占比逐年降低，2014年开始煤炭不再是能源消耗中占比最大的，2016年天然气占比高达28.31%，同时电力占比逐渐增加，到2016年增加了3.75个百分点，能源占比从高到低排序依次是天然气、电力、石油、煤炭。从2013年国务院发布《大气污染防治行动计划》开始，各地区陆续出台了与"煤改气"相关的政策。天津市结合自身实际，出台《天津市清新空气行动方案》，实施补贴等优惠政策，鼓励出租车每年更换高效尾气净化装置，鼓励使用原装生产双燃料出租汽车。2013年天津市煤炭、石油消耗占比逐年减少，天然气消耗明显增加，到2016年增加到10.98%，电力基本保持平稳。2013年，河北省出台《河北省大气污染防治行动计划实施方案》，全面整顿燃煤小锅

---

① 京发改〔2014〕1576号。

炉。通过集中供热、"煤改气""煤改电"工程建设，各设区市和省直管县（市）城市建成区基本淘汰每小时10蒸吨及以下燃煤锅炉、茶浴炉，禁止新建燃煤锅炉。河北省煤炭消耗占比在2013年实施环境协同治理战略后呈下降趋势，电力和天然气消耗占比均逐年增加，2016年占比分别为13.47%和2.87%。2013年之后石油消耗占比有所上升，到2016年占比为8.45%。

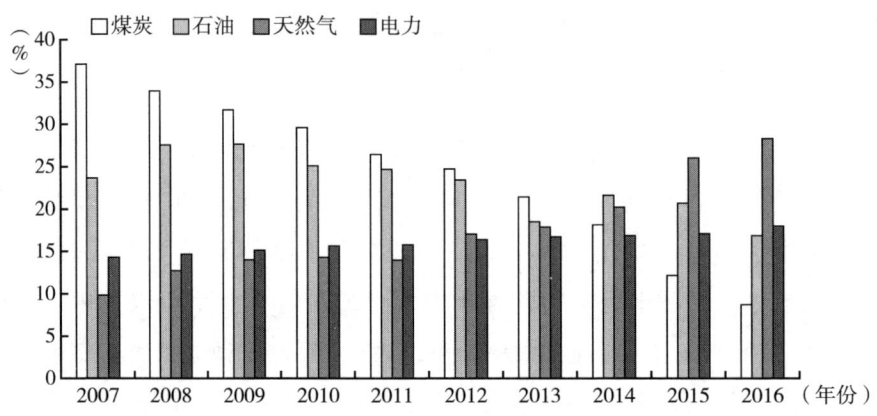

图5　2007～2016年北京市主要能源结构

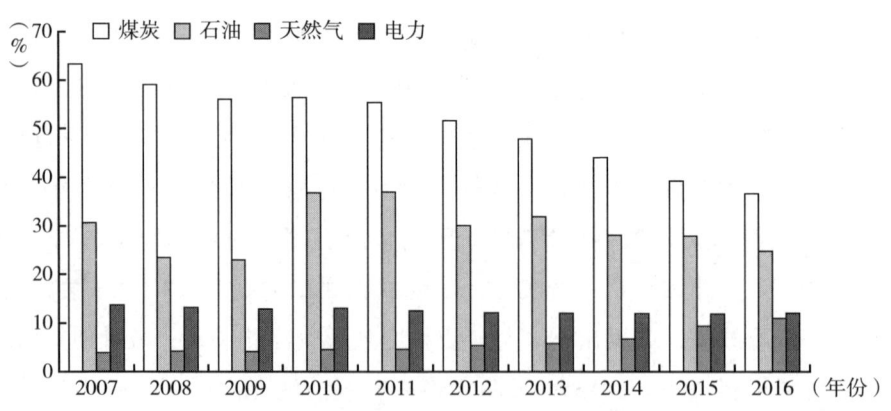

图6　2007～2016年天津市主要能源结构

2. 能源结构对京津冀环境污染协同治理的影响

京津冀能源消耗总量持续上升，能源消耗增长率在2010年之后持续下

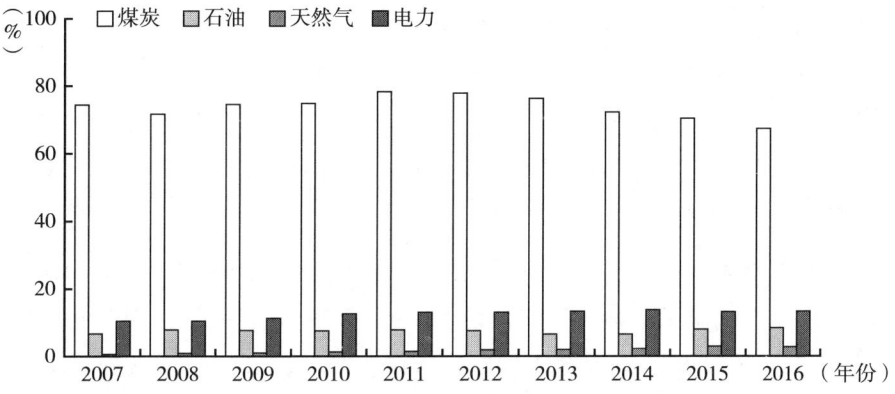

图7　2007~2016年河北省主要能源结构

降，在2013年京津冀环境污染协同治理战略提出以后，环境状况均有明显改善。环境污染协同治理战略对京津冀能源消耗提出了更严格的要求，能源消耗增长量得到有效控制。从能源结构来看，2013年以来京津冀三地煤炭消耗量明显下降，到2016年，北京、天津、河北煤炭消耗量占比分别降低了20.24个、26.65个、6.79个百分点，且天然气消耗量和电力消耗量持续增加。高污染能源的减少，以及清洁能源使用的增加，使得环境质量有所改善，能源结构的优化对环境污染协同治理起到了促进作用。但是，京津冀三地石油类能源的消耗量并没有减少，如河北省的消耗量持续上升，到2016年石油类能源消耗量占比为8.45%，降低环境污染的空间还很大。煤炭燃烧后的污染物是造成大气污染的主要原因，提高天然气和非化石能源的消费比重，降低煤炭消费量，是改善京津冀环境质量的有效途径之一。

四　京津冀环境污染协同治理的成效及存在的问题

（一）京津冀环境污染协同治理的成效

1. 大气环境

自京津冀环境污染协同治理战略提出以来，环境保护部对京津冀及周边地区执行大气污染物特别排放限值的范围进行了调整，京津冀空气质量得到初步改善。2007～2017年京津冀空气质量达标天数如表5所示。2007～2012年，天津空气质量达标天数在300天以上，北京和河北空气质量达标天数呈逐年增加趋势。2013年以后，新标准更加严格，京津冀达标天数较2013年以前明显减少。2013～2017年，京津冀空气质量达标天数持续增加，空气质量越来越好。从2013年实施环境污染协同治理战略开始，到2017年，北京市空气质量达标天数增加了50天，天津市增加了64天，河北省增加了73天。2017年，京津冀空气质量达标天数北京好于其他两地，河北省空气质量达标天数较少。

表5　2007～2017年京津冀空气质量达标天数

单位：天

年份	北京	天津	河北
2007	246	320	313
2008	274	322	324
2009	285	307	334
2010	286	308	337
2011	286	320	339
2012	289	305	340
2013	176	145	129
2014	172	175	152
2015	186	220	190
2016	198	226	207
2017	226	209	202

注：2013年开始实施新的标准，按照《环境空气质量》（GB3095-2012）和《环境空气质量评价技术规范（试行）》（HJ663-2013）进行评价。原标准采用空气污染指数（API）进行评价，新标准采用空气质量指数（AQI）进行评价。

资料来源：2007～2017年《北京市环境状况公告》《天津市环境状况公告》《河北省环境状况公告》。

2007～2017年京津冀空气污染物浓度如表6所示。2013年新的空气质量评级标准开始实施，空气中污染物浓度出现明显变动。2007～2013年，北京市空气中二氧化硫浓度低于天津和河北，但二氧化氮和PM_{10}浓度均高于其他两地。京津冀实施环境污染协同治理战略之前，北京市空气中污染物浓度缓慢下降，2012年二氧化硫、二氧化氮、PM_{10}浓度分别为28微克/立方米、52微克/立方米、109微克/立方米，同2011年相比分别下降了0%、5.45%、4.39%。2012年天津市PM_{10}浓度反而比2011年增加了12微克/立方米。河北省2011年和2012年的二氧化硫、二氧化氮浓度保持不变。2013年实施环境污染协同治理战略以后，京津冀空气中污染物浓度均有明显下降。2017年，北京市二氧化硫、二氧化氮和PM_{10}年平均浓度值分别为8微克/立方米、46微克/立方米、84微克/立方米，同比分别下降20.0%、4.2%、8.7%。天津市二氧化硫浓度明显下降，2017年首次低于20微克/立方米，与2013年相比二氧化硫、二氧化氮、PM_{10}浓度分别下降了72.9%、7.4%、37.3%。2017年，河北省二氧化硫、二氧化氮、PM_{10}年均浓度分别为27微克/立方米、47微克/立方米、117微克/立方米，同比均有改善，分别下降20.6%、4.1%、4.9%。从空气中的二氧化硫浓度来看，北京市明显好于天津和河北。三地中河北省PM_{10}浓度最高，在实施环境污染协同治理战略之后PM_{10}浓度下降了38.42%。

表6　2007~2017年京津冀空气污染物浓度

单位：微克/立方米

年份	北京			天津			河北		
	二氧化硫	二氧化氮	PM_{10}	二氧化硫	二氧化氮	PM_{10}	二氧化硫	二氧化氮	PM_{10}
2007	47	66	148	62	43	93	64	32	94
2008	36	49	122	61	41	88	54	30	87
2009	34	53	121	55	40	100	46	28	81
2010	32	57	121	54	45	96	45	29	77
2011	28	55	114	42	38	93	42	28	76
2012	28	52	109	48	42	105	42	28	77
2013	26.5	56	108.1	59	54	150	74	51	190
2014	21.8	56.7	115.8	49	54	133	55	48	165
2015	13.5	50	101.5	29	42	116	41	46	136
2016	10	48	92	21	48	103	34	49	123
2017	8	46	84	16	50	94	27	47	117

资料来源：2007~2017年《北京市环境状况公告》《天津市环境状况公告》《河北省环境状况公告》。

2. 水环境

2007~2016年京津冀废水中主要污染物的排放量如表7所示。2007~2013年，北京、天津和河北废水中化学需氧量和氨氮量呈忽增忽减状态，2011年三地污染物排放量均达到最大值，2012年又略微出现下降。北京市2012年废水中化学需氧量和氨氮量较2007年分别增加了8.05万吨和0.81万吨。

表7 2007~2016年京津冀废水中主要污染物排放量

单位：万吨

年份	北京		天津		河北	
	化学需氧量	氨氮	化学需氧量	氨氮	化学需氧量	氨氮
2007	10.60	1.24	13.70	1.49	66.70	6.05
2008	10.10	1.19	13.30	1.43	60.50	5.58
2009	9.90	1.30	13.30	1.20	57.00	5.51
2010	9.20	1.21	13.20	1.98	54.60	5.46
2011	19.32	2.13	23.58	2.64	138.88	11.43
2012	18.65	2.05	22.94	2.54	134.91	11.07
2013	17.85	1.97	22.15	2.47	130.99	10.71
2014	16.88	1.90	21.43	2.45	126.85	10.27
2015	16.15	1.65	20.91	2.38	120.81	9.73
2016	8.71	0.56	10.33	1.56	41.12	6.15

资料来源：2008~2017年《北京市统计年鉴》《天津市统计年鉴》《河北省统计年鉴》。

2013年实施京津冀环境污染协同治理战略后，废水中污染物的排放量明显下降，到2016年北京市化学需氧量、氨氮排放量较2013年分别减少了9.14万吨、1.41万吨，天津市分别下降了11.82万吨、0.91万吨，河北省分别下降了89.87万吨、4.56万吨。

京津冀在提出环境污染协同治理战略后，紧缩了污染物排放标准，转移高污染产业，各行业环境意识增强，同时沿河周边的工厂将未进行处理的废水直接排放并且偷排的现象明显较少，从而使京津冀废水中主要污染物的排放得到改善。

（二）京津冀环境污染协同治理中存在的问题

1. 产业结构不合理

京津冀合理的产业布局尚未完成优化升级，尤其是河北，产业结构的调整仍是重中之重。北京市以第三产业为主导，2016年产值比例高达80.23%，其中信息传输、计算机服务和软件业、批发零售业、金融业等成为北京市第三产业当中占比最高的行业。天津市从2013年开始第三产业占比高于第一、第二产业，成为主导。河北省以第二产业为主，其中钢铁、化学制造、金属以及能源等行业是支柱产业，2016年第二产业占比达47.57%，高于第一产业和第三产业。北京、天津、河北产业发展不协调，产业结构相差大。北京以第三产业为主，大部分的重工业企业都实现了转移，在工业废弃物方面减少了排放，但是其重工业企业转移到河北，在一定程度上影响了河北产业结构升级的步伐。由于转移的大多是高污染企业，污染产业的区域内转移，并没有很好地缓解京津冀区域整体的环境污染。

2. 环境排放标准和制度不统一

京津冀三地对环境污染监管处罚的标准不统一。2015年中国排污收费标准调整之后，北京市二氧化硫、氮氧化物、化学需氧量排污收费标准调整为每公斤10元，氨氮排污收费标准调整为每公斤12元。天津市从2014年7月1日起，二氧化硫排污费每公斤征收标准调整为6.30元，氮氧化物排污费每公斤征收标准调整为8.50元，化学需氧量排污费每公斤征收标准调整为7.50元，氨氮排污费每公斤征收标准调整为9.50元。河北省自2015年1月1日起，废气中二氧化硫、氮氧化物排污费收费标准调整为每公斤5元，污水中化学需氧量、氨氮排污费收费标准调整为每公斤5.8元；自2017年1月1日起，废气中二氧化硫、氮氧化物排污费收费标准调整为每公斤10元，污水中化学需氧量、氨氮收费标准调整为每公斤11.7元。这种收费标准的差异，可能直接导致污染企业继续向收费标准低的地区转移，进而影响京津冀区域整体环境的质量。

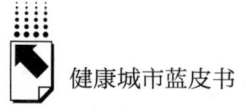

3. 污染治理的投资和回报不对等

京津冀生态补偿机制"不协同",京津冀地区三地地位不对等,产业结构不一致。尽管河北省水资源紧缺,仍担负着为京津两地提供足够优质水资源的主体功能,经常先保障京津两地的需求,却没得到相应的补偿,获得合理的回报。① 从经济发展方面来看,2016年京津冀的人均GDP分别为118198元、115053元、43062元,各地工业污染治理投资,京津冀分别为98770万元、103597万元和248465万元,河北的投入明显比北京和天津多,但是治理的回报却是由整个区域共享的。

五 京津冀环境污染协同治理对策

1. 加快区域产业结构调整

北京和天津都已经进入后工业化阶段,第三产业成为带动其经济增长的主导。北京应该加快高新技术、信息等第三产业的发展,着重推进节能环保产业和新能源产业的发展,以技术创新辐射津、冀。天津虽然进入了后工业化阶段,但是第三产业刚刚成为主导,发展还不成熟。因此,要加快提高科技创新水平,大力发展制造业、现代服务业、环保等新兴产业,落实把天津打造成为先进制造业研发基地和现代服务集运中心。② 目前,河北省仍以第二产业为主导,产业结构侧重于资源型,钢铁、水泥等对环境污染较大。河北省要积极接受产业转移,利用北京和天津的技术、人才优势以及资金支持加快产业升级,争取尽快进入后工业化时期。同时,在进行产业转移时,要转移环保型产业而不是为了地区发展仅仅进行产业转移,产业转移要对环境污染的缓解有所帮助,使得京津冀环境状况有所改善,避免走"先污染,后治理"的老路。

---

① 俞会新、林晓彤:《京津冀环境污染治理投资效率及其影响因素研究》,《工业技术经济》2018年第5期。
② 王喆、周凌一:《京津冀生态环境协同治理研究——基于体制机制视角探讨》,《经济与管理研究》2015年第7期。

2. 统一标准和制度

区域性的制度由两类构成：一是区域自行制定的基础性制度，二是跨区域的公共协调制度。由于北京、天津和河北各自的经济发展水平、技术条件等不同，针对环境污染各自规定的标准和制度也存在很大差异。为了控制环境污染，京津冀三地对污染物的排放分别制定了更加严格的标准，紧缩了污染物排放限值，但是京津冀三地的标准并不统一。这样一来，一些高污染企业会转移到污染处罚力度较小的地区，如天津和河北。因此，为了提高京津冀环境污染治理的效果，需要制定京津冀区域统一的环境污染治理标准和制度。[1] 三地齐抓共管，执行共同的排放标准与处罚措施，才能有效防止环境污染的异地转移，污染物的排放才能真正得到有效控制。

3. 完善利益补偿机制

利益补偿机制分为纵向补偿和横向补偿。首先，完善地方政府之间的横向利益补偿机制，是指区域内对受到利益损失的一方通过资金、资源、技术、人才、政策等方面的补偿，以达到区域内各方面均衡的目的。京津冀三地定位不同，产业结构不对等、不合理，按照生态补偿的理论，"谁受益，谁补偿"，要保证保护生态环境的地区有收益、愿意干。[2] 政府间实现横向合作的关键在于建立必要的利益分享和补偿机制，以保护合作中的劣势方并维持合作的进行。京津冀三地要完善区域内补偿资金筹集、调配、运作、管理和财政转移支付、税收等政策，建立生态补偿的相关法律法规，科学制定补偿要素、补偿依据、补偿支付模式、补偿范围等，明确区域生态补偿指标体系。在中央政府层面完善纵向利益补偿机制，这是对横向利益补偿机制的补充。由于京津冀三地政府可能在某一问题上产生分歧，就需要中央政府对其进行裁决。在资金、人力、技术、政策等方面中央政府提供全方位的支持，有助于加大京津冀环境污染协同治理的力度。

---

[1] 陈俊先：《基于多中心治理理论下的京津冀环境污染协同治理研究》，《现代营销（下旬刊）》2016 年第 11 期。

[2] 孟庆瑜、梁枫：《京津冀生态环境协同治理的现实反思与制度完善》，《河北法学》2018 年第 2 期。

B.3
首都城市能源日常运行管理分析及保障能力提升研究

孙新军*

摘　要： 当前，北京市城市能源日常运行基本平稳，燃气供应体系进一步优化，清洁供热规模不断扩大，供电能力显著增强，但是，随着首都城市不断发展，对能源总量的需求日趋加大，现有体制机制、应急保障、运行能力难以满足需求，需要在法治保障、体制改革、机制建设和能源运行管理等方面进一步加大工作力度，提升能源保障能力。

关键词： 能源日常运行　能源供应　保障能力

能源是城市现代化建设的生命线，是国民经济发展必不可少的重要保障，关系到经济社会稳定运行和健康发展，关系到人民群众生产生活条件的改善。习近平总书记强调："能源安全是关系国家经济社会发展的全局性、战略性问题，对国家繁荣发展、人民生活改善、社会长治久安至关重要。"[①] 北京市城市管理委员会作为首都城市管理的主管部门，承担着煤电油气热等能源的日常运行管理职责。对首都城市能源日常运行情况进行深入分析，全力提升运行保障能力，是深入贯彻落实党的十九大精神，推动能源战略革

---

* 孙新军，北京市城市管理委员会党组书记、主任，首都城市环境建设管理委员会办公室主任，工商管理硕士，高级政工师。
① 《习近平谈治国理政》，外文出版社，2014，第130页。

命、践行绿色发展理念的重要措施；是深入贯彻落实习近平总书记对北京工作的重要指示精神，把握首都城市战略定位，提高首都城市治理体系和治理能力现代化水平的必然要求；是确保首都城市运行安全平稳、城市环境宜居宜业的重要举措。

一 首都城市能源日常运行现状

近年来，首都城市能源需求发展速度不断加快，电力负荷、燃气用量、供热面积屡创新高，空气污染防治力度空前加大，"煤改清洁能源"工程不断铺开，清洁能源的需求量不断扩大。市民对美好生活的需求、更加现代化的生活方式也使得城市对气电热等能源的依赖度逐步提高，首都城市能源日常运行保障使命光荣、责任重大。

（一）注重能力提升，首都城市供电能力显著增强

2017年底，北京全市发电装机容量达到1219.23万千瓦，基本实现清洁能源发电。外受电通道建设加快，北京市初步形成6个方向、10条通道、20条回路的外受电格局，外受电能力由"十二五"末的1700万千瓦增加至2000万千瓦。建成"外围成环、分区供电"的主网架结构，500千伏枢纽站6座（深入市区的500千伏负荷站4座），220千伏变电站89座，变电容量（35千伏及以上）达到12156万千伏安。配网改造加快推进，供电可靠率达到99.959%，户均年停电时间降至60分钟。

（二）注重多源多向，燃气供应体系进一步优化

近年来，随着"清洁空气行动计划"的实施，北京市能源结构不断优化，天然气应用领域日益广泛，用气量和用户总数处于全国各大城市之首。陕京系统、大唐煤制天然气管线的建成，形成了南北双向供气局面，优化了上游气源来向；中国石油唐山液化天然气项目（简称"唐山LNG项目"）、地下储气库的建成提升了应急保障能力。经过多年建设，初步形成了"三

种气源、七大通道"的供应体系,年设计供气能力达到756亿立方米(见表1)。随着"天然气进村入户"等惠民工程的持续推进,燃气供应体系逐步由郊区新城向乡镇和农村地区延伸。2017年,天然气管网长度超过2.6万公里,用户数量达到659万户(见图1)。

表1 北京市燃气供应通道一览

序号	管道名称	设计能力(亿立方米/年)	投运时间
1	陕京一线	30	1997年
2	陕京二线	170	2005年
3	陕京三线	150	2010年
4	大唐煤制天然气	14	2013年
5	永京线	25	2000年
6	宝香西联络线	123	2016年
7	陕京四线	245	2017年
合　计		756	—

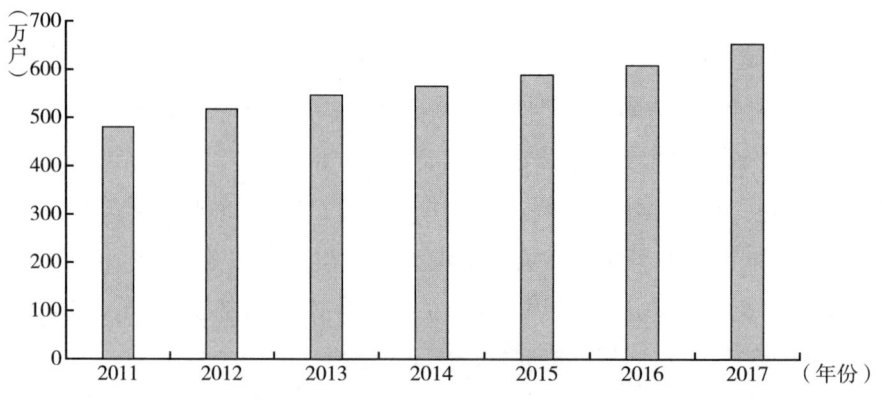

图1 北京市天然气用户数变化情况

(三)注重环境保护,清洁供热规模不断扩大

北京市着力构建"1+4+N"(1个中心热网,4个热电中心,N座调峰热源)的清洁供热体系,城市热力管网供热面积达到1.9亿平方米。加快供热锅炉"煤改清洁能源",中心城区基本实现清洁化集中供热,全市清洁

供热比例提高到97%。加强区域协同发展，开创性地引进域外热源，实现三河热电厂向通州区供热1300万平方米。

二 提升保障能力所面临的主要问题

近年来，虽然北京市城市能源日常运行工作取得了显著成效，但是随着人口增长、生活水平提高，整个城市对能源总量的需求日趋加大，对能源供应稳定性的要求不断提高，对应急能源供应的要求逐步提升，原有的管理体系、管理手段、设施能力等软硬件方面均难以适应新形势的要求，各类问题逐渐显现。

（一）管理体制机制方面的问题

当前，北京市能源管理体制处于垂直管理与分级管理相结合的状态，行业垄断性相对较强，能源产业组织格局呈现"政企分开、主体多元"的特点。现行管理体制还没有完全理顺，政府管理职能错位、缺位或不到位的现象依然存在，主要表现在以下两个方面。

1. 能源法制体系建设滞后

从世界各国能源管理先进经验来看，法治化是能源安全高效运行的有力保障和坚实基础，能源管理较先进的城市往往都是通过完善法律体系与监管制度，明确政府部门职责和权限，理顺协作机制，在部门设置、规划制定、能源建设及标准规范等方面，增强权威性、综合性和统一性。

2. 缺乏统一的能源管理统筹部门

目前，北京市涉及能源发展和管理职能的部门包括发展改革部门、城市管理部门、商务部门等，对上还要协调国家发展改革委、国家能源局等管理机构，以及中石油、中石化、中海油、华北电网公司、北京市电力公司等上游企业。由于缺乏统一的能源管理统筹部门，政府各相关部门之间协调难免因层级繁多出现效率不高的情况，可能会对首都城市能源运行安全产生不利影响。

（二）行业管理方面的问题

1. 电力行业管理仍需进一步加强

重要电力用户的自保自救能力不足问题仍然存在，应对大面积停电"黑启动"能力不足，有必要进一步完善管理机制，提高燃气机组调度管理水平和重要电力用户自保能力，增强首都电网应急反应能力。

2. 燃气安全管理形势严峻

2011年以来，全国范围内油气管线事故频发，造成了重大人员伤亡及财产损失。包括燃气在内的危险化学品运行安全得到了各级政府的高度重视。当前，液化石油气供应处于严重供过于求的状态，储存和灌装能力已超出实际需求近10倍。部分企业为追求经济利益，降低安全投入和服务质量，导致市场出现不规范经营、恶性竞争，在燃气中掺混二甲醚和非法制售、灌装液化石油气等问题，安全隐患仍然存在。

3. 供热市场管理难度较大

目前北京市尚无供热行业资质许可，没有设置市场准入门槛，而开发建设单位或者物业企业选择供热单位的行为缺乏规范，建设内容不明确，程序不公开、不透明，供热单位为争夺市场，存在扩大建设范围、购买指定设施等无序竞争的情况，给后续供热运营保障埋下了隐患。此外，开发建设单位与供热单位签订BOT协议，期限一般为15~20年，设施权属不明确，部分供热单位为了短期利益，对供热设施不维护、不更新，给供热安全运营保障埋下了隐患。

（三）运行能力方面的问题

1. 应急保障能力亟须提升

北京市市域内天然气应急储备能力为450万立方米，仅相当于2018年高日用气量的4%、平均日用气量的10%，未达到《天然气基础设施建设与运营管理办法》中提出的保障行政区域平均3天需求量的应急储气能力的要求。北京市虽有多个气源供气，但气源之间调度不够顺畅，一旦天然气供应跟不上，热电厂发电压减，停电、停热风险较大。同时，市区内缺少应急保障热源，难以应对极端天气、天然气短缺、热源事故等突发事件。

2. 城市热网能源结构单一

城市主要能源绝大部分依赖外部供给的客观现实，与北京市这样一个现代化国际特大型城市的安全运行需求不相符合。2017年，北京市城市热网热源已基本实现无煤化，98%的电厂为燃气发电，97%的供热采用天然气，单一的燃料结构导致较大的能源安全风险。同时，"煤改气"工作力度在北京市周边地区不断加大，区域天然气供应日益紧张，也会影响北京市供热安全及电网调峰能力。

3. "热电矛盾"开始凸显

随着4个热电中心建成投产，城市热网基本负荷由热电联产机组承担，热电联产热源发电能力增加近2倍，供热能力仅增加0.75倍，热电比下降了近1/2。同时，受经济形势和产业结构调整的影响，华北电网装机容量远大于需求，需要压减电厂发电保证电网安全，节假日期间压电幅度更大，但华北电网中60%的发电机组为热电机组，非热电机组占比较少，压电必然波及热电机组，"以热定电"难以为继。

三 提升首都城市能源日常运行保障能力的总体思路及对策措施

（一）基本原则

1. 政府推动原则

按照"政策引导、政府推动"的总体要求，强化首都城市能源日常运行保障，建立健全能源法律法规体系，充分发挥法律法规对城市能源日常运行的引导和约束作用，实现依法依规保障能源安全运行。

2. 市场主导原则

还原能源产品的商品属性，充分发挥市场这只"看不见的手"的作用，理顺政府与市场之间的关系,在确保能源运行安全的前提下,降低政府对市场的干预程度,尽可能在能源资源配置过程中发挥市场的作用。

3. 适度超前原则

作为有着2000多万人口的特大型城市,北京要从新时期首都城市战略定位出发,高度重视能源安全,能源供应设施布局、供应能力和应急能力不仅要满足经济社会发展需求,更需要留有一定余地,适度超前发展。

4. 服务民生原则

服务民生是首都城市能源日常运行保障的根本出发点和落脚点。按照党的十九大提出的全面建成小康社会的要求,加强能源基础设施和服务能力建设,提升能源服务保障水平,切实保障和改善民生,实现全市民众共享能源福利。

(二)总体思路

1. 通道建设、供应保障

能源供应通道是保障首都城市运行和能源安全的关键环节和生命线。北京市应该以京津冀协同发展为契机,坚持开放共享、互惠共赢的原则,加大能源供应通道建设力度,完善"多源多向、灵活调度"的能源供应系统。探索建立东南西北多向送电、区域协同多源供气、域外热源补充供热的能源供应体系,确保首都能源平稳运行、充足供应。

2. 互联互通、互保联保

补足能源设施短板,提升设施供应能力,加强上游能源通道的互联互通,通过串换调剂余缺。按照"控量保供、有保有控"的原则,有效推进热、电、气联调联供。依托大数据、云平台、物联网等技术,完善城市能源日常运行监测体系,实现城市能源运行状况预判预警和应急响应,提升城市能源运行保障的可靠性和安全性。

3. 削峰填谷、平稳运行

在统筹能源供应总量平衡的基础上,完善政府与企业多级能源调峰储备体系。建立健全能源峰谷价格机制,强化综合协调与专项调度。规范能源供应和消费市场，做好高峰时段的运行综合调度和需求侧管理，增加平峰时段的外部能源调入，保障能源供应平稳。

4. 安全高效、节能减排

紧紧围绕"保供应、调结构、转方式、强支撑"的能源发展目标，着力增强有效供给、提高利用效率、完善基础设施，构建清洁低碳、安全高效的现代能源体系。实行能源消费总量和强度分级控制，广泛开展全民节能行动。

（三）对策措施

1. 做好法治保障，加强能源运行法治建设

针对已有法规标准体系和能源管理实际需要，及时制修订相关法规标准，补齐法治短板，形成完备体系，为实行依法有效监管奠定坚实基础。组织修订《北京市燃气管理条例》，进一步完善设施规划与建设、燃气供应与使用、用户服务与保障、安全管理与应急、监督检查与执法等内容。加快推进电力体制改革，做好电力相关法规在北京市的实施工作，确保电力体制改革在法律法规的保驾护航下顺利推进。制定地方性法规"北京市供热采暖条例"，建立供热企业评价考核制度、供热系统能耗定额及审计制度，提高供热专业化程度、提升供热服务质量、加强精细化管理，为供热行业从保障型向服务型转变提供法治支持。

2. 深化体制改革，建立适应能源运行的监管体制

找准政府自身定位，加快政府职能转变。逐步将行政行为转化为市场行为，将政府的注意力更多集中到引导与服务上来。建立能源管理和监管相协调的综合性行业管理和现代监管体系，打破部门利益壁垒，强化综合管理职能和执行力。成立"北京市能源运行调节工作领导小组"，下设办公室作为常设办事机构，统筹全市能源运行工作。领导小组由城市管理、发展改革、规划建设等相关职能部门和相关企业组成，由分管能源运行的副市长任组长，市政府分管副秘书长、城市管理部门主要负责人任副组长，有关委办局负责领导为成员。领导小组办公室设在城市管理部门，办公室主任由部门主

要负责人兼任，办公室副主任由部门相关负责领导担任，主要职责是在领导小组的领导下，具体承担领导小组的日常工作。领导小组应定期召开领导小组工作会议，研究提出本市能源发展战略、目标和政策措施，拟定本市能源结构调整规划并制定相关政策措施，研究提出能源运行调控措施，衔接能源供需平衡并协调解决有关问题，推动首都城市能源运行管理实现高质量发展。

3. 完善机制建设，促进能源运行的市场机制建设

深化改革，进一步健全市场机制。在油、气行业，改革和创新市场化能源定价机制。建立健全根据市场供需关系定价机制，进一步提高价格调整的灵活性。在电力行业，按照国家统一部署，加快推进电力市场改革，促进市场化电价形成，使电力上网电价和销售电价能够联动。在供热行业，按照合理补偿成本、促进供热节能、坚持公平负担的原则，逐步理顺现行供热价格，建立公开、公平、公正和科学的供热价格体系。建立健全供热领域政府与社会资本合作管理制度，引导和规范社会资本对供热设施建设、运营等方面的投入，建立供热设施特许经营制度、供热单位公开招标管理平台，形成公开透明、公平公正的市场竞争环境。利用供热设施节能环保技术改造、事业单位转企改制等契机，推进供热资源整合；鼓励大型专业供热企业以参股、控股、兼并等形式对分散的供热资源进行整合，扩大供热规模，推动城市供热规模化、集约化经营，增强大型供热企业调控和稳定供热市场的主导地位和骨干作用。

4. 重视能力提升，加大电、气、热运行保障力度

从未来能源供需形势来看，随着能源消费增长的减速换挡，部分能源品种、局部区域、局部时段的供需矛盾依然突出，能源安全保障的重点将从"保总量"向"保总量与保高峰"并重转变，健全热、电、气联合调度协调指挥体系，保障冬季供热、夏季迎峰安全稳定；进一步深化京津冀区域内的清洁能源合作，系统谋划、统筹推动能源设施布局及安全运行，加快构建京津冀一体化的现代能源系统，实现优势互补、合作共赢。充分运用大数据、物联网、云计算等现代信息技术，强化能源运行综合协调，完善热、电、气联调联供，强化预警、应急响应，尽快在各级能源运行管理中实现精细化、

信息化、智能化。

（1）电力行业，加快完善"多源、多向、多点"电力设施布局。北京地区 2017 年夏季出现持续高温，电网负荷不断攀升，两次突破历史极值，最大负荷达到 2254 万千瓦，同比增长 8.2%，电力供需总体紧平衡。如何应对严峻的供电形势，克服电网分区负荷不足、设备重载运行、负荷显著波动和本地调节能力不足等困难，保障电力用户安全、可靠用电？一是持续推进外送电通道建设，实现主力送电通道"东南西北、四通八达"，提高外送电能力。二是优化主网架构，加快推进新航城、通北等 500 千伏变电站配套接入工程建设，完善 500 千伏双环网结构，提升外受电接纳能力；推进深入负荷中心的 500 千伏丽泽变电站、CBD 变电站建设，提升负荷中心电网的支撑能力。三是优化 220 千伏双环网结构，提高各分区间变电站的互倒互带能力，满足地区负荷快速增长的需求。四是加快推进农网升级改造及配电自动化建设，大幅提升配电网供电的可靠性。五是加强电力供需形势分析，注重多部门联合研判会商，制订保障方案，明确责任分工。六是全速实施度夏工程建设，缓解部分区域电网重过载压力。七是优化调度管理，按照"先错峰、再避峰、后限电"和"先远郊，后近郊；先常规负荷，后重要负荷"的原则，编制有序用电预控方案，制定拉路限电序位，组织开展有序用电演练，确保调度执行效果。八是注重宣传引导，通过网络、微博等多种渠道，引导全社会参与节电行动，积极落实"室内温度不低于 26 摄氏度"工作要求，增强广大居民节电意识。九是加强安全监督检查，提前开展隐患整治，确保隐患早发现、早预防、早治理；组织部署应急抢修队伍和应急设备设施，防范发生次生衍生灾害，提升应急调峰保障能力。

（2）供气行业，落实"保总量、保高峰、保储备"要求，构建燃气供应保障体系。一是优化上游气源格局，建成陕一、陕二、陕三、陕四、大唐煤制天然气、地下储气库、唐山 LNG 和中俄东线，并通过联络线将上述八大通道连接起来，形成陆上气、海上气、煤制气三种气源保障的输气环网，各气源间衔接紧密、统筹调度，保障北京市燃气需求。二是完善城镇输配系统，从北京市现状管网格局出发，结合城市发展需求，强化设施能力建设，逐步形成"一个平台+三个环路+多条联络线"①的城镇输配系统。三是做好调峰应急保障，扩容大港和华北储气库群，提升资源调度能力，解决季节性用气峰值需求；在天津建设应急储备基地，确保城市年用气量5%储备；注重需求侧管理，辅以临时调度等方式，从上下游共同解决日调峰问题；依托长输管线架构及场站建设完善本地液化天然气应急体系建设，鼓励企业通过市场方式异地建设、掌控部分液化天然气资源，在服务当地发展的同时进一步提升北京市应急储备能力。四是科学拓宽农村燃气供应范围，综合工程投资、运行安全等因素，科学合理地选择管道天然气或压缩/液化天然气为"煤改气"农村供气，提升清洁能源覆盖范围。五是推动京津冀区域共赢发展，按照优势互补、互利共赢、区域一体的原则，抓住区域基础设施一体化和大气污染联防联控的契机，推进新机场、蓟州区、三河等邻近区域燃气合作，实现京津冀区域燃气行业优势互补、良性互动。六是注重提高燃气利用效率，鼓励组建专业的能源服务公司，倡导合同能源管理，促进天然气资源的合理配置和使用，提高天然气综合使用效率。重点在天然气供热、分布式能源中心等领域推进合同能源管理，以市场化的模式达到节能管理的良好效果。

（3）供热行业，坚持多种方式、多种能源相结合，提升城市供热管网承载能力。一是增强供热保障能力。按照"分区优化、内增外引、联网互备"的思路，充分利用现有中心城区热力网，大力发展区域热力网供热；结合热网周边区域锅炉房条件，推进中心城区热力网与区域锅炉房的互联互通工程；积极推广利用电厂余热供热新技术，提高城市热网供热能力；建设中心城区热力网应急保障热源，提升中心城区热网应急保障能力；在条件适宜地区鼓励发展浅层地热、污水余热等新能源和可再生能源供热方式；中心城区范围内的燃油供热设施，具备改造条件的采用清洁能源、新能源和可再生能源供热方式进行替代。二是提高区域协同供热水平。根据区域发展需

---

① "一个平台"即六环路配气平台，"三个环路"即沿三环路、四环路、五环路建成的高压输配环路，"多条联络线"即结合远郊各区市场发展沿京开高速、莲石高速、京藏高速、京承高速、京平高速、京包高速等放射道路所建设的燃气联络线。

求,合理发展区域热力网,推进并完善跨省合作热力网工程,引入三河市、涿州市的热源,实现北京城市副中心、房山区外输热源供热,促进京津冀一体化协同发展;因地制宜发展新能源和可再生能源供热,不具备管道天然气通气条件的乡镇分散燃煤供热设施采用煤改电、煤改热泵等新能源和再生能源加以改造。三是加强热电气运行计划对接。做好与国家发改委和中石油的沟通,确保能源需求计划及时、准确对接。华北电网提前与北京市发电机组运行计划对接,保障电网供电和热网运行安全。及时掌握天气变化情况,为能源需求供应提供数据支持。四是加强供热服务监管。强化城市运行监测,建立天然气运行和居民供暖情况日报制度,持续排查供暖问题,跟踪督办解决。加强对公共建筑供热节能运行的监督管理,鼓励各供热单位和公建用户,加强系统调控,通过分时分区供热等方式最大限度节约能源。五是细化完善应急措施。加强供热应急设施和能力的建设,提高供热保障的安全裕度,保留并提高华能煤机应急能力,完善一热、二热应急热源规划。进一步摸清用气企业情况,细化完善"压非保民"应急预案,科学确定非民生用气减停供顺序,优先确保居民生活和取暖、医院和学校供暖、公交车和出租车用气。利用新技术、新模式,削峰填谷,确保整个城市热网安全。六是建立健全供暖设施日常运行安全检查机制,突出问题导向,全面排查漏洞,及时消除隐患;密切部门协作配合,细化完善工作措施,加强信息沟通,做好供热供气供电之间的统筹调度,确保全市管网安全运行、不出现大面积停供问题。

B.4 西城区背街小巷整治提升调查研究

西城区委区政府研究室　首都经济贸易大学课题组

摘　要： 良好的街巷环境是建设国际一流的和谐之都的基础，对树立首都城市形象、提高居民生活品质、塑造城市文化具有重要意义。西城区在背街小巷整治工作中建立了政府主导、社区协同共治的城市公共空间治理模式，初步整合了现代城市治理的基础要素，形成了多元协作的城市治理新格局。在下一步工作中，要明确背街小巷整治提升的目标，树立"小街巷大治理"的理念，探索城市公共空间的治理框架。具体建议是：实施街区精细治理，夯实多元共治基础，完善法规政策标准，创新管理机制模式。

关键词： 街巷　公共空间　城市治理

背街小巷作为公共交往和社会生活的重要载体，是展示首都城市形象、展现文化魅力的重要窗口。背街小巷治理提升直接关系到群众生活和人居环境，代表着城市精细化管理水平，是当前和今后一段时期城市治理的重中之重，也是疏解整治促提升的重要内容。为深入贯彻习近平总书记视察北京重要讲话精神，落实《北京城市总体规划（2016—2035年）》和北京市委决策部署，积极推进科学治理，全面提升城市品质，西城区围绕背街小巷整治提升工作开展了调查研究，在认真总结经验、深入分析问题的基础上，提出了深化背街小巷整治提升工作的思路和实施常态长效治理的对策建议。

一　开展背街小巷整治提升工作的阶段成效

2017年4月,西城区全面启动背街小巷整治提升工作。经过实地踏勘,全区核定道路共1463条,其中背街小巷1331条。按照《首都核心区背街小巷环境整治提升三年(2017—2019年)行动方案》要求,制定了《西城区背街小巷环境整治提升三年行动计划(2017—2019年)》。

目前,实现"十有十无"街巷119条、"十有"街巷966条、"十无"街巷164条。任命街长和背街小巷街巷长1400余人,成立1423个社区共建理事会,制定2673个居民公约,组建1400多个志愿者团队,3500余块公示牌全部悬挂到位。建立社区"街巷文明劝导志愿服务站"和服务岗,招募志愿者超过4000人。首批市容市貌监督员已登记备案,市容市貌监督员APP启用,背街小巷监督热线采用区政府热线12341。背街小巷物业管理实现全覆盖。背街小巷的整治提升工作不断向纵深推进,已经在全区形成了多元共治的生动实践。

据统计局民意调查,居民对"疏整促"专项行动的满意度达到90%以上。对15个街道20个社区的问卷调查数据显示,有76.6%的居民认为生活环境变好了,平房区这一比例高达79.4%。调查数据说明,背街小巷整治提升得到居民广泛认可,整治提升工作取得显著成效,主要体现在七个方面。

一是痼疾顽症治理取得突破。对于违法建设和开墙打洞等难啃的"硬骨头",集中整治取得突破性进展。目前,拆除违法建筑40余万平方米,治理开墙打洞500余处。拆违和封堵行动,显示了政府整治的决心,给街巷长和社区树立了信心,把公共空间还给了广大居民。

二是街巷环境得以全面改善。背街小巷治理是一次彻底的城市大扫除,重点针对私装地锁、堆物堆料、废旧自行车、煤棚、小广告等环境问题进行集中治理。整治后,街巷面貌有了较大改观。

三是城市管理实现重心下沉。第一是资金下沉,在市政府财政资金支持

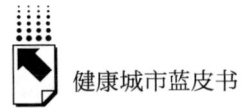

下,区政府按照每延米6000元的资金投入整治,并通过民意立项上报整治项目。第二是力量下沉,各部门、各街道党政主要领导亲自抓,特别是街道强化统筹、综合施策,城管和执法力量全力协调跟进。第三是注意力下沉,党、政、社、媒、群都把注意力关注到背街小巷整治提升上来,使居民的身边事得到了高度重视。

四是依法治理彰显突出成效。全面梳理"十无"违法形态具体内容和查处"十无"的法律依据,明确各部门角色定位、职责分工以及工作标准。在执法过程中,严格依据规划图纸认定违法建筑,实施现场核查、集体会商、依法告知、严格执法、协助关闭、拆封恢复原状、绿化美化提升、长效管控的"八步工作法",创建矛盾纠纷多元化解机制,推进执法部门协同联动。这些依法治理的工作方法和手段,有力保障了整治工作的顺利推进。

五是多元协同治理机制形成。西城区将市里的"十无"标准拓展为"十有十无",就是除了要求达到"十无"标准以外,每条背街小巷有街长或巷长、有自治共建理事会、有物业管理单位、有社区志愿服务团队、有街区治理导则和实施方案、有居民公约、有责任公示牌、有配套设施、有绿植、有文化内涵,突出了从以政府管理为主向多元主体共同治理的转变。明确了街巷长、理事会、物业公司、志愿者等多元共治构架,初步建成以街巷长为纽带,以自治共建理事会、志愿服务者团队、物业公司、驻区单位为依托的共建共管共享的治理体系。

六是基层治理创新层出不穷。一批具有创新精神的街巷长把整治提升工作当作干事创业、展示才华的舞台,积极作为、巧妙施策,创造了以拆促拆法、服务促进法、组团治理法、奖励慰问法、带头示范法、情理并用法、每月清洁日等一系列值得借鉴的工作方法,在基层实践中推动了治理创新。同时,运用大数据设立基础台账,通过微信群、公众号创设智能办公和随手拍举报平台,形成政社互动、群策群力、群星闪烁的生动实践。

七是居民的获得感得到提升。问卷调查显示,整治行动的社会效果良好,76%的居民见过街巷管理公示牌,80%的居民赞同"十有十无一创建"标准,54%的居民认为拆除违法建筑和封堵开墙打洞使环境变好了,47%的居民认为外来人口减少了，42%的居民认为社会治安有所改善。居民对增加小微绿地、规范停车秩序、整治脏乱差、畅通通行空间等更加关注。

西城区背街小巷整治提升工作是一次务实创新的城市治理实践，初步整合了城市治理的基础要素，全面提升了政府和社会的治理能力，对于探索构建城市治理体系具有重要的里程碑意义。

二 实施背街小巷整治提升工作的实践经验

各街道根据实际情况，创造了各具特色的鲜活经验，这些经验既符合城市治理理论，又取得了良好的实践效果，最为突出的是"三个一"。

"一套新标准"——构建治理新机制。西城区在"十无一创建"的基础上，优化提出"十有十无一创建"新标准，首创了在背街小巷实施多元主体协同共治的机制，把街巷长、社区共建理事会、志愿者团队、物业公司等有机组织起来，从而使背街小巷整治提升真正从城市管理变为城市治理。

"一根绣花针"——穿起多条共治线。街道实施三层治理模式，第一层是街道运用疏解整治促提升指挥部平台或建立背街小巷整治提升工作指挥部，整体推进整治提升工作。第二层是由专项工作部门和片区整治部门组成片区工作组，提高整治行动的推进效率。第三层是以街巷长为核心、以社区为基础、以理事会为组织形式，将居民自治组织、物业公司、驻区单位编织成治理网络，从而形成政府主导、社会协同、多元共治的格局。其中，由街道干部担任的街巷长发挥了核心作用。通过街巷长，实现了管理标准政策与居民需求的精准对接，保障了理事会的高效运转。正如广外街道所描述的那样，街巷长如绣花针，刺破了街巷的痼疾顽症，并在解决问题的基础上，汇集多方需求，串起多方力量，共同绘制街巷的美好图景。

"一把公平尺"——推动执法真落地。公平体现在整治原则上，秉持"一把尺子量公道"，以规划作为衡量标尺，规划内的保留，违反规划的坚决拆除。公平体现在工作方法上，通过告知、入户、发信、调查、约谈等工作，营造公平公正的氛围。公平体现在群众认同上，有些街道拆违速度快、

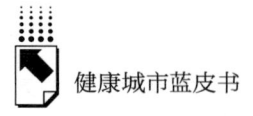

效果好、上访少,主要是党员干部和居委会工作人员带头拆,动员居民自己拆,赢得了群众的理解、信任与支持。

三 推进背街小巷整治提升工作的难点问题

(一)需要统筹解决的难点问题

(1)生活性违建拆除难。全区生活性违法建筑总面积为42万平方米,涉及约2万个住房困难户,违建居民居住条件大多低于人均7平方米。目前,拆除自住违法建筑困难较大,主要原因是缺乏政策、资金和房源。

(2)架空线入地难。一方面,有些街巷有路由具备入地条件,有些街巷只能实现规整和梳理。另一方面,市级城管部门与城区供电局协调对接、统筹推进架空线入地工作,而市里规定的369条入地目标与区级"一轴两翼"中的街道不完全对应,工作推进有一定难度。此外,架空线入地与道路大修不对接,有可能导致马路拉链现象重现。

(3)停车管理难。辖区内停车位缺口超过20万个,随意占道停车现象突出,驻区单位停车共享协调难度大,居民占位、医院周边拥堵仍然存在。现阶段的主要做法是引导有序停车和挖掘停车资源。例如,在有条件的胡同实行单停单行,协调驻区单位开放停车资源;再如,开发地下停车场租用停车位,车主自担一部分、政府补贴一部分,但这样长期补贴是否可行有待深入研究。

(4)社会责任落实难。街道层面尚未设立环境建设委员会办公室,缺乏与驻区单位协商沟通的正规渠道,城市治理相关政策难以宣传贯彻到驻区单位特别是中央单位。与此同时,有些驻区单位的社会责任意识比较薄弱,在门前三包、有序停车等问题上还没有深入参与进来,也未能按照全市统一的法规标准来执行。

(二)需要研究的政策标准问题

(1)"十有十无"达标问题。"十有"名义上容易做到,但关键是能否真正发挥作用。有些街巷长可以协调街道、社区、物业等多方力量开展工作，但是有些街道的街巷长仍在单打独斗，理事会和社区作用发挥不积极，还有些社区担责过重，街巷长作用发挥不力。"十无"当中架空线入地存在难度，即使是达标街巷有的也没有完全符合达标要求。

（2）物业公司管理标准问题。有的物业公司主要负责维持秩序，有的职能是保安巡逻（秩序管控、安全防范），有的增加了绿化维护、环卫保洁、停车管理、交通引导、水电维修服务等。遇有环境问题时，街巷长要找物业，物业要协调保洁，而保洁归环卫中心负责。因此，物业公司职能界定，街巷长与物业、环卫之间的关系等问题都需要深入研究。

（3）无证无照经营问题。西城区已经研究制定了相关办法，对不具备经营条件的商户进行营业执照注销，注销后继续经营将按照无照经营进行查处。目前处于过渡阶段，正在研究如何查处，市里也有了相关指导意见，目前尚没有处罚案例。

（4）统一与特色兼顾问题。区里相关部门和街道都在推进街巷二维码、治理台账、文化内涵等工作。究竟是由区里统一组织还是街道自己实施，这个"度"需要研究把握好。应当在统一规范的基础上，突出街区特色，不能搞"一刀切"。

（5）服务配置和运营政策问题。开墙打洞治理后"七小"业态大幅减少，居民生活服务出现空缺。目前主要是引导蔬菜水果便民服务车进入小区，或设立百姓生活服务中心、蔬果店等，这些措施可以满足基本需求，削弱居民对传统菜市场的依赖。便民服务网点设置的地皮租赁、建设费用、运营方式等政策，需要进一步研究。

（三）需要优化的体制机制问题

（1）整治后常态管理不到位。在已达标的街巷胡同中，仍会不断出现堆物堆料、晾晒衣物等环境和秩序问题，需要对细小事项实施精细化管理。特别是对于封堵后继续经营问题，需要从常态化管控出发，围绕管理主体、责任分工、工作机制等方面进行深入研究。

（2）权属划分影响治理成效。在市区层面，按照权属划分，绿化、交通等问题由市里统筹解决，而对于一些道路、交管等问题，区级是有能力解决的，于是就出现了"有能力没权力"的现象，在一定程度上影响了治理进度与成效。在区街层面，划分停车位、实施停车管理等事项是由街道、交通、消防等部门共同推进的，需要街道与这些部门进行沟通协调，对此街道感觉有一定困难，而区环境办反映只要街道提出来就会大力协助沟通，这样就形成"区里认为很容易协调，街道认为很难沟通"的局面，需要进一步理顺信息不对称等问题。

（3）专业部门政策制定滞后。单行线划定、违规停车的处罚标准、处置流程等问题一直困扰着街道，交通部门应加强对街巷交通管理的指导和服务。食药、工商、公安等部门对违规经营、无照经营处罚政策缺失，出现开墙打洞封堵无效局面。关于重点人、建筑规划、社区配套设施等方面信息获取，街道急需相关部门支持配合。在物业、广告牌、护栏、餐厨垃圾回收、废品回收站等方面的管理，急需专业部门的政策支持。

（4）街巷长履职条件不完备。有的街道街巷长与理事会、社区、物业等的关系界定不明确，街巷长牵头作用发挥不力；有的街巷长认为背街小巷工作是分外之事和额外负担，工作统筹安排不合理；有的街道对街巷长的培训、激励及科室的响应机制不到位，街巷长对城市管理和执法业务不熟悉，影响了工作的信心和积极性。街巷长如何兼顾好本职岗位工作，需要制定指导性意见进行进一步的规范。

（5）社区力量发挥不充分。有的街道没有很好地把社区纳入背街小巷治理指挥机构和治理机制中，特别是党组织领导作用发挥不充分，党员先锋模范作用体现不突出。有的社区与居民和驻区单位联系不紧密，在协助街巷长摸清情况、发动群众、做好宣传等方面，社区作用发挥不到位。

（6）监督考核标准亟待完善。目前，区城管监督指挥系统、街道全响应系统与背街小巷整治台账并行运转，而网格员没有正式纳入背街小巷治理体系中，网格监督标准与背街小巷治理标准不完全一致，监督指挥中心的数据也没有全面反映出街巷整治情况。另外，市里对各区网格工作进行考核，主要依据是案件办结率和办理实效，区里也相应对街道进行考核，考虑到考核结果，街道有时要求网格员对难以及时办结的案件不予上报，致使网格案件数据部分失真。

四 深化背街小巷整治提升工作的思路框架

习近平总书记视察北京重要讲话精神以及《北京城市总体规划（2016—2035年）》，对首都功能核心区的定位、发展和管理都提出了明确的目标和要求。推进背街小巷整治提升工作，是北京市建设优良政务环境和一流人居环境、彰显文化魅力的重要抓手，也是首都发展方向和市民对美好生活期待的直接体现，考验着我们的治理能力和治理水平。为此，我们要从建设国际一流的和谐宜居之都的高度，从落实首都城市战略定位出发，着眼于精治、共治、法治和体制机制创新，稳扎稳打、久久为功，把背街小巷整治提升推向深入，更好地保障首都职能履行、更好地服务市民生活宜居、更好地展现城市文化风采。

（一）明确背街小巷整治提升的目标

努力把西城区背街小巷建设成具有迷人风景的中国式街区、展露历代名胜古迹的活化博物馆、居民守法礼让的文明城区，建设成具有鲜明特色、全国人民向往的世界一流的都市空间。工作层面的具体目标是：完善城市功能，提升空间品质；明确政府职责，提升主导能力；引入专业机构，提升服务能力；调动驻区单位，提升责任担当；携手居民百姓，提升文明素养。

（二）树立"小街巷大治理"的理念

把背街小巷整治提升工作从环境整治拓展到城市治理的范畴，努力探索常态治理方式，实现精治、共治和法治。关键是发挥党组织"小支部大治理"的引领作用，推进"专业部门大服务"的整合联动，调动多元主体

"小组织大社会"的参与积极性,实现政府有形之手、市场无形之手、百姓勤劳之手同向发力,逐步构建起首都核心区城市治理新机制新格局。

(三)探索城市公共空间的治理框架

从国际化视野出发,以城市治理理论为依据,探索构建城市公共空间治理的基础框架,主要由六个部分组成。

(1)价值取向是治理体系的总统领,决定了治理的宗旨和方向。要突出示范性,即落实首都城市战略定位、核心区发展与管理的要求;突出公共性,坚持以人民为中心的发展思想,树立人民城市人民建、公共事务共同管的理念。突出公平性,即坚持"一把尺子量公道"的原则;突出服务性,即治理要坚持以人为本,体现人民城市为人民的价值追求。

(2)治理机制是治理体系的基本结构和运行原则,体现了治理主体之间的关系及互动方式。背街小巷整治提升具有整合治理、协同治理等特征,是政府主导、部门合作、多元协同、良性互动的现代治理机制。

(3)治理规则是治理机制运行所遵循的法则和标准,包括法规标准、街区规划、居民公约等,通过实施这些规则和遵循公约,提高城市治理有序性、自觉性和整体性。

(4)治理方法是为达到治理目的而采取的途径、步骤、手段等,方法具有多样性、变化性。街巷治理实践产生出多元互动、群众路线、模糊治理、情法相融等众多创新性方法。

(5)治理工具是支撑治理机制运行的手段,在"互联网+"时代,智慧社区、微社区、微社群、政府公众号等许多创新性现代治理工具在基层广泛运用,社区活动和共建项目也呈现出鲜明的时代特色。

(6)治理能力是完成目标或任务所体现出的素质,是达成治理目的所具备的条件和水平,直接影响着治理的效率和质量。城市治理能力主要包括政府规划、统筹、服务等治理能力以及干部综合能力、社区工作能力、社会责任体系和居民文明养成等。

五 创新背街小巷整治提升工作的对策建议

（一）实施街区精细治理

（1）全面推进街区整理计划。通过实施街区整理和城市设计，将背街小巷治理从疏解整治转向有序提升。学习杭州市城市设计经验和上海市街道设计做法，引入专业设计机构，制定着眼于街区整理的城市设计导则，突出公共空间的合理性、亲和性与文化感，注重牌匾标识与形象展示，提升街区风貌特色，展现街区生机活力。

（2）系统研究街巷路网方案。制定分类分级的老城街巷胡同交通管理方案，实施精细化动态、静态管理，引导合理有序停车，逐步实现胡同少停车、不停车。

（3）完善生活服务配套设施。合理规划、科学配置社区服务网络，重点建设文化、体育、商业等设施，借鉴香港、上海等城市的经验，创设"蔬菜＋副食＋水果＋主食＋五金＋裁缝＋修车＋理发"多项目配套服务组合。建立公共空间综合利用机制，探索社区服务设施运营管理办法。研究与租金和改造资金等有关的政策，保持经营环境的竞争性。

（4）试行环境责任设计师制度。改变"知名设计单位＋不合格设计人员＋无创意设计方案"的状况，在街区整理方案招标中，要求符合资质的设计单位必须同步明确责任设计师，促进设计师切实做到精心设计、尽心设计。

（5）发挥艺术审查委员会的作用。落实西城区艺术审查委员会评审制度，严控街区整治提升和建筑更新的方案内容和标准要求，使街巷空间回归安全、畅通、舒适、有序、美好的本色。

（二）夯实多元共治基础

（1）发挥党组织的引领作用。推广街道层面工委书记担任整治提升指挥部总指挥的做法；在片区工作组层面，社区书记进入工作组并任副组长；

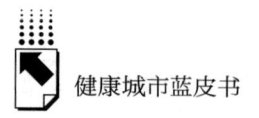

在重点项目中,突出发挥好一线联合党支部的引领作用;在理事会中,发挥好街道和社区党员的先锋模范作用;在社区层面,一是要让社区书记进入街道层面的指挥部,二是发挥社区党委的核心作用。可以推广红居街社区"五方会议"(社区党委、居委会、物业、业委会、楼管会组成)模式以及商户自治经验,引导居民和驻区单位融入城市治理进程当中。

(2)强化街巷长的"绣花针"功能。加强对基层干部的培训,提高其依法治理、服务群众的能力,发挥好街巷长协调资源、解决问题的作用,通过街巷长的工作,把城市管理政策法规落到社区、公共服务资源带到社区、专业部门管理服务整合到社区,同时也把社区群众的需求诉求上传到政府。

(3)提升理事会的组织化程度。制定理事会章程,明确街巷长、理事长和秘书长的职责。支持理事长作为街巷管家、树立社区领袖形象,发挥组织社区开展环境自治、反映居民和驻区单位需求、多方争取资源等方面的作用。

(4)打通多方议事协商的渠道。完善街道与交通委等部门的沟通机制,构建友好顺畅的合作关系。建立与驻区单位常态化协商机制,围绕城市治理政策法规、具体要求做好及时沟通,特别是加强与驻区单位物业公司的沟通,引导驻区单位落实社会责任、深度参与城市治理。

(5)推广民意立项和评议制度。推行居民有序参与听证、开展服务评议,探索建立治理资源统筹机制,增强社区统筹使用人财物等资源的自主权。公开居住区配套设施规划方案、街区违法建设名单和拆违计划、街区整治项目方案和设计负责人等相关信息,广泛听取居民群众意见,科学确定环境提升项目。参考居民问卷调查的结果,广泛吸纳居民参与到垃圾强制分类、停车位划定、绿植养护等事务中来,特别是通过政策引导鼓励单位、居民在门前和公共空间自己动手开展绿化美化。

(三)完善法规政策标准

(1)加强街巷公共空间治理立法研究。建议上级部门推动区里开展多部门联合研究,基于《物权法》科学划定老城胡同的公共空间和共有空间,细化街巷公共空间、邻里空间、院落空间的占用使用权利。借鉴巴黎等城市的管理法规，明确老城和历史街区建筑外立面修复办法和维护责任。借鉴《深圳经济特区道路交通安全违法行为处罚条例》中"最贵违章停车"的依法治理经验，细化对违法停车等不文明行为的处罚细则，加大处罚力度，整肃公共环境违法行为。

（2）加快制定城市管理相关统一政策。建议市级层面加快制定老城区停车管理政策、老城区住房困难家庭违建拆除配套政策、违规经营处罚细则、废品收购站布点规划，以及餐厨垃圾和大件垃圾收运等方面的政策。在区级层面，重点研究准物业公司的管理地域和职责范围，加快制订平房区院落和街巷的物业管理细化方案。

（3）修订完善整合各类城市管理标准。深化背街小巷整治提升标准，适度细化"十无"标准细则，规范考核流程，明确背街小巷治理台账入网的标准和汇总要求。深化环境管理分类分级标准化体系建设，积极开展宣传和培训，重点研究街道实施落地的内容和方式。同步修订网格化管理的相关地方标准，将现行的2013年标准尽快予以补充调整，在网格系统中增加背街小巷图层，定期汇总分析背街小巷案件处置数据。推进背街小巷整治提升工作标准、城市环境分类分级标准、网格化监督考核标准的精细对接，实现各个方面标准的统筹融合。

（4）编制整治提升工作服务手册。建议将停车管理、道路维修养护、道路和绿地卫生保洁（快速路主路之外的所有道路）等专业化管理与服务，下沉到区里或街道。在"架空线入地"工程设计和施工管理中，市级部门加强协调特别是与各级道路大修等工程对接。针对基层与市区相关部门对接有难度的问题，编制市、区专业管理部门对接背街小巷整治提升工作的服务手册，明确市、区相关部门在整治提升中的职责、办理程序并公布联系人及其电话。

（四）创新管理机制模式

（1）理顺城管部门的职责分工。全面梳理城管委、环境办、城管执法局、监督指挥中心等部门的职责分工和协调配合机制，系统研究城市管理网格、背街小巷台账系统整合的办法，研究监督员、网格员、街巷长之间，网格的"块"与街巷的"线"之间的衔接方式。健全以街道执法为骨干、以公安为保障、相关部门共同参与的联合执法机制，以及相邻街道城管执法队之间的信息共享、协同联动、无缝衔接机制。

（2）优化问题研判和处理机制。完善分析研判机制，在区级、街道层面建立疑难问题分析报告制度，对难以按期结案的问题进行深入分析、提出解决办法；监督指挥中心定期将网格数据及分析报告反馈给管理部门，管理部门对案件发生原因进行分析，提出保持或减少案件数量的目标和对策，并根据报告结论及时调整资源配置方案和作业标准。完善问题发现处置反馈机制，对于通过街巷长、理事会和志愿者解决的问题，需要上报街道集中解决的问题，上报城管监督指挥中心监督办理的问题以及上报到市级平台解决的问题，进行分类梳理，形成规范化指导性建议和工作流程。

（3）完善城市治理监督考核办法。将网格考核指标、居民满意度调查结果、随机实地考察结果、社区评议结果结合起来，制定更加科学合理的综合考核指标体系。修正目前主要以网格上报案件结案率作为考核指标的做法，对每一类案件的发生率、周期变化等进行具体甄别，分门别类提出各类案件的正常发生指标，探索疑难案件的考核方法，建立更加合理的考核指标。

六 结语

街巷作为社会公共空间，是城市公共生活的场所，具有促进社会学习、交流，认识彼此存在的功能，对于城市民主、法制建设是至关重要的载体。因此，背街小巷的环境建设是国际一流的和谐宜居之都建设的基础内容，对于提升首都城市形象、提升百姓生活品质、提升城市文明程度，具有十分重大的意义。

西城区背街小巷整治提升工作是一次成功的城市治理实践，建立了政府主导、社区协同共治的城市社区公共空间治理模式，初步整合了现代城市治理的基础要素，全面提升了政府和社会的治理能力，对于城市社区公共空间治理框架的建构具有里程碑式的实践意义。

健康社会篇
Healthy Society

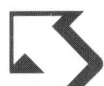

B.5
北京社会治理体制创新研究

盛继洪　于晓静*

摘　要： 健康城市是社会治理的题中应有之义，提高社会治理水平可以为建设健康城市提供良好环境。本文从社会治理体制创新的概念界定入手，结合北京社会治理体制的生动实践，阐述了近年来北京社会治理体制创新的主要成效：社会治理工作体系日益健全，基层社会治理创新成果喜人。同时，坚持问题导向，借鉴国外经验，为北京社会治理体制创新提出了切实可行的对策建议：完善以党和政府为主导的多元社会治理体制，着力理顺基层社会治理机制，积极推进法治社会建设，自觉激发文化教育的社会治理功能，充分运用信息技术提升

---

* 盛继洪，首都社会经济发展研究所所长，高级政工师，主要研究方向为决策研究；于晓静，首都社会经济发展研究所经济处副处长，副研究员，主要研究方向为社会治理、社会组织管理、公共服务、决策研究。

综合治理能力。

关键词： 健康城市　社会治理体制创新　法治社会　综合治理

带领人民创造美好生活，是我们党始终不渝的奋斗目标。党的十九大明确提出"实施健康中国战略"，并将其作为保障和改善民生水平、加强和创新社会治理的重要内容。可见，健康城市是社会治理的题中应有之义，提高社会治理水平可以为建设健康城市提供良好环境。要更好地落实中共北京市委、北京市人民政府印发的《"健康北京2030"规划纲要》，也离不开创新北京社会治理体制，完善公共服务体系。特别是在当前，北京面临步入经济发展新常态、疏解非首都功能、治理大城市病等艰巨任务，人口加速老龄化、利益群体日益分化，社会矛盾激化的可能性增加，创新社会治理体制迫在眉睫。

一　社会治理体制创新的概念辨析

社会治理体制创新是中国现代化进程中处理经济与社会矛盾张力的客观需要，是市场经济体制下替代单位制实现社会人再组织化的制度探索。纵览有关社会治理体制的学术研究和政策沿革，社会治理体制是一个复杂且不断演化的概念。

首先，要体现治理的特征。治理研究的对象关乎公共利益的决策和执行决策的过程。当代决策的复杂化也助推了治理研究的热潮。尽管中外学者对治理概念莫衷一是，但其分析基础都是探求各级公共权力的相对化。也就是说，无论是从国家中心视角还是从社会中心视角来看，治理都打破了政府对公共权力的垄断，公私部门的界限开始模糊。合作治理、网络治理得到越来越多的应用。通过互动的程序和系统的谈判来确定利益相关行动主体之间的目标、手段、价值观体系和利益逻辑，将日益成为一种复杂社会中公共行为集体决策的程序性新形式。

党的十八届三中全会首次使用社会治理概念,在"五大建设"领域内社会治理的出现频次最高,可以这样理解:治理在社会领域的运用最符合中央关切。从治理所强调的学术内涵来看,也最符合社会领域的特征和满足多样化社会的需求,既激发社会活力,又维护和谐稳定的诉求。尽管学者们基于国家中心论或社会中心论,其观点不同,但在中国现有的经济社会环境下,社会治理还是应该更多地依靠党的领导下政府治理理念和行为的转变,朝着"构建一个基于政府有效嵌入的自治战略方向"[1]而努力。

其次,要明确社会治理中社会的范围。社会治理中社会的范围不是一个包括经济、政治、文化、社会、生态的宏观概念,也不仅仅是指社会矛盾调处、社区治理的微观概念,而是一个相对中观的概念,是社会公共事务中除去政治事务和经济管理事务的那一部分事务。它大体包括:社会政策(社会保障、社会福利、社会救助等)、公共服务(教育、医疗、卫生、文化、公共安全)、政府行政体制和治理方式变革(新公共管理、政府购买服务、依法行政等)、社会自治能力培育(社区、村自治、社会自我调节和社会组织)、群众权益保障和矛盾化解机制等。在这个层面,社会治理所涵盖的范畴又有广义和狭义之分。广义的社会治理包括上述各个方面,主要体现在国家及地方政府在社会保障、公共服务、政社关系等方面的法律制度安排和在基层社会党和政府引导下的居民自治、权益保护、矛盾调处、社会组织发展等。狭义的社会治理则仅包括政社关系互动明显的基层社会领域和为了实现基层社会善治而进行的制度和体制建设。狭义的社会治理的范畴与中央和北京市"十三五"规划中社会治理的范畴基本一致,主要涵盖了政府治理能力提升、加强党的领导、发挥社会组织作用、增强社会自我调节功能、街居体制改革、完善公众参与和权益保护调解机制。本文以狭义的社会治理为研究重点,同时兼顾广义的社会治理。

---

[1] 汪锦军:《嵌入与自治:社会治理中的政社关系再平衡》,《中国行政管理》2016年第2期。

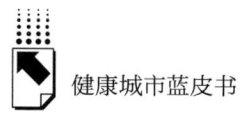

再次,要梳理体制的关联。社会治理体制可以界定为在社会建设领域内,为达到管理向治理的飞跃,通过制度创制,逐步确立的公共事务各类治理主体之间的隶属关系、决策程序、管理权限、互动方式等方面的体系、制度、方法、形式等的总称。其描述性特征就是"党委领导、政府主导、社会协同、公众参与、法治保障"。社会治理体制是国家治理体制的重要子系统,代表了国家对社会的整合和规制能力。社会治理体制在宏观上体现在国家的意识形态、法律制度、管理组织对社会生活的介入,如社会保障、社会福利、收入分配等社会政策,以及在法律和制度层面赋予各类社会治理主体的地位、作用及关系机制;在微观上体现在国家基层官员与社会的多元互动,如街居体制中行政管理与居民自治的协调,公共服务中政府与社会组织、企业组织的合作,以及群众权益维护和利益表达的机制等。

最后,要评价创新的价值。社会治理体制创新就是通过完善法律制度,保障各类社会治理主体的权利与义务,促成党委领导、政府主导、社会协同、公众参与的政社互动新格局的实现。要注意到一些地方在社会发展中像追求经济发展一样,追求社会发展的"创新",造成社会发展泡沫化现象。[①]因此,必须对创新有深刻的认识。社会治理体制创新可以定义为:在除去政治和经济管理以外的社会公共事务领域内,为达到管理向治理的飞跃,通过制度创制,逐步确立公共事务各类治理主体之间的隶属关系、决策程序、管理权限、互动方式等方面的体系、制度、方法、形式等,并最终给人民群众带来更加公平的发展机会、更加优质的公共服务、更加和谐的社会关系、更加友好的社会环境等新价值。社会治理体制创新一定要摒弃单纯追求形式新、技术新、流程新、词汇新的误区,回归创新为了人民、创新依靠人民、创新惠及人民的价值本位。

---

① 丁元竹:《治理方式现代化:内涵、特征及类型,推进国家治理与社会治理现代化》,载俞可平主编《推进国家治理与社会治理现代化》,当代中国出版社,2014,第71页。

二 北京社会治理体制的创新实践

（一）统分结合，构建三级领导管理体制

北京市积极实践探索，基本形成了"上、中、下"三级社会治理领导管理体制架构："上"有市委、市政府党政主要领导挂帅的社会建设工作领导小组抓统筹，"中"有市、区县两级社会工委、社会办牵头抓协调，"下"有纵向到街道社区、横向到"两新"组织复杂的工作网络抓落实。

（二）重心下移，完善基层治理结构

一是构建新型社区治理体制，理顺和规范社区组织体系各主体之间的关系，基本形成以社区党组织为核心、以社区自治组织为基础、以社区服务站为依托、以社区社会组织为补充，驻社区单位密切配合、社区居民广泛参与的现代社区治理体系（见图1）。二是构建"枢纽型"社会组织自我服务管理的工作体系，健全政府依法监管和购买服务两项制度，初步形成全市"一中心、多基地"的社会组织服务网络。三是创新"两新"组织服务管

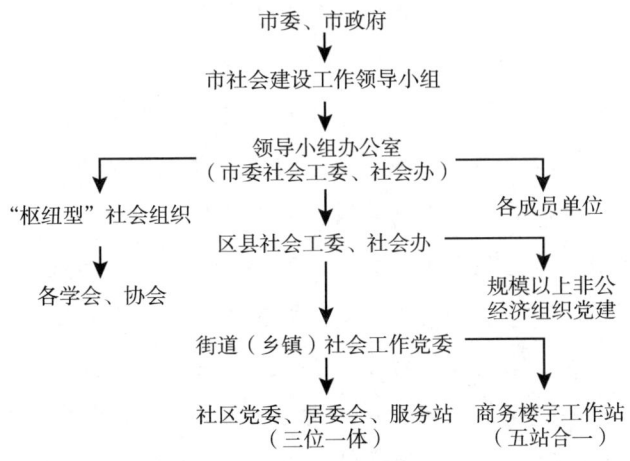

图1 北京市基层治理结构

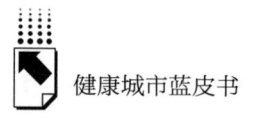

理，推广商务楼宇"五站合一"的治理机制。四是创新基层社会领域党建模式，实现社会领域党建工作区域化。

三 健全政策体系，为依法治理提供条件

北京市初步形成了三级"塔形"政策体系。"顶端"是统筹全市社会建设的纲领性文件。主要包括《北京市加强社会建设实施纲要》"1+4"文件、《北京市社会服务管理创新行动方案》、《关于深化北京市社会治理体制改革的意见》、《北京市"十三五"时期社会治理规划》等。"中间"是社会建设"六大体系"专项文件，"底端"是专项配套政策文件和管理办法等。

四 北京社会治理体制创新的主要成效

一是在社会治理工作体系上日益健全。社会领域党建工作全面覆盖，基本公共服务水平显著提升，社区党建、社区自治、社区服务"三位一体"治理机制进一步完善，"枢纽型"社会组织工作体系基本形成，政社合作取得实质性进展。"十二五"期间市级社会建设专项资金投入5.2亿元，购买社会组织服务项目2432个，累计为社会组织购买管理岗位1068个，为街道购买专业社工岗位895个，为非公有制企业购买党建指导员岗位7200个。

二是基层社会治理创新成果喜人。月坛街道"全响应"网格化服务管理体系通过信息化和网格化建设为基层治理"强肌体"，以治理技术的革新推动基层治理面貌的重塑；建外街道"社区公益空间"建设通过政府购买社会组织服务的方式"借外力"，以治理主体的多元化为基层治理添动力；体育馆路街道社区文化建设则经由一系列公共文化活动的开展为基层治理"健魂魄"。通过上述案例，可以看到北京基层社会治理创新呈现出治理主体多元化、治理手段信息化、服务供给个性化、治理流程制度化等特点。

据《中国社会建设报告》显示，2016年北京社会建设各项指数在全国

各省份和特大城市中社会保障、社会服务、社会治理、社会环境四类37个专项指数排名领先,绝大部分具有明显优势。

五 北京社会治理体制存在的问题

一是社会治理体制存在薄弱环节。总体而言,体现时代特征、北京特色的社会治理体制仍处在形成过程中。虽然三级领导管理体系已经建立,但高位协调、跨部门统筹仍是难点。

二是基层社会治理体制存在瓶颈制约。街道层面条块矛盾依然存在。社区行政化倾向加重、自治功能弱化的现象依然不同程度地存在。社会组织能力不足,社区培育社会组织参与社区治理的机制、平台不完善。

三是社会治理法治保障存在短板,政策法规滞后的问题比较突出。北京社会建设、改革、治理取得的很多宝贵经验,都还没有以法律法规形式固化下来。社会治理的很多环节仍存在无法可依的尴尬局面。

四是社会治理文化护航亟待加强。文化教育在社会治理中的积极作用还没有得到相关政府部门的充分重视。优秀传统文化中的宝贵财富还没有得到充分继承。居民公约、乡规民约在社会治理中凝聚共识、调解纠纷的作用还没有充分发挥。

五是社会治理能力亟待提升。各级领导干部在社会治理能力方面还存在理念方法不适应的情况,大数据意识和运用能力有待提高。基层社会治理队伍建设还不能满足社会治理的需求。社会组织的专业性与参与社会治理的能力有待提高。

六 国外社会治理体制创新经验及其对北京的启示

对美国、英国、新加坡、日本的社会治理特点和经验进行对比研究可以发现,以下几点启示可供北京借鉴。

一是建设法治政府,推行依法治理。北京要高度重视法治在社会治理体制中的基础作用。只有不断完善相关立法，才能确立起符合首都实际的社会治理体制。

二是建设高效政府，推行依学治理（即重视文化、教育在社会治理中的积极作用，建设学习型社会，用文化沁润人心，用学习凝聚共识，从而促进社会和谐安定）。北京应发挥中国传统文化和北京地域文化优势，倡导以教育和文化的方式，规范广大群众的社会行为，让社会主义核心价值观内化于心，外化于行。通过以文化人、依学治理，真正夯实社会治理中的源头治理。

三是建设责任政府，推行多元治理。北京要建立新公共服务理念，让更多利益相关方参与到公共政策的制定和公共服务的提供中来。加强社会动员机制建设，为发挥社会组织、社会企业参与社会治理的积极作用提供良好的法律和政策环境。

七 推进北京社会治理体制创新的对策建议

（一）完善以党和政府为主导的多元社会治理体制

1. 加强党的领导，推进政府改革

北京要始终坚持政治意识、大局意识、核心意识、看齐意识，时刻与党中央保持一致。在全面加强党的领导的前提下，转变政府职能，推进社会治理体制改革。要建设服务型政府，以优化配置党政部门权力和责任，建立现代治理型领导体系，形成"以党领政，以政引'社'"的领导体系模式。要建设责任政府，既要简政放权，又要放管结合，努力加强规则制定、资源提供、过程监管，营造协商合作的氛围。

2. 深化多元共治，培育社会主体

首先，要坚持在党的领导下，加强社会协同、公众参与，推动政府、市场、社会"三维"互动。其次，要努力推进社会组织体制改革，鼓励社会企业发展，进一步发挥枢纽型社会组织工作体系的作用。建立健全市、区、

街（镇）三级社会组织服务基地，开展社会组织能力建设。最后，要通过制度安排保障社会组织和公民有序参与社会治理。党代表、人大代表、政协委员要增加社会组织代表的比例，让社会组织及市民代表能够更多地参与北京市"两会"，建言献策。还可以借鉴广东顺德的经验，探索引入公众参与式预算编制机制。

（二）着力理顺基层社会治理机制

1. 理顺街道条块关系，实现重心下移

首先，要通过改革绩效考核机制理顺街道层面的条块关系，实现责任与权力对等，使街道作为责任主体的执法、拆迁拆违、环境整治、城市管理等工作事项更加精细有效。其次，要进一步推动简政放权，促进街道服务管理职能重心下移、力量下沉，赋予社区更多行政资源和权限。

2. 减轻社区负担，推进基层协商民主

要进一步厘清基层行政部门与社区自治组织的关系，推进基层行政职能转变，清理各职能部门在社区设立的组织机构、工作台账等，减轻社区行政负担。健全社区公共服务事项准入制度。拓宽基层社区协商民主的适用范围，特别是要在资源配置机制等方面坚持问需于民、问计于民。采用多元主体民主协商的决策机制，创新资源配置方式，用民主的方法让管理、治理的智慧充分涌流。

3. 系统构建社会矛盾化解机制

充分发挥社会组织在矛盾纠纷调解中的积极作用。着力完善重大决策社会稳定风险评估机制，建立健全分级分类评估制度，探索建立第三方评估机制。创新利益诉求表达保障机制和社会矛盾化解机制。

（三）积极推进法治社会建设

1. 加快社会领域立法

可以考虑制定"北京社会治理条例"，作为社会治理纲领性法律文件，统领全市社会治理活动。加快推进社会领域重点立法，加大社会领域执法力

度,强化对人口无序增长、出租房屋管理、地下空间使用、违法建设等城市管理突出问题的依法治理。

2. 依法维护市民合法权益

完善基层群众自治制度,动员和组织居民群众依法有序参与基层社会治理。建立健全维护群众利益的各项机制,全面推行阳光信访,畅通举报箱、电子信箱、热线电话等监督渠道,方便群众投诉举报、反映问题。完善政府信息公开制度,推行公开、透明的办事程序,提高公众监督效率。

3. 进一步营造法治社会氛围

落实"七五"普法规划,加大社会领域普法宣传力度,进一步形成自觉守法、遇事找法、解决问题靠法的良好社会氛围。培育基层法治文化,积极推行乡村、社区法律顾问制度,推动法治理念深入人心。创新法治宣传教育方式,开展群众性法治文化活动。

(四)自觉激发文化教育的社会治理功能

1. 着力培育市民主体意识

市教委要统筹中小学校开展社会主义核心价值观教育,从小培养市民参与学校、社区及社会公共事务治理的能力。继续加强学习型城市建设,在社区教育中强化培养市民的民主参与、协商合作能力。市委宣传部及其他文化部门要探索多种形式,宣传、弘扬社会主义核心价值观,不断凝聚首都市民努力构建国际一流和谐宜居之都的文化共识。

2. 大力弘扬中华优秀传统文化

认真落实中共中央办公厅、国务院办公厅印发的《关于实施中华优秀传统文化传承发展工程的意见》,市委宣传部牵头组织其他文化部门积极尝试,赋予中华优秀传统文化以新的时代内涵和现代表达形式,不断补充、拓展、完善,使中华民族最基本的文化基因与当代文化相适应、与现代社会相协调,特别要突出宣扬讲仁爱、重民本、守诚信、崇正义、尚和合、求大同等中华优秀传统文化。

（五）充分运用信息技术提升综合治理能力

1. 不断完善网格化体系

全面推广网格化社会服务管理体系建设，区、街道（乡镇）、社区（村）三级网格化体系基本实现全面覆盖，为社会治理形成大数据支撑。

2. 主动运用信息技术和大数据资源

学习先进经验和成功范例，打造政府治理大数据创新体系。市经信委、市科委、市发改委等单位要与平台型龙头企业、高校和科研机构等展开合作，充分利用大数据研究和产业集群优势，政、产、学、研、用共建大数据社会治理创新研究中心，并联合各级政府机构组建大数据治理联盟，在社会治理领域打造全国首屈一指的大数据创新研究体系。

（六）提高各类主体的社会治理能力

一是提高各级政府部门干部的社会治理综合能力。在各级各类公务员培训中，根据所涉业务领域，不同程度地增加社会治理相关专业课程。重点转变社会治理理念，普遍建立政府与社会组织、企业、居民合作治理的意识。

二是社会组织行政管理部门和枢纽型社会组织要加大社会组织从业人员能力建设。分领域制定人才发展规划，通过专业培训、业务指导、同业交流、研究考察等形式，提高社会组织参与社会治理、提供社会服务的能力。

三是社工委要联合企业行政管理部门制定企业社会责任评价体系，开展企业社会责任评奖。以加大舆论宣传、专家咨询、政策优惠、资助企业社会责任岗位培训等方式，鼓励更多的企业参与社会治理，担当社会责任。

B.6
落实"公交优先"战略,促进北京健康城市建设

卓 杰*

摘　要: 便捷可持续的公共交通,是北京建设健康城市的重要支撑。通过对公共交通出行趋势的分析和预测,本文认为,随着城市发展和公共交通各项规划的落实,市民普遍反映的"地铁挤""公交慢""换乘不便"等问题将会得到缓解。而交通建设与城市规划脱节、财务可持续性差、设施服务水平较差、慢行系统建设管理滞后等阻碍规划目标实现的因素,才是落实"公交优先"的主要障碍,应当有针对性地加以解决。建议从以下六个方面入手,解决相关问题:创新公共交通建设运营管理的资金机制,抓紧弥补公交基础设施建设"欠账",着力增强公共交通的吸引力,加强慢行系统规范管理,加强"公交优先"的立法、执法工作,建立区域差异化的公共交通管理策略。

关键词: 交通拥堵　公共交通　健康城市

如果将交通比喻为城市的血管,那么交通拥堵则是血管栓塞,严重影响城市健康。交通拥堵的根源,是城市过度依赖小汽车出行。过去10年是北

---

* 卓杰,硕士,北京市委研究室助理研究员,主要研究方向为城市规划、城市治理。

京城市快速发展的时期，北京市地区生产总值增长了 1.84 倍，常住人口增加了 537.7 万人。① 经济增长、人口增加和建成区面积扩张，导致小汽车出行需求暴涨，10 年间机动车保有量几乎增长了 1 倍，增长至 596.8 万辆。② 小汽车数量和使用强度超过了交通基础设施的负荷能力，产生了严重的交通拥堵，成为令人头疼的"城市病"。纽约、伦敦、东京等超大城市大都经历过这一阶段。

交通拥堵不仅是城市运行的障碍，还会对市民健康产生不利影响。一是尾气排放加剧、造成空气污染，导致呼吸道、心血管疾病甚引发癌变风险。当前汽车排放已经成为北京大气污染的主要来源③，其对市民健康带来的危害不容小觑。二是影响心理健康。交通拥堵会造成驾驶人员的心理压力，引发疲劳感和焦虑、沮丧等消极情绪。④ 三是增加交通事故。车辆密集使事故诱发因素增多，同时易引起攻击性驾驶行为或"路怒"驾驶行为⑤，加大事故发生的概率。此外，交通拥堵还会造成时间损耗、经济损失，干扰市民正常生活、工作、就医等，间接影响市民健康。

世界卫生组织研究显示，为了减少交通拥堵对健康的影响，国内外大城市普遍实施"公交优先"战略，大力发展公共交通。相对小汽车出行而言，公共交通人均资源消耗少、运输效率高、污染相对较小，特别是节能环保型公共交通，能够有效降低小汽车出行带来的健康风险。从健康城市的角度来看，公共交通应当成为占主导地位的交通方式。国外发达城市大多将健康导

---

① 根据北京市统计局数据，2007 年北京市地区生产总值为 9847 亿元，2017 年达到 28000 亿元；2007 年北京市常住人口为 1633 万人，2017 年达到 2170.7 万人。
② 根据北京市公安交通管理局数据，2007 年北京市机动车保有量为 319 万辆，2018 年 4 月为 596.8 万辆。
③ 北京市环保局组织市环境保护监测中心、清华大学、中国科学院大气物理所及北京大学等单位开展了"北京市 2017 年大气 $PM_{2.5}$ 精细化来源解析"研究，结果显示，在大气 $PM_{2.5}$ 的来源中，机动车排放（移动源）占比达 45%，比例最大且在不断增长；扬尘源、工业源、生活面源和燃煤源分别占 16%、12%、12% 和 2%；农业及自然源等其他来源约占 12%。
④ Hennessy D. A., Wiesenthal D. L., "The Relationship between Traffic Congestion, Driver Stress and Direct Versus Indirect Coping Behaviours," *Economics*, 1997, 40 (3): 348–361.
⑤ Lajunen T., Parker D., Summala H., "Does Traffic Congestion Increase Driver Aggression," *Transportation Research Part F: Traffic Psychology & Behaviour*, 1999, 2 (4): 225–236.

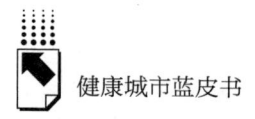

向纳入城市交通发展战略及规划，如伦敦提出"健康街道、健康市民"理念，致力于减少汽车使用需求，推广以公共交通为主的绿色交通方式，计划到2041年将绿色出行比例提升至80%。[1] "公交优先"战略的本质是对城市交通功能的一次反思和重构，城市交通的目标不是满足车辆的移动过程，而是满足人的出行需求，为城市的健康和人的健康提供支撑。从这一角度来说，坚持"公交优先"就是贯彻"以人为本"的理念。

一 北京"公交优先"发展现状及趋势预判

（一）发展现状

北京公共交通发展较快，特别是近5年来，北京轨道交通运营里程从372公里增至574公里，公交车辆和线路分别增加了6%和12.8%，达到2.85万辆和1332条，公交专用道从691公里增加至907公里，公共交通出行比例持续上升。[2] 与此同时，由于出行总量迅猛增长，公共交通供需失衡问题仍然突出。公共交通的运营服务水平，与市民日益增长的交通品质需要也有相当大的差距，主要体现出三大问题。

1. 地铁挤

北京中心城区轨道线网密度与东京、伦敦、纽约等发达城市相比仍然偏低，而目前日均客运量超过1000万人次，直接后果就是造成拥挤。在北京地铁拥挤度查询系统中，早晚高峰满载率100%～120%的"红色路段"占比超过15%，满载率超过120%的"黑色路段"占比超过6%，大望路站、西二旗站、东直门站、国贸站等地铁站日均客流量超过10万人次。

2. 公交慢

时间损耗大，是制约市民选择公共交通出行的主要因素。从早晚高峰来

---

[1] *Draft Mayor's Transport Strategy 2017*, Mayor of London, 6, 2017.
[2] 资料来源：北京市交通委员会网站。

看，地铁、地面公交的出行效率都低于小汽车（见表1）。特别是地面公交，平均行程速度为12.2公里/小时，早晚高峰时段仅为9公里/小时左右，远低于小汽车行程速度。

表1 各出行方式平均出行距离、出行时间、行程速度

出行方式	平均出行距离（公里）	平均出行时间（分钟）		平均行程速度（公里/小时）	
	全天	早高峰	晚高峰	早高峰	晚高峰
轨道交通	17.9	73.7	75.3	15.2	14.0
公共汽（电）车	11.2	66.2	67.3	9.8	8.8
出租车	9.4	43.5	46.2	11.3	10.1
小汽车	14.2	40.7	47.2	15.9	15.0
自行车	3.4	22.6	24.7	9.1	9.0
步行	1.0	11.8	12.0	5.4	5.3

注：出行方式为一次出行所采用的主要交通方式，其中包括出行两端采用自行车或步行等方式的时间。

资料来源：《2017北京市交通发展年度报告》，北京交通发展研究院网站，http：//www.bjtrc.org.cn/InfoCenter/NewsAttach/2017%E5%B9%B4%E6%8A%A5%E6%9C%80%E7%BB%88.pdf，最后访问日期：2018年6月8日。

3. 换乘不便

根据高德公布的《2017年度中国主要城市公共交通大数据分析报告》，北京"500米站点覆盖率"为80%，低于深圳、上海和广州市；北京公交平均换乘距离为355米，远高于住建部《城市道路交通规划设计规范》规定的最大换乘距离，加上换乘站客流量大、公交车不准时、地铁公交衔接不够紧密等原因，导致候车、换乘时间占公共交通出行总时间的50%左右。乘客心理感受时间与实际花费时间相比还要放大数倍，大大降低了市民选择公共交通出行的意愿。

这些问题导致北京公共交通的吸引力较低，加重了市民对小汽车出行的依赖，进而加剧了交通拥堵。

（二）发展趋势

北京的交通出行仍然在发展变化过程中，预判未来趋势能够帮助我们更

好地认识公共交通发展现状。北京交通出行的变化主要包括两个方面。一是出行总量在变化，这是由城市发展的客观规律决定的。国内外研究均表明，随着城市经济社会向前发展，居民出行需求和出行频率将持续增长。根据北京市交通委的测算，在城市总体规划框定的中心城区人口规划目标基础上，考虑流动人口增长带来的出行需求，2020年中心城区日均出行总量预计达到4500万人次，绿色出行比例达到75%；2035年日均出行总量预计达到5800万人次，绿色出行比例不低于80%。二是出行方式在变化，这是贯彻"公交优先"战略及相关政策导向的预期结果。根据《北京城市总体规划（2016—2035年）》，2020年中心城区公共交通出行比例超过35%，2035年达到42%；2020年全市轨道交通占公共出行比例达到55%，2035年达到65%；2020年小客车出行比例和车均出行强度降幅力争达到10%~15%，2035年降幅不小于30%。

国际同类城市的经验也能够为北京提供借鉴。研究表明，大城市的公共交通出行结构，与该城市的人口结构、空间布局、就业分布、所处都市圈等关联密切。在这个方面，北京有三个突出特点：拥有一个面积广大、人口密度较高的中心城区，中心城区内部分布多个就业中心，在大都市圈中处于核心地位。东京都区部、首尔市与北京的特点最为相似，其公共交通现状可为预测北京市未来趋势提供参照：一方面，东京都区部、首尔市公共交通出行分担率均高于北京，分别为51%和56.5%（见表2）；另一方面，在东京都区部、首尔市的公共交通出行中，轨道交通是主要方式，在公共交通日均客运量（客运量不同于出行量）中占比分别为95.3%和59.1%（见表3）。

表2　典型国际大城市人口密度及全出行方式结构

城市	面积（平方公里）	常住人口（万人）	人口密度（人/平方公里）	公共交通全出行方式分担率(%)			
				公共交通（轨道+地面公交）	小汽车（含出租车）	自行车	步行及其他
北京中心城区	1384	1209.6	8740	31.3	26.8	11.9	30.0
新加坡	719	561	7803	44.0	33.0	1.0	22.0
中国香港	1105	741	6705	53.8	15.0	0.6	30.6

续表

城市	面积（平方公里）	常住人口（万人）	人口密度（人/平方公里）	公共交通全出行方式分担率(%)			
				公共交通（轨道+地面公交）	小汽车（含出租车）	自行车	步行及其他
东京都区部	627	948	15120	51.0	12.0	14.0	23.0
首尔市	605	1030	17025	56.5	23.1	17.4	3.0

资料来源：《再论公共交通出行分担率》，搜狐网，http://www.sohu.com/a/113986213_468661，最后访问日期：2018年6月8日。

表3 典型国际大城市公共交通客运量

城市及地区	公共交通日均客运量（万人次）	轨道交通		公共汽电车	
		日均客运量（万人次）	占比（%）	日均客运量（万人次）	占比（%）
北京市	1947.3	1035	53.2	912.3	46.8
新加坡	665	290	43.6	375	56.4
中国香港	1259	519	41.2	740	58.8
东京都区部	2771	2642	95.3	129	4.7
首尔市	2157	1274	59.1	883	40.9

资料来源：北京市数据来源于2017年统计公报；国际城市数据来源于各国统计部门官方网站。

立足出行总量和出行方式两个方面的变化，参照东京都区部、首尔市经验，结合《北京城市总体规划（2016—2035年）》和北京市"十三五"规划，可对北京中心城区未来出行结构进行合理预测：①轨道交通将成为主要方式，出行分担率将快速上升，2020年将达到20%，2035年将达到28%。②地面公交分担率将稳步小幅下降，2020年降至15%，2035年降至14%，将发挥灵活多样、便捷通达的优势，成为绿色出行的重要支撑。③自行车、步行将成为公共交通接驳换乘和短途出行的重要补充。中心城区自行车出行分担率在2020年达到12.3%（超过城市总体规划预期目标），2035年将达到12.6%。④步行及其他方式出行分担率在现有水平上小幅增长，2020年达到31%，2035年达到32%。整体来看，未来20年，中心城区小汽车出行比例将稳步下降，绿色出行将形成"轨道为骨干，地面公交、自行车和步行为重要支撑"的模式（见表4和图1）。

表 4　北京中心城区全出行方式结构

时间		轨道交通	地面公交	小汽车（含出租车）	自行车	步行及其他	合计
2017年	分担率（%）	15.4	15.8	26.8	11.9	30.1	100.0
	出行量（万人次）	600	618	1044	462	1169	3893
2020年	分担率（%）	20.0	15.0	21.7	12.3	31.0	100.0
	出行量（万人次）	900	675	977	553	1395	4500
2035年	分担率（%）	28.0	14.0	13.4	12.6	32.0	100.0
	出行量（万人次）	1624	812	777	731	1856	5800

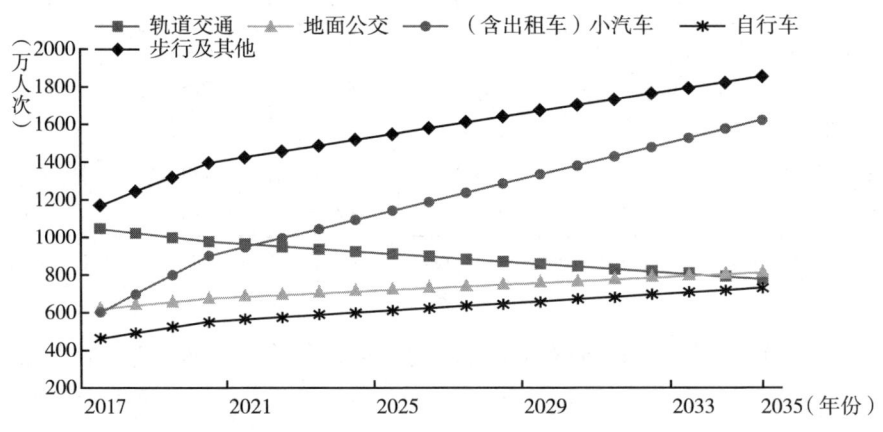

图 1　北京中心城区全出行方式日均总量变化趋势

绿色交通为主导的出行模式，在首都功能核心区将体现得更为明显。北京的核心区人口密度最高，2017年，东城区达到2.0万人/平方公里，西城区达到2.4万人/平方公里。① 由于居住、就业密集，城市功能高度集中，加上长期以来没有实行差别化的交通管理政策，导致核心区成为北京交通拥堵最为严重的区域。在这个方面，纽约曼哈顿区可为北京市核心区提供参

---

① 根据北京市统计局数据，2017年末东城区、西城区常住人口分别为85.1万人、122万人。

照。曼哈顿区是纽约的"核心区",是纽约人口最为稠密、就业最为集中的地区,人口密度达到2.8万人/平方公里,在工作日大量就业人口涌入,每平方公里可达到七八万人。为了控制交通拥堵、平衡大多数人的出行需要,曼哈顿实行差别化交通管理策略。一是大幅提高用车成本。1982年纽约市开始在曼哈顿实行停车分区法案,在规定路段只允许商用货车短暂停放,私家车必须停放在收费高昂的停车场。以曼哈顿中城停车场为例,每小时收费7.99~20美元不等,每月停车费达到538美元,平均来看曼哈顿的车主每年在停车上花费超过5000美元。因此,许多市民为了省钱,将车停在长岛或邻近的新泽西州,然后乘地铁进入曼哈顿。二是大力发展公共交通。纽约绝大多数轨道交通线路都经过曼哈顿,使其成为世界上轨道交通密度最高的地区之一,轨道交通线网覆盖曼哈顿各个街区,同时曼哈顿的轨道交通是世界唯一24小时运行、全年无休的运输系统,保障巨量城市人口正常通行需求,大大降低了汽车驶入量。纽约还有超过5800辆公共(电)汽车、200多条常规线路、300多条公交快线,通过设置公交专用道和快速公交优先信号灯、对占用公交车道行驶的小汽车实行罚款(最高可达150美元)等措施,保障地面公交快速运行。通过一系列措施,曼哈顿区公共交通出行分担率达到72%,有效缓解了交通拥堵。如果北京核心区借鉴曼哈顿的经验,加大轨道交通建设、严格落实控车政策、强化停车管理、落实公交优先政策,未来可争取推动小汽车出行占比降低到10%以下,公共交通出行分担率超过50%,其中轨道交通出行分担率超过30%。

如果上述规划目标顺利实现,北京的"地铁挤""公交慢""换乘不便"等问题将得到改善。

一是地铁拥挤度将会下降。轨道里程快速增加,线网密度增大,除部分路段外,整体上轨道运载密度将显著下降(见表5),拥挤问题将得到缓解。轨道交通的优势在于快速和稳定,一定程度的拥挤在公众可接受范围之内,日本东京、中国香港和新加坡市通勤高峰时的轨道交通运载密度不比北京低,但由于安全高效,并不影响人们选择乘坐。

表 5　轨道交通运载密度

指标	2017 年	2020 年	2035 年
轨道交通里程（公里）	608	908.7（规划）	2500（规划）
日均客运量（万人次）	1035	1380（预测）	2125（预测）
运载密度（万人次/公里）	1.70	1.52（预测）	0.85（预测）

注：日均客运量预测值＝（2020 年或 2035 年）出行总量预测值×轨道交通分担率预测值。

二是公交运行速度将会提升。未来中心城区地面公交的日均客运量变动不大，而公交专用道将由现在的 907 公里提高到 2020 年的 1000 公里、2035 年的 1500 公里，专用道连续度进一步提高，加上小汽车出行量下降，预计公交高峰运行速度将从现在的每小时 8 公里左右增加到每小时 15 公里。

三是换乘将会更加便捷。根据交通部"公交都市"建设示范工程的标准，500 米站点覆盖率要达到 90% 以上，北京还有 10% 左右的提升空间；按照北京市"十三五"规划，2020 年中心城区轨道交通站点 750 米覆盖率将达到 90%，这些都将有效减少换乘时间。

换言之，"地铁挤""公交慢""换乘不便"都是发展中的问题，需要坚决落实"公交优先"战略，推动相关规划任务落地，在发展中加以解决。

二　落实"公交优先"面临的主要障碍

在实现公共交通规划目标方面，北京市目前还存在诸多障碍。

（一）公共交通与城市规划建设存在脱节

"公共交通引导城市开发"（Transit-oriented Development，TOD）是美国为了解决城市无序蔓延和交通拥堵问题而提出的发展理念，以公共交通站点为中心，以周边一定距离为半径布局就业、商业、居住等多种功能，实现各个城市组团的紧凑型开发（见图 2）。"公共交通引导城市开发"模式在日本东京、中国香港、英国伦敦等城市得到了成功应用。以中国香港为例，随着轨道交通站点周边工作、生活便利性不断提升，未来将有 70% 的居住人口和80%的就业岗位集中在站点500米半径范围内。"公共交通引导城市开发"的关键，在于公共交通规划要作为城市规划的先行条件，至少应当将两者统筹起来考虑。北京公共交通一直以来滞后于城市规划建设，公共交通往往作为成熟商业区和居住区的配套设施进行后续补充建设，不仅难以引领城市发展，而且与市民的交通需求相脱离。

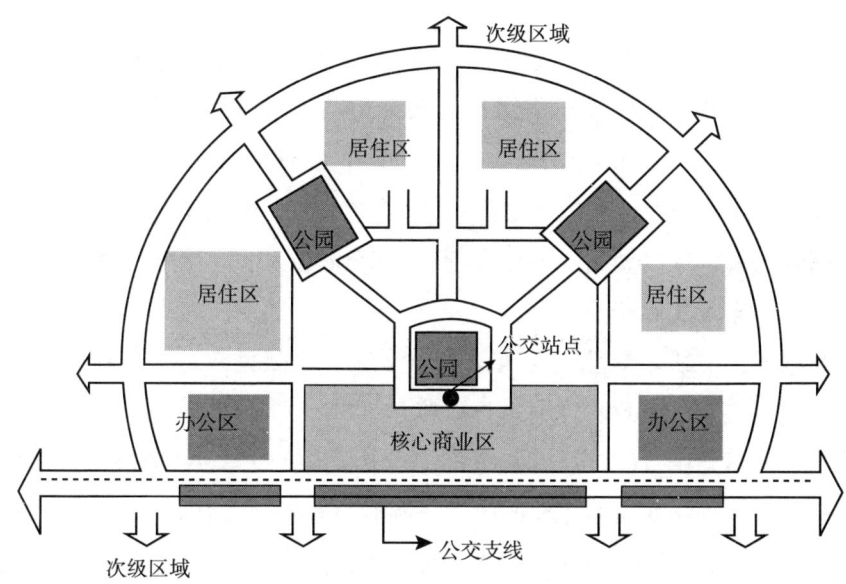

图2 "公共交通引导城市开发"模式示意图

（二）公共交通建设运营的财务可持续性低

按照北京市"十三五"规划，当前北京轨道交通建设的实施率是67%左右，正处于集中建设期，需要大量资金。而北京建设轨道交通的资金以政府投入为主导，近年来拆迁、建设、运营等各项成本显著增加，导致财政压力很大，如地下轨道建设成本每公里在10亿元以上；运营期还需要政府补贴资金，轨道交通年均运营成本每公里达2000万元左右，北京仅有少数几条公私合营的线路（如地铁4号线）能够实现盈利，整体线网呈现亏损状态，同时地面公共运营商也需要政府给予补贴。持续增加的公共交通建设、运营成本，对于北京财政来说是一个严峻的考验。日本东京、韩国首尔、中国香港等城市通过多样化经营，以站点周边土地开发和物业项目收入来反哺轨道交通建设运营成本，财务可持续性较好，如日本东京地铁票务收入仅占总收入的16%左右，其余84%收入来自多样化经营。

（三）公共交通设施及服务水平有待提升

在设施上，欠账较多。截至2017年底，北京最大的地面公交运营企业——北京公共交通控股（集团）有限公司共有公交场站690处，其中永久场站仅218处，占比不到1/3，其余472个为临时性场站①，老旧场站占比较大。北京的公交专用道施划不足，路段分散，没有形成网络，且缺乏相应的路权设置，难以做到"专道专用"。部分建成时间较长的地铁站点，公交接驳无法满足实际需要。

在服务上，缺乏规范。北京的轨道交通、地面公交运营企业都是国有的，在成本控制、绩效管理和服务标准上不如民营企业精细化、规范化。同时，政府对运营企业缺乏监管和考核，城市轨道交通建设、管理及运营分属不同企业，管理层对运营企业的统筹协调能力有限，上海则建立了集轨道交通投资、建设和运营于一体的模式，解决了这一问题。国外城市在公共交通运营上的市场化程度较高，政府对运营企业都建立了严格的监管机制，如英国伦敦交通局对十几家地面公交运营商进行统一监管，制定了极为精细的服务评价指标体系，通过排名及奖惩来鼓励竞争，以此提升公交服务整体水平。

（四）慢行设施建设及管理相对滞后

国外城市都注重打造安全、舒适、连续的骑行和步行环境，北京离这一标准还有很大距离。北京自行车道、步行道规划设计不足，导致机动车占压自行车道、步行道停车及行驶现象普遍，部分路段机动车、自行车和行人互相交织，安全隐患较大。自行车设施与轨道站点、公交场站缺乏有效衔接，

---

① 数据来源于北京公共交通控股（集团）有限公司。

难以发挥自行车出行在"第一公里"和"最后一公里"中的作用。随着共享单车热潮的兴起,其管理无序的问题也暴露出来,目前10余家共享单车企业共投放车辆超过230万辆,且存在私下违规超量投放的现象,全市缺乏统筹和统一引导,导致共享单车投放与闲置并存。共享单车停放也缺乏相应的规范和约束措施,乱停乱放问题严重,侵占盲道、便道、机动车道,严重影响市容及交通秩序。

三 落实"公交优先"的对策建议

落实"公交优先"战略,首先在理念上要调整。在《北京城市总体规划(2016—2035年)》确定的"减量发展"思路前提下,北京人多地少、车多路少,将是长期存在的客观现实,必须从保障大多数人出行权利的角度来认识公共交通发展问题,根本扭转以小汽车出行为主导的城市交通运行模式。其次,要多领域统筹推进。"公交优先"涉及城市规划建设管理各个领域,要跳出交通系统来看问题,将公共交通建设与城市规划、人口总量控制、非首都功能疏解、出行需求管理等各个方面结合起来,形成全社会广泛共识,统筹推进,才能实现预期效果。

近期,针对公共交通发展面临的主要障碍,需要加强部门间协作,可从以下六个方面着手解决。

(一)创新公共交通建设运营管理的资金机制

加快推进北京公共交通国有企业改革,从"管企业"转向"管资本",赋予企业更大的自主经营权限,同时建立更加精细化的服务质量考核标准。可借鉴上海经验,探索轨道交通投资、建设、运营一体化的可行路径。拓展公共交通领域的融资渠道,通过特许经营、战略投资、信托投资、股权融资等多种形式,吸引社会资本参与。推动北京公共交通与城市规划建设协调发展,借鉴"公共交通引导城市开发"模式,探索公共交通用地综合开发模式,积极推动轨道交通站点一体化开发,在轨道交通站点周边进行适度高强

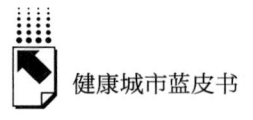

度开发，相应调减距站点较远区域的开发强度。在坚持公益性的基础上，建立北京轨道交通、地面公交协调运营的票制票价体系，研究出台兼顾市场规律的弹性定价机制。

（二）抓紧弥补公交基础设施建设"欠账"

尽快落实公交场站规划，通过"四个一批"解决场站欠账问题："规划落地一批"，对规划确定的场站用地，明确以划拨方式供地；"临时转永久一批"，对临时公交场站进行梳理，对符合需要的补办用地手续；"占用恢复一批"，对被违规占用的场站用地进行查处、腾退和移交；"提质挖潜一批"，推进部分公交场站立体化、智能化改造和综合利用，提高土地利用率。完善轨道交通和地面公交接驳换乘，加快编制出台北京轨道交通新线接驳设施行动计划，新建轨道交通站点，要与配套公交场站同步设计、建设、验收、移交接管、投入使用。加大公交专用道的规划建设，按照成网的要求，在主要客流走廊、常发拥堵路段施划公交专用道，解决现有公交道不连续的问题。尽快出台公交优先的路权设置方案，配套建设公交优先信号控制系统和监控系统，保障公交路权。

（三）着力增强公共交通的吸引力

借鉴杭州"城市大脑"，发展智慧交通管理系统，构建跨部门、全出行方式的数据采集和服务体系。普及电子站牌、移动互联网终端等技术的应用，为市民提供准确、实时的动态信息服务，指导"门到门"全出行链条，同时增加市民反映交通问题的渠道。研究出台公交换乘票价优惠政策。推动地面公交行业转型升级，指导企业由传统服务向综合服务转型，增加定制公交、旅游公交、商务班车、社区班车等个性化服务。发挥北京科技优势，探索无人驾驶等新技术在公共交通领域的示范应用。

（四）加强慢行系统规范管理

在城市规划中，要尽量给慢行系统建设留出空间，积极构建步行和自行车道网络及停车设施，合理设置步行连廊及安全岛，保障慢行交通安全和舒适,确保自行车出行、步行在城市交通系统中的分担比例。要加强管理,确保行人、自行车、机动车各行其道,保障慢行交通通行空间。在北京的核心区、副中心、重点新城等区域,围绕轨道交通站点,采用步行、自行车优先为原则优化布局接驳设施。对现有轨道站点的出入口和出入线路进行整合优化,提升步行可达性。提高地铁站周边公交站点覆盖率。应用共享自行车系统技术规范,制定、出台和应用停放区设置导则。联合共享单车投放企业,进行信息共享,建立个人使用者的租用信用体系,公安交管、交通执法等部门介入管理,对失信、违规骑行、乱停乱放等加大惩处力度。

(五)加强"公交优先"的立法、执法工作

目前交通执法环境日趋复杂,交通法律法规还存在若干盲区,私家车、非机动车占用专用道等违法行为成本低,各部门的执法力量还未形成合力。建议北京加快公交优先的立法工作,加强市公安交管局、市交通执法总队、市城管执法局的协同执法,针对违规占用公交专用道行驶、违规停车开展新一轮交通整治行动。坚持交通运输专业执法与城市管理综合执法相协调,部门执法与联合执法相结合,提升执法效能。执法要尽量避免"人海战术",推广应用固定监测、公交车车载探头等技术手段。加强公交优先的宣传引导,增强市民守法理念,倡导文明规范出行。

(六)建立区域差异化的公共交通管理策略

北京的核心区要实行更加严格的控车政策,强化停车管理,合理增加拥车、用车成本,引导市民乘坐公共交通出行,同时发挥共享自行车在接驳换乘中的作用,强化"一刻钟生活圈",形成以"轨道交通+慢行"为特色的出行模式。北京城市副中心要高标准设计建设副中心站,做好市郊铁路、地铁、地面公交之间的衔接换乘,推广小街区、密路网格局,大力倡导绿色出行。加快北京的重点新城与中心城区、城市副中心的轨道交通和大容量快速公交建设。加大对北京远郊区县地面公交的支持力度,提升主要居民点、就业点的公交线路和站点覆盖率,推动公交运营商的资源整合。

B.7
共享单车停放：失序、冲突及治理创新
——基于对北京地铁十号线沿线的调研

谭善勇　董欢　权思颖　周虹伊　王婧　马妮*

摘　要： 为了解决共享单车的乱停乱放，促进共享单车的有序发展，本研究基于实地调研，总结了共享单车停放的时空失序状况及成因，并从"公"与"私"、"情"与"规"、"条块"与"专业"等方面分析了共享单车停放治理的矛盾。在此基础上，提出了明确双重性质、探讨法规衔接、推动协同治理等长效治理的措施。

关键词： 共享单车　停车失序　多元冲突　准公共物品　协同治理

共享单车是创新城市与共享经济发展的成果，它以绿色、共享的模式解决了居民通勤"最后一公里"的问题，也提升了城市健康人群的数量和质量，对健康城市的建设具有重要意义。但是，共享单车发展过快，也造成了停放失序和治理的难题。本文基于对北京地铁十号线沿线共享单车停放的调研，提出了一些治理对策，希望促进中国共享单车的进一步健康发展。

一　共享单车停放：时空的失序

通过调研发现，以地铁十号线站点沿线周边为代表的北京共享单车停

---

* 谭善勇，首都经济贸易大学城市经济管理系主任，经济学博士，副教授，研究方向为城市与区域治理、城市与区域经济；董欢、权思颖、周虹伊、王婧、马妮，首都经济贸易大学2014级城市经济管理专业本科生。

放,明显存在时间和空间的失序现象,既影响了城市形象,阻碍了正常的交通通行,也不利于城市安全。

(一)投放时间上有序中的失序

针对北京市地铁十号线沿线共享单车停放的调查显示①,分别有43.51%和53.25%的被调查者认为,在每天的6:00~9:00以及18:00~21:00,共享单车的乱停乱放尤其严重。其他个别时间段乱停乱放的现象也很严重。如果扩大时间段,就会发现,被调查者认为16:00~21:00乱停乱放严重的比例达到约76%。具体结果如图1所示。

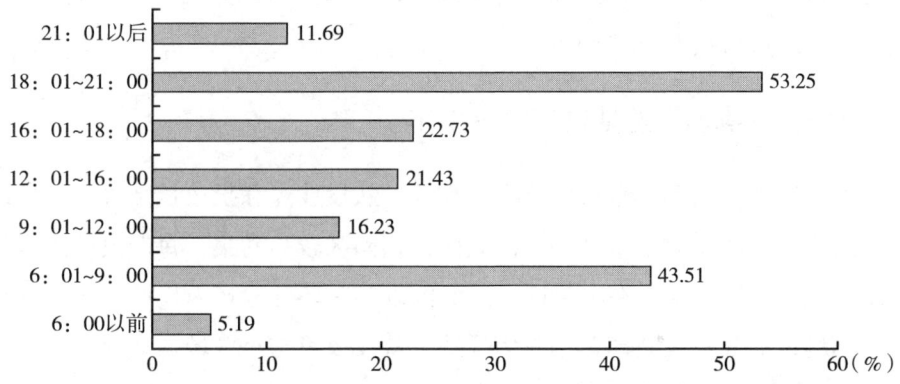

图1 地铁十号线沿线共享单车不同时间段乱停乱放情况

资料来源:根据调研数据编制。

上述乱停乱放的现象,虽有不少是使用者造成的,但是与共享单车企业投放单车的时间不恰当关系密切。本研究团队在不同的时间段,多次在地铁十号线沿线的不同地段进行现场观察和调研,发现共享单车企业大多在6:30、10:00、16:00左右在地铁沿线路面大量投放单车,呈现出一定的规律性,但10:00、16:00的投放时间明显超前于大多数居民的出行或通勤时间,导致大量单车停放在路面,因很少人租用,以至于占用了过多的人行道路。

---

① 下文均使用简称,统称"调查显示""调查发现"或"调查结果表明"等。

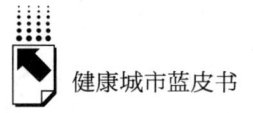

（二）交通节点单车的杂乱停放

地铁沿线地面附近通常都有公交站点，加之其他交通工具，共同构成了交通节点。由于成本及管理等方面的原因，共享单车企业投放单车并无规范的章法，地铁沿线的人行道、自行车道，住宅区、办公区、医院以及商业网点附近的空地及消防通道，几乎全部成为被投放单车的停放地。特别是高峰时段，人行道、自行车道甚至部分机动车道，几乎全部被共享单车占用。

出于省事和方便等方面的考虑，相当一部分租用人除了在地铁、公交站点附近随地停车，甚至在住宅区、办公区以及其他场所附近的绿地、花坛、盲道等地也随意停车。行人被迫挤上非机动车道，过马路要先"跨栏"，公交站台、地铁口被严重"围攻"。

（三）"满城"遍地皆停共享单车

调查发现，共享单车投放严重不均衡。从投放点和投放量来说，三环以内，共享单车的投放在东城区、西城区、朝阳区较为密集，每个投放点之间的距离大约有300米，在丰台区、海淀区以及三环外五环内投放点较少并且分布不均，部分地区共享单车极为稀缺。从投放量与小区域的需求来说，共享单车的投放主要集中于学校、商业区、地铁站、生活区等，部分投放点虽然有一定的投放量，但供小于求。

在大多数高校校园、一些写字楼及商业楼楼道，也或多或少有人无序停放共享单车。尽管不少高校和住宅区已经开始禁止或限制共享单车进入[1]，但据调查，仍旧能够发现不少高校和一些住宅区里路边停放着共享单车。一些居民及大学生甚至把共享单车带到居住的楼下或宿舍停放，成为自己的"专车"。[2] 北京城内，可谓"满城"尽是"共享车"。

---

[1]《共享单车遭高校"选择性禁入"》，人民网，http://edu.people.com.cn/n1/2017/0818/c1053-29478975.html，最后访问日期：2018年5月28日。

[2]《将共享单车藏宿舍是将共享变独享》，网易，http://news.163.com/17/0616/17/CN2NOJCO000187VG.html，最后访问日期：2018年5月28日。

二 失序成因探源：仓促的准入

共享单车停放之乱，已成为城市一道新的"伤疤"。究其根源，可用"仓促"二字概括，具体表现如下。

（一）没有及时出台较为完善的政策法规规定

一直以来，北京市相关部门对绿色出行方式如步行、骑行表示支持，也对共享单车出现后给北京出行结构带来的变化十分关注。但是，到本文初稿完成之前[①]，对于全市的共享单车停放，特别是对于特殊区域，如地铁沿线、公交站点附近以及住宅区等场所的共享单车停放及其相关问题，并没有完善、明确和详细的规定。

调查显示，73%的受访者认为，因为没有相关停车规定而导致共享单车的经常及频繁乱停乱放，也有69.5%的受访者认为，没有相应的处罚是导致共享单车经常及频繁乱停乱放的原因（见表1）。总体而言，公众普遍认为，完善的法规或政策规定并没适时出台。

表1 受访者对法规政策影响租赁双方乱停乱放共享单车的频率的判断

单位：%

选项	从来没有	偶尔出现	经常出现	非常频繁
没有相关停车规定	8.0	19.0	45.5	27.5
没有相应的处罚	10.0	20.5	34.5	35.0

资料来源：根据调研数据编制。

（二）没有提前划定适宜的停放场所或区域

调查显示，大约有67%和66%的受访者认为，"没有固定停车点"或

---

① 本文初稿完成时间为2017年11月15日，修改完成时间为2018年5月30日。

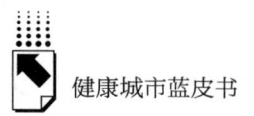

者"单车太多,放不下"(见表2)。调查也发现,仅有的停车场所部分也被"僵尸单车"占领而不能满足共享单车停放的需求。

表2 受访者对停车场所或区域影响租赁双方乱停乱放共享单车的频率的判断

单位:%

选项	从来没有	偶尔出现	经常出现	非常频繁
没有固定停车点	14.5	24.0	43.0	18.5
单车太多,放不下	8.5	26.5	39.0	26.0

资料来源:根据调研数据编制。

当然,调查也发现,从首经贸地铁站开始,纪家庙、草桥、角门西,以及双井、呼家楼、知春路、公主坟等沿线各个车站地面,政府相关部门都先后划定了大小不一、不同颜色的停车区域,但是停车框格区域范围一般都有限,有的还边界模糊,难以满足需求。地铁站周边人流量、车流量很大,也是各种共享单车的聚集地,但是却缺少适宜的停车场所,这也是导致地铁站沿线乱停放现象严重的重要原因。

(三)没有充分进行有效的停放宣传与管理

调查发现,为了赶时间、为了用车方便、为了停车方便等,租用者经常或频繁乱停乱放共享单车的比例都达到60%以上,"跟着别人停"的比例甚至达到78.5%,而无人监管导致租用者经常或频繁乱停乱放共享单车的比例达到74%(见表3)。

表3 受访者对停放宣传与管理影响租赁双方乱停乱放共享单车的频率的判断

单位:%

选项	从来没有	偶尔出现	经常出现	非常频繁
为了赶时间	7.0	26.0	45.0	22.0
为了用车方便	11.5	25.0	42.5	21.0
为了停车方便	5.5	21.0	42.5	31.0

续表

选项	从来没有	偶尔出现	经常出现	非常频繁
跟着别人停	6.0	15.5	48.5	30.0
没有规范停车意识	6.5	20.5	45.0	28.0
无人监管	5.5	20.5	44.5	29.5

资料来源：根据调研数据编制。

上述数据直接或间接地说明：第一，适宜的单车停放场所或区域不足，或者划定的场所或区域不当；第二，政府没有开展适度的针对租赁者停放共享单车的宣传教育，或者这些宣传教育没有起到应有的作用；第三，更为重要的是，政府相关部门监管不足或没有开展有效的监管。

三 共享与治理的矛盾：多元的冲突

共享单车的随取随用、说走就走、停放便捷等特点，决定了它从一出现，就会存在共享与治理的多元冲突或矛盾。对这些冲突或矛盾需要进行分析，尽快找到解决之道，这样才能从根本上，合理、合法、和谐、安全、解决共享单车乱停乱放的难题，达到善治的目的。共享单车存在的共享与治理的多元冲突的矛盾包括以下几个方面。

（一）既要发展又要限制

发展共享经济（共享单车）是中国既定的国策，但共享单车的快速发展也带来部分区域投放数量过大、乱停乱放、破坏公共秩序与利益等一系列问题，所以必须加以限制。但是，如何限制？限制的依据是什么？发展多少数量及品牌的共享单车？如何限制投放数量？发展与限制的时间和空间范围如何确定？这些问题亟须得到科学合理的回答和合法与规范的规定。

发展与限制存在冲突，体现着政府和企业的博弈，需要充分调研和客观数据予以支撑，也需要规范的法规或政策来具体规定。调查显示，有

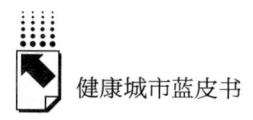

51.5%的受访者认为,"政府和共享单车企业的博弈一时难有成效"是造成政府难以解决共享单车问题的重要原因。所以,政府发展或限制共享单车,都需要与共享单车企业进行适当的沟通,要更多地开展共享单车运行的调查研究,坚决防止"一放就乱,一管就死"。想发展就发展,要限制就限制,不利于共享经济(共享单车)的发展和社会的稳定,也不利于政府对共享单车的长期治理。

(二)倡导便捷又防私占

共享单车是城市慢行系统的一种模式创新,也是"互联网+交通运输"的一种实现方式,因此,中央政府和地方政府都给予了相当大的鼓励和支持。尤其是共享单车的便捷性一直为政府和相关企业所倡导。但是,"便捷"毕竟是相对的,很难保证共享单车随时、随地的服务于每一个租用者,这就出现了共享单车资源的短缺问题。

共享单车资源的短缺不可避免地造成租用单车的不便捷,甚至会带来租用者不能在需要的场所适时租用到共享单车的问题。一些租用者为了随时、随地便捷地租用到共享单车,往往会把共享单车停放到办公与住宅楼道,甚至停放到宿舍内,直接或间接地私占共享单车。[①] 显然,私占共享单车既与共享单车的投放时空及数量不均衡、政策法规不健全有关,也与租用者的法律意识和违法成本低密不可分,需要有关部门予以重视,采取措施解决这个矛盾。

(三)私利与公益的冲撞

共享单车的停放,涉及单车出租企业和租用人的私人(企业或个人的)利益。对经营无桩单车租赁业务的单车企业来说,节约成本、获取利润是其最终目的,其商业行为仅靠道德约束和自律远远不够;对租用单车的多数个

---

① 荆文娜:《政府也应关注共享单车的停放》,《中国经济导报》2016年12月30日。

人而言，文明停车固然重要①，但便捷停放终究是其主要的考虑因素，在政府没有出台严格的共享单车停放管理规定及有效宣传和监管的情况下，单车出租企业以及租用人不会或者很难站在城市利益的高度，从政府和其他非租用人的角度，全面考虑如何更好地合理合法停放共享单车。

一些共享单车企业在某个时段和地段投放太多车辆，部分单车租用人随意随时随地停放车辆，危及了其他非出租人、非租用人等利益相关者的正常出行/行走或行车安全，侵害了他们的安全权益，也破坏了公共秩序以及交通秩序。同时，共享单车的遍地"开花"，占用了大量属于城市的公共场地和公共资源，既影响了市容和形象，也侵占了城市居民的公共利益或权益。如果不加管控，长此以往，很可能出现"公地悲剧"。②

（四）合情与合规的抵触

共享单车出租人或租用人把单车停放在地铁沿线站点周边、公交站点、人行道边以及绿地边沿等区域，实现随取随用，也正凸显了共享单车便捷的特点和共享精神，是合乎情理的。同时，由于目前多数地铁沿线及公交站点等区域的停车位点缺乏，公众从现状上也近乎默认共享单车租赁双方对公共场地、公共资源等的免费使用。

然而，共享单车占用机动车道、非机动车道、自行车公共停放区、盲道等，甚至在人行道上随意停放，与普通自行车、机动车、行人争夺路权，这首先违反了相关法规；其次，《道路交通安全法》以及地方城市的管理规定，都直接或间接地对占用城市道路做了限定，共享单车企业零成本占用人行道等区域停放车辆经营，已与城市管理的法律法规精神不符；最后，城市土地通常都有法定用途，单车租赁双方在非交通用地以及其他需要行政许可的土地上停放共享单车，也与现行的城市规划相抵触。

---

① 对少数单车租用人来说，目前还没有形成文明停车的意识，也就无所谓文明停车的考虑。
② 1968年，英国学者哈丁提出"公地悲剧"理论：牧羊人放羊时，为了自己的利益，倾向于让自己的羊多吃草，但作为公共资源的草是有限的，牧羊人都想多占，最后只能造成草的枯竭。

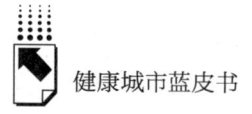

（五）条块与专业的统合

共享单车是城市交通的毛细血管，是城市系统的构成部分，它不仅方便了千家万户，也对城市的公交线网、地铁走向、城市规划管理、道路交通管理、市容环境管理、环卫管理、社区管理、居住区管理、产业园区管理等提出了新的难题和挑战，城市的相关部门或单位不可避免地要牵涉其中。

城管部门、交管部门、市政部门、环卫部门、街道及居委会，甚至居住区、工业园区、医院、写字楼以及商业场所的物业管理部门都主动或被动地参与到共享单车的管理中。这些业务部门或单位隶属于不同的条块和专业，服务对象及范围不同，考虑的角度不同，管理的目的、指导思想、目标、思路与具体措施也有差异，如何把不同条块、不同专业的业务部门统合起来，减少他们在共享单车停放管理中的摩擦与冲突，是一个值得探讨的课题。

四 长效治理创新：突破与协同

共享单车的停放治理，不能头痛医头，脚痛医脚，而要从根源着手，明确其性质，政府相关部门要有敢于突破的思维和胆识，积极制定相关管理规定，探讨对共享单车的全方位支持，努力构建现代治理体系和治理链，督促相关部门建立大数据的链接，大力推动各个部门和单位的协同治理，建立长效机制，保障共享单车停放的有序和长效发展。

（一）大胆明确双重性质，积极配套公共产品

共享单车的乱停乱放，其表面原因在于没有合适的停放场地，或者有限的场地不能满足车辆停放的需求；而其深层次的原因，则在于政府相关部门还没有对共享单车的性质进行明确的定位。政府部门的不同看法和最后定

位，决定了相应的政策措施的出台。①

深入分析可以发现，共享单车的出现虽然是企业的创新行为，但它的运行与发展却关系到城市的几乎每个家庭。2017年4月，北京市交通委员会相关负责人指出，北京市共享单车投放总量约为70万辆，注册用户接近1100万人，占北京市2300万常住人口的将近一半，每天约有700万次骑行共享单车。②事实上，北京市差不多每个家庭都租用过共享单车。共享单车的租用价格之低，涉及面之广，影响之大，已经不是"网约车"所能够比拟的。尽管共享单车归属企业经营，但它承担的解决城市普通民众"最后一公里"交通需求的功能，已经让它具有城市公交车具有的准公共产品或准公共服务的公益性质。

因此，城市相关部门在认识到共享单车的商业经营行为的基础上，还应该大胆认定共享单车的公益性质，把共享单车看成准公共产品，把共享单车提供的交通服务看成准公共服务，并在此基础上，大力支持共享单车的停放设施建设和发展，包括：根据《道路交通安全法》以及其他政策法规的规定③，积极划定共享单车的停车场所、区域或停车泊位；提供资金支持，规划建设较为完善的免费共享单车停车场所和设施；提供财政补贴，补助共享单车企业停车设施的建设；借鉴法国巴黎市政府对"贝利布"（Belib）共享单车的支持，适当负担共享单车的更新与维修费用④；从政策上保障共享单车可以在高校、住宅区以及工业园区内有序停放，等等。

---

① 某高校直接认定共享单车为公共产品，并为全校学生提供免锁免费使用的"小黄车"。参见高婷、王建秀、苏振宇《利益相关者视角下校园公共产品困境研究——以某高校"小黄车"为例》，《经济问题》2015年第6期。
② 根据北京市规划院"共享单车与电动自行车停放"课题研究的阶段性研究报告所提供的资料，摩拜单车发布的骑行大数据显示，每日约有367万次的出行通过共享单车完成。
③ 例如，《道路交通安全法》第三十三条规定，在城市道路范围内，在不影响行人、车辆通行的情况下，政府有关部门可以施划停车泊位。
④ 资料显示，巴黎市政府每年提供400万欧元的资金，用于更新和维修损坏的"贝利布"品牌共享单车。

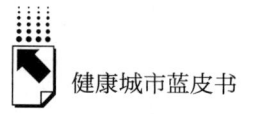

（二）勇于探讨法规衔接，尽快完善制度规定

共享单车的快速发展，带来了诸多法规政策问题，暴露了相关法规政策的欠缺和不足。就共享单车的停放而言，明显存在停车需求现状与有序停车的矛盾，也表明了现行政策法规与共享经济（单车）发展的不匹配。

调查显示，有22.5%的受访者认为，"共享单车停车问题的解决与现有法规政策有冲突"。同时，相关选项也有少则约1/3、多则达到近1/2的受访者认同（见表4）。这从另一个侧面反映了一般民众对有关共享单车停车的现行法规政策存在不协调甚至矛盾的认识。

表4 受访者对政府在解决共享单车中的困难的判断

单位：%

选项	占比
既有现状导致现有道路和停车场地难以快速调整	45.5
土地利用规划和现实土地使用存在一定矛盾	54.0
街区制推行不畅，不利于共享单车停车问题的解决	31.0
共享单车停车问题的解决与现有法规政策有冲突	22.5

资料来源：根据调研数据编制。

因此，有关方面需要加快审查现有法规政策对共享单车的相关规定，对法规政策之间存在的矛盾和衔接问题，要尽快研究解决。同时，在明确共享单车双重性质的前提下，抓紧制定和完善有关制度规定，特别是共享单车的停放规定。加强供给侧和管理侧的改革与管理，优化网点布局，增加单车的使用效率和便捷程度，明确单车停放管理的责、权、利关系。① 要对共享单车投放/停放的时间、地点、数量等提出明确的要求，对于一些特殊场所，如高校、住宅区、工业园区内部的停车问题进行具体规定，鼓励业主委员会

---

① 2017年初，北京市交通委停车管理处会同多部委曾先后到摩拜网约单车和ofo共享单车运营企业及其自行车投放点进行现场调研，并积极提出规范租赁自行车停车秩序试点区域及措施办法。参见姜红、林子《政策将至 共享单车想管不容易》，《北京商报》2017年1月23日。

授权物业服务企业允许共享单车进入管理范围，并加强停车管理；对共享单车停放过程中出租企业的相关管理义务也做出具体说明；引导共享单车出租企业积极采取电子围栏技术，禁止车辆在禁停区停放，等等。

（三）坚决打破条块壁垒，大力推动协同治理

共享单车停放管理涉及较多不同的管理部门，存在条块与专业分割的问题。优化共享单车的停放管理，必须打破条块与专业分割，并积极采取措施，解决不同部门的利益冲突和管理中的难题。这方面哥本哈根等城市的经验值得参考。哥本哈根等国际著名的"自行车友好城市"在成为标杆之前，积极开展政府、企业、市民三大主体的合作治理行动，解决自行车在基础设施、城市道路设计规划以及停车管理方面的问题，取得了良好的治理效果。

借鉴国内外的停车管理经验，需要突破现有政策法规的框架，研究新的共享单车停放治理模式，推动单车出租企业、租车个人、政府相关部门、志愿者、社区居委会、业主委员会、物业服务企业以及单车停车涉及的高校、产业园区等部门或单位以及个人之间的协同。

共享单车停放的协同治理，在组织体系与协同机制上，要建立上述相关单位以及个人之间的协同治理链，通过制定"单车停放协同治理公约"，规定各方的具体权、责、利关系，促进协同治理链的无缝对接和良好运行；在措施体系方面，要建立划定区域、总量控制、分层管理、专人监管的立体网络，保证共享单车的有序停放和监管到位。

共享单车停放的协同治理，需要各方加强合作，政府和相关单位及个人相互协作，各司其职，尤其需要发挥政府相关部门的主导作用。政府要主动引导这种协同治理的新模式，主动协商合作，并给予共享单车企业一定的处置空间，引导消费者树立正确停车的观念意识，并以持续购买公共服务的形式，聘用相关人员对共享单车的停放进行监管，保障共享单车的有序停放。对于单车租赁经营的企业来说，首先需要合理规划网点，科学投放并控制共享单车的数量；其次，还应建立共享单车停放的个人信用体系，并通过该信用体系规范租用者停放单车的行为。对于其他协同治理主体来说，则应积极

承担企业基于共享单车停放治理的社会责任和义务，依据"单车停放协同治理公约"的相关条款，发挥自身在共享单车治理中的积极作用。

五 结论与展望

共享单车作为城市发展共享经济的一种尝试，在发展过程中出现停放失序的现象并不奇怪，但需要我们认真分析和研究其中的缘由，并采取相应的措施，尽快予以解决。相信共享单车在不远的将来将会发展得越来越好，共享单车的停放也会越来越规范，共享单车对健康城市建设的贡献也将越来越大。

健康服务篇

Health Service

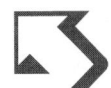

B.8
北京冬季奥运会安保基本问题研究*

杨玉海**

摘　要： 奥运会安保研究属于管理学、体育学和公安学研究的范畴。从宏观战略层面来看，北京冬奥会安保研究服务于国家战略，具有重要的战略价值。从理论意义来看，北京冬奥会安保研究的价值首先体现在国家战略理论层面，能够丰富国家战略的科学内涵和理论维度，丰富重大活动安保的原则和理论。就实践意义而言能够为北京冬奥会安保实践工作提供具体指导。北京冬奥会安保研究的理论基础包括公共安全理论、风险管理理论、"鱼钩与长矛"理论、应急管理理论、犯罪学理论、社会治理理论、社会控制理论。北京冬奥会安保就是

---

* 本文系北京市社会科学基金重点项目"北京冬季奥运会安保研究"（项目编号：17GLA004）的阶段性成果之一。
** 杨玉海，北京警察学院副院长，教授，研究生学历，主要研究方向为公安学、管理学。

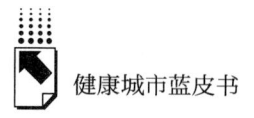

要借鉴北京奥运会安保的成功经验和国外冬季奥运会的安保做法，针对各种风险因素积极开展预防、检测、识别、评估、防范、控制和处置等。北京冬奥会安保要全力做好理念体系、组织体系、指挥体系、方案和预案体系、保障体系、培训体系建设，全力加强职责管理机制、区域协调机制、信息情报预警和共享机制、反恐防恐合作和协作机制、风险评估机制、应急处置机制建设。

关键词： 冬奥会　安保　应急处置机制

　　北京举办2022年冬季奥运会，最为重要的就是要把它办成一届安全的奥运会。安全向来是每一个奥运会承办国家首先考虑的问题。国际奥委会前主席罗格就曾经表示："安全问题已成为当今体坛重大国际比赛的头等大事。"举办冬季奥运会这样的世界性盛会，对我们国家来说是既是重要的机遇，又是巨大的挑战。我们必须认真地进行梳理和研究，以期为北京冬季奥运会安保提供有益的借鉴和参考。

一　国内外相关研究的学术梳理及研究动态

　　大型体育活动安保研究特别是奥运会的安保研究属于管理学、体育学和公安学研究的范畴。关于这一主题的研究，学术界已经有了一定的积累，本研究主要沿着从宽泛到聚焦的逻辑思路，从大型体育活动管理研究、奥运会的安全风险与安保经验研究、北京冬奥会安保研究几个方面进行论述。

　　就大型体育活动管理的研究来看，国内的研究主要包括宏观战略管理、风险管理以及赛事志愿者管理三个层面。首先，从宏观战略角度来看，认为现代大型体育活动需要战略管理，而大型体育活动安全评估以及安保方案的制定就是战略管理的内容之一①，建立中国特色的体育活动管理模式是活动战略管理的方向。② 其次，从体育活动风险管理的角度来看，风险管理是举办大型体育活动不可或缺的组成部分。一种观点认为，大型体育活动的风险管理既要与国际接轨，采用国际通用的管理模式，又要与本国实际相结合，采取风险控制、风险转移、风险监控等手段，以降低赛事风险③；另一种观点则认为要根据财产风险、人身风险、责任风险、赛事取消风险和财务风险等维度进行风险治理④；还有一种观点认为，必须从完善中国体育活动突发事件的应急法制体系、预测预警系统建设和构建体育活动安保标准的角度来提升中国应对体育活动突发事件的能力。⑤ 最后，就体育活动志愿者管理而言，其代表性观点是志愿者队伍是体育活动成功举办的人力资源条件，也是体育活动管理的重要方面。宋玉芳认为，奥运会志愿者的管理过程具有特殊的时空结构，志愿者管理的时间阶段可分为奥运会前、奥运会中以及奥运会后，空间结构包括志愿者的规划、招募、培训、配置、激励、监督与解散等环节。⑥ 国外对大型体育活动管理的研究也比较丰富，如美国学者小罗宾·阿蒙等在《体育场馆赛事筹办与风险管理》一书中，详细介绍了赛事规划与管理、群众管理与预防暴力事件、风险管理与运作程序等；⑦ 兰萨·阿伯特与摩根·捷蒂对人群管理和人群控制进行了深入的研究。⑧

就奥运会所面临的安全风险来看，影响和威胁奥运会的因素包括自然因

---

① 沈佳等：《大型体育赛事的战略管理研究》，《上海体育学院学报》2008 年第 6 期。
② 黄璐等：《儒家"和谐观"下的中国体育赛事组织管理理念探析》，《首都体育学院学报》2006 年第 2 期。
③ 刘东波等：《大型体育赛事风险管理研究》，《体育文化导刊》2009 年第 3 期。
④ 董杰等：《体育赛事的风险管理研究》，《武汉体育学院学报》2007 年第 5 期。
⑤ 秦燕：《重大体育赛事危机管理探析》，《首都体育学院学报》2006 年第 4 期。
⑥ 宋玉芳：《奥运会志愿者管理研究》，《北京体育大学学报》2004 年第 2 期。
⑦ 〔美〕小罗宾·阿蒙等：《体育场馆赛事筹办与风险管理》，高俊雄主译，辽宁科学技术出版社，2005。
⑧ J. L. Abbott, M. W. Geddie, "Event and Venue Management: Minimizing Liability Through Effective Crowd Management Techniques," *Event Management*, 2000, 6 (6): 259 – 270.

素和非自然因素,而非自然因素要大于自然因素。① 首先,关于自然风险因素,有代表性的观点认为地理环境以及暴雨、酷热、强风、地震、瘟疫等可能是影响奥运会安全的自然因素。② 其次,关于非自然风险因素,一种观点认为,主要包括国际局势总体稳定与否、体育竞技本身的安全隐患、受政治因素影响的安全威胁以及恐怖主义威胁等③;另一种观点认为,大型国际性集会安全保卫工作的重点是预防和对付恐怖活动和突发事件。④ 最后,还有学者从人口安全风险的角度来论证奥运会的安全,即要把人口安全问题放到优先位置上,切实把奥运会人口安全建立在城市平安的基础上。⑤ 因此,学者们从多个角度论证了奥运会所面临的安全风险,为奥运会的风险预防应对提供了参考,是奥运会成功举办的经验基础。

就奥运会的安保经验来看,分为理念与实践两个层面。首先,在奥运会安保理念层面上,2008年北京奥运会安保遗产体现在"安全奥运"理念的提出,即一是要具备"一流"的备灾能力及应急支撑条件,二是必须具有一个安全的人文环境。⑥ 其次,在安保实践层面,代表性的观点认为,"点先行、面跟上,点规范、面严密,点面结合、以面保点"是北京奥运安保工作中总结出来的基本经验和思路。⑦ 最后,安定团结的政治环境、国内大型体育活动的实践经验以及国内安防行业的发展也是奥运会积累的重要安保资源。⑧ 北京奥运会的成功经验对后续奥运会的举办具有一定的启示作用,学者们对其进行了总结。第一,岳虹认为,北京奥运会成功举办的

---

① 李先国等:《2008年北京奥运会安全问题研究》,《北京体育大学学报》2009年第1期。
② 刘跃进:《奥运安保与国家安全》,《江南社会学院学报》2008年第2期。
③ 方华:《历届奥运会安保工作经验与存在的问题》,《国际资料信息》2008年第6期。
④ 亢日瞪:《奥运会安全保卫工作的重点和应遵循的原则与措施》,《中国安防》2007年第12期。
⑤ 李卫平:《"平安奥运"人口安全保障机制建设对北京市民安全感影响的研究》,《北京体育大学学报》2008年第12期。
⑥ 金磊:《2008年北京奥运会建设的安全防灾问题研究——兼议公众奥运安全文化教育的思路》,《北京社会科学》2003年第1期。
⑦ 于泓源:《奥运会安全保卫工作思路》,《公安研究》2007年第12期。
⑧ 方千华:《2008年北京奥运会安全管理服务探索》,《武汉体育学院学报》2007年第1期。

经验启示主要体现在对国内恐怖势力的打击、奥运安保计划与方案的制订、反恐机构与安保机构的设立、风险评估的开展、安保设施建设以及国际合作开展等方面。① 第二，克里斯·约翰逊（Chris Johnson）认为，北京奥运会组织的复杂性以及组织的有效性等可以成为2012年伦敦奥运会借鉴的方面。② 第三，认为公私安全合作、跨国安全领域合作以及高科技安全方法的运用等是北京奥运会安全保障的重要经验。③ 总之，学者们对奥运赛事的安保经验进行了总结，为后续重大活动安全保卫工作的开展提供了参考。

学术界对北京冬奥会安保相关问题的研究成果还不够丰富。有代表性的观点有以下几个。第一，徐宇华和林显鹏以冬奥会可持续发展管理政策和措施为研究对象，系统分析了国际奥委会的政策文件、历届冬奥会可持续发展管理措施及对中国筹备2022年冬奥会所具有的参考价值。④ 第二，胥京川认为，2022年冬奥会安保工作具有政治敏锐性强、战略地位突出，潜在安全威胁加剧、处置要求高，力量主体多元、指挥关系复杂，空间跨度大、协同任务繁重等特点，并建议从完善指挥体系、理顺指挥关系，加强情报信息工作、提升预警及处突能力，内外并重、实施区域划分管控，加大科技投入、实现资源共享等方面提升北京冬奥会安保工作效能。⑤

总之，现有研究对奥运会安全保卫问题的研究主要限于以下三个方面：一是对奥运会安全风险的分析，二是对奥运会安保实践做法和经验的梳理，三是关于奥运会安保工作现实启示的研究。但是，现有研究尚存在一定的不

---

① 岳虹：《全球化背景下的城市反恐——以奥运安保为例》，华东师范大学硕士学位论文，2009年。
② Chris Johnson, "Using Evacuation Simulations for Contingency Planning to Enhance the Security and Safety of the 2012 Olympic Venues," *Safety Science*, 2, 2008: 2.
③ Ying Yu, Francisco Klauser, "Governing Security at the 2008 Beijing Olympics," *The International Journal of the History of Sport*, 26, 2009: 309 – 405.
④ 徐宇华等：《冬季奥运会可持续发展管理研究：国际经验及对我国筹备2022年冬奥会的启示》，《北京体育大学学报》2016年第1期。
⑤ 胥京川：《对京冀联办冬奥会安保工作的思考》，《广西警官高等专科学校学报》2015年第3期。

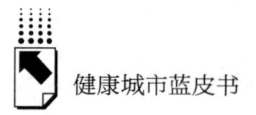

足：首先，对冬奥会安保的研究还比较缺乏，特别是对冬奥会安保体系、工作机制的研究尚属空白；其次，研究中尚缺乏对奥运会安保经验与北京冬奥会安保的经验对接和逻辑延伸，对两者的有机结合亟须展开进一步研究；最后，现有研究大多从公安学和体育学的学科视野分别进行研究，缺乏学科融合的视角，因此必须从管理学、体育学和公安学等跨学科的视阈来研究北京冬奥会安保问题。

二 北京冬季奥运会安保研究的学术价值和应用价值

从宏观战略层面来看，北京冬奥会安保研究服务于国家战略，具有重要的战略价值。党的十九大报告和国家"十三五"规划纲要，均提到要做好北京冬奥会筹办工作，把筹办2022年冬奥会视为一项国家战略工程。特别是习近平总书记在视察冬奥会筹办工作时指出"筹办好2022年北京冬奥会是国家的一件大事"。① 因此，北京冬奥会筹办工作已经上升为国家战略层面的顶层部署，办好北京冬奥会和冬残奥会意义重大、责任重大，而做好北京冬奥会筹办工作，安保工作占据重要地位。北京冬奥会安保研究的主要目标和任务就是在总结北京奥运会安保经验的基础上，研究北京冬奥会安保体系、机制与具体实施方案，从而为北京冬奥会安保工作提供指导，以确保北京冬奥会的安全，所以研究的目标和内容与国家战略相符，具有重大的战略意义，能够为北京冬奥会安保工作提供有力支撑。

从理论意义来看，北京冬奥会安保研究的价值首先体现在国家战略理论层面，国家战略是国家为实现国家目标而综合开发、合理配置和有效运用国家力量和资源的总体方略。奥运会举办事关国家安全，具有战略意义，对奥运会安全的研究能够丰富国家战略的科学内涵和理论维度。其次，北京冬奥会安保研究的理论意义还体现在理论建构上，即从奥运会安保实践中总结和

---

① 《习近平：我们要办一届绿色、节约、廉洁的冬奥会》，人民网，http：//politics.people.com.cn/n1/2017/0123/c1001-29044953.html，最后访问日期：2018年9月28日。

凝练相关理论，丰富大型活动安全保卫的原则和理论；从而基于上述理论总结，建构冬奥会安保的体系和运行机制，发展具有中国特色的奥运会安保理论，丰富大型体育活动管理理论体系。最后，北京冬奥会安保研究的理论意义还体现在理论演绎和运用上，将体育活动管理理论与奥运会安保相关理论应用于冬奥会安保实践中，从而在指导北京冬奥会安保工作的同时，丰富奥运会安全保卫话语体系。

就实践意义而言，首先，北京冬奥会安保研究的应用价值在于能够为2022年北京冬奥会安保实践工作提供具体指导，对冬奥会安保工作的理念、原则、体系、机制和方案制订等各个方面提供支持，从而有利于北京冬奥会的筹办工作。其次，北京冬奥会安保研究的实践意义还在于能够为国家后续举办大型体育活动、强化体育活动的管理提供框架参照和实践借鉴，具有长期的指导意义和应用价值。最后，北京冬奥会安保研究还有利于提升相关部门和全体居民对冬奥会安保工作的战略认知，增强北京冬奥会安保工作的群众参与意识和安全观念，从而为北京冬奥会的成功举办奠定良好的基础。

三　北京冬季奥运会安保研究的理论依据

1. 公共安全理论

公共安全问题始终伴随着人类社会的发展，任何事件，只要危及公共安全，一般都具有规模大、危险性强、后果严重、影响深远的特征。要提高对公共安全管理重要性的认识，积极探索研究，采取有效途径加以解决。[①] 公共安全管理涉及范围广，实施有效的公共安全管理，将各种安全隐患消除在萌芽状态，有助于保证社会平稳有序的发展，推动中国经济社会持续健康发展。

---

① 宫关：《我国公共安全管理存在的问题及其对策研究》，东北师范大学硕士学位论文，2013年。

2. 风险管理理论

风险管理是一项有目的的管理活动，只有目标明确，才能起到有效的作用。风险具有客观性、突发性、多变性、相对性、模糊性、多样性、损害性等特点，对正常的活动和状态将产生重要的影响。北京冬奥会安保要运用好风险管理理论，对可能的风险进行管控，规避可能的风险，确保安全和谐。

3. "鱼钩与长矛"理论

"鱼钩与长矛"理论是中国国际关系学会理事、曾任职于外交部和联合国秘书处总部的耶鲁大学博士高志凯先生在2008年北京奥运会之前提出来的。其基本判断是：北京奥运会期间肯定会有各种势力进行社会活动，制造事端，以达到其目的。这既是对历次重大国际聚会活动的经验总结，又是利用这种国际经验对北京奥运会所面临的风险的一种预判。这种类型的安保事件总体上来说分为两大类：一类是"鱼钩类"事件，另一类是"长矛类"事件。处置这些事件的基本原则是，区分事件的不同性质给予不同的对待和处置。"鱼钩类"事件的制造者的动机，是以事件所引起的社会影响为追求，不以事件本身造成的实际破坏为目的。"鱼钩类"事件在行为上表现得较为温和，主要是写标语、打旗子、喊口号、上街集会游行等言论和行为。针对"鱼钩类"事件，既不能够放任不管，任由其愈演愈烈，又不能够反应过激，否则事件本身并不大，却有可能因为媒体对处置方式不妥当的集中渲染而使事件的性质升级、影响扩大，正好达到事件制造者的目的。对"鱼钩类"事件的处置方式，要学习国际惯例，既要宽容对待，有理有据有节，合法合理，又要及时处置，快速反应，把社会影响控制在现场范围之内。处理原则是"大题小做、大事化小、小事化了"。"长矛类"的事件，就具有较强的社会破坏性，一般都会造成生命财产的损失，同时也会造成非常恶劣的影响，通常会为世界人民的一般价值观所不容。这类事件主要包括爆炸、劫机、劫持人质、杀人放火、投毒等破坏活动。对于这类事件世界各国都是一样的，必须坚决打击，绝不能手软。但是，面对这一类事件在宣传报道时要注意：一是重点说明事件本身的性质，突出其恐怖主义性质或者极端恶劣的犯罪；二是要着重说明对"长矛类"事件的有效处置以及恢复正常社会秩序的能力，以便及时让国际社会了解真相，避免社会影响的无序扩大。处理原则是"大题大作、适度反应、适度处理"，一定要避免小题大做。①

鱼钩与长矛理论是在筹办北京奥运会期间，由长期关注北京奥运安保的知识分子通过科学的研究方法所获得的独创性的理论成果，对2022年北京冬奥会安保具有重要的指导意义和借鉴作用。这个理论既把握了当代国际聚会风险状况的特点，总结了当代国际安保的经验，又包含了对中国城市特别是北京风险状况的深刻认识，以及对中国安保理论和实践的准确洞察和清醒反思，具有独特的理论和实践价值。一是"鱼钩与长矛理论"提供了一种观察当代城市风险的独特视角，将研究对象确定在人为制造的事件上，详细地分析了这些事件的发生机制，主要从动机和事件后果两个角度进行审视，将这些事件分为两大类，从而加深人们对这些事件的认识，提供看待风险的新视角，有利于安保工作的精细化。二是"鱼钩与长矛理论"强调了识别环节的重要性，这一理论特别强调事件本身性质的分析，没有正确的识别就没有正确的处置。三是"鱼钩与长矛理论"突出了依法处置的重要性，就是处置手段的恰当性和合法性。这些既是中国建设法治国家的需要，也是北京冬奥会安保的需要。

4. 应急管理理论

应急管理是指社会管理主体在突发公共事件的事前、事中和事后行使公权力，对突发事件进行应对、处置和善后管理所采取的系列措施，以维护社会必要的秩序，保障公众生命财产安全的机制。② 应急管理是政府职能的一个重要部分，国家已经成立了应急管理部，作为国务院组成部门。应急管理是一种非常态法治下的行为，意味着在更加艰难复杂的情况下坚守和捍卫法治底线，采取一切可能的措施，是法治型的应急管理。

---

① 殷星辰、袁振龙等：《天网——北京奥运社会面安保遗产研究》，知识产权出版社，2012，第59~63页。
② 韩春晖：《应急管理的法治建构遵循"理论原则思维"的研究脉络》，《四川行政学院学报》2015年第2期。

5. 犯罪学理论

根据马克思主义关于犯罪的基本原理，犯罪是指统治阶级以法律的形式规定的，严重危害统治阶级利益，应受刑法处罚的行为。犯罪学理论包含以下具体理论。一是理性选择理论。理性选择理论是第一个以现实世界为基础并力图以科学的手段对犯罪原因进行探讨的学术流派。它包括古典学派、威慑理论和理性选择理论。古典学派或古典犯罪学理论是最早发展的犯罪学理论。现代理性选择理论研究者在考察犯罪成本时，把情景和机会看作重点加以研究。他们集中探讨在什么条件下犯罪的成本最小，作案成功的机会最大。这包括时间、地点及作案对象的选择等。理性选择理论为北京冬奥会安保提供通过增加犯罪难度、增加犯罪成本来预防违法犯罪活动的思路。二是日常活动理论。日常活动理论是从犯罪者的角度来理解犯罪的。日常活动理论的观点有利于我们确定安保工作防范的对象，从加强监视、隐藏、转移犯罪目标等角度加强安保。三是社会失范理论。就是从社会现象中去发现和预防犯罪，开创了犯罪学研究的新领域。在一定程度上，社会处于所谓的"失范"状态，对社会治安稳定带来负面影响。四是情境犯罪预防理论。情境犯罪预防是指对某些高发生率的犯罪，直接通过管理、设计、调整的方式持久有效地改变环境，从而尽可能使行为人认识到犯罪行为难度增加，被捕可能性增大，犯罪收益减少，以此来减少犯罪。①

6. 社会治理理论

社会治理就是对人的需求加以控制和引导，发挥社会治理主体（政府、市场、社会组织、公民）的主观能动性，使社会和谐有序发展。社会治理表现为主体多元化，在社会公共事务治理的过程中，政府、市场、社会组织及公民结成立体交叉网络结构。在社会治理过程中，政府与社会组织、公民处于平等的地位。② 党的十八届三中全会提出了"创新社会治理"，其内涵是在加强党委领导的前提下，发挥政府主导作用，以最广大人民的根本利益

---

① 王淑荣：《治安防范学导论》，中国人民公安大学出版社，2014，第59~60页。
② 田萌：《论社会治理中的良法》，河北师范大学硕士学位论文，2015年。

皮书系列

2018年

智库成果出版与传播平台

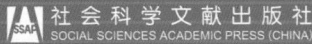
社会科学文献出版社
SOCIAL SCIENCES ACADEMIC PRESS (CHINA)

社长致辞

蓦然回首，皮书的专业化历程已经走过了二十年。20年来从一个出版社的学术产品名称到媒体热词再到智库成果研创及传播平台，皮书以专业化为主线，进行了系列化、市场化、品牌化、数字化、国际化、平台化的运作，实现了跨越式的发展。特别是在党的十八大以后，以习近平总书记为核心的党中央高度重视新型智库建设，皮书也迎来了长足的发展，总品种达到600余种，经过专业评审机制、淘汰机制遴选，目前，每年稳定出版近400个品种。"皮书"已经成为中国新型智库建设的抓手，成为国际国内社会各界快速、便捷地了解真实中国的最佳窗口。

20年孜孜以求，"皮书"始终将自己的研究视野与经济社会发展中的前沿热点问题紧密相连。600个研究领域，3万多位分布于800余个研究机构的专家学者参与了研创写作。皮书数据库中共收录了15万篇专业报告，50余万张数据图表，合计30亿字，每年报告下载量近80万次。皮书为中国学术与社会发展实践的结合提供了一个激荡智力、传播思想的入口，皮书作者们用学术的话语、客观翔实的数据谱写出了中国故事壮丽的篇章。

20年跬步千里，"皮书"始终将自己的发展与时代赋予的使命与责任紧紧相连。每年百余场新闻发布会，10万余次中外媒体报道，中、英、俄、日、韩等12个语种共同出版。皮书所具有的凝聚力正在形成一种无形的力量，吸引着社会各界关注中国的发展，参与中国的发展，它是我们向世界传递中国声音、总结中国经验、争取中国国际话语权最主要的平台。

皮书这一系列成就的取得，得益于中国改革开放的伟大时代，离不开来自中国社会科学院、新闻出版广电总局、全国哲学社会科学规划办公室等主管部门的大力支持和帮助，也离不开皮书研创者和出版者的共同努力。他们与皮书的故事创造了皮书的历史，他们对皮书的拳拳之心将继续谱写皮书的未来！

现在，"皮书"品牌已经进入了快速成长的青壮年时期。全方位进行规范化管理，树立中国的学术出版标准；不断提升皮书的内容质量和影响力，搭建起中国智库产品和智库建设的交流服务平台和国际传播平台；发布各类皮书指数，并使之成为中国指数，让中国智库的声音响彻世界舞台，为人类的发展做出中国的贡献——这是皮书未来发展的图景。作为"皮书"这个概念的提出者，"皮书"从一般图书到系列图书和品牌图书，最终成为智库研究和社会科学应用对策研究的知识服务和成果推广平台这整个过程的操盘者，我相信，这也是每一位皮书人执着追求的目标。

"当代中国正经历着我国历史上最为广泛而深刻的社会变革，也正在进行着人类历史上最为宏大而独特的实践创新。这种前无古人的伟大实践，必将给理论创造、学术繁荣提供强大动力和广阔空间。"

在这个需要思想而且一定能够产生思想的时代，皮书的研创出版一定能创造出新的更大的辉煌！

社会科学文献出版社社长
中国社会学会秘书长

2017年11月

社会科学文献出版社简介

社会科学文献出版社(以下简称"社科文献出版社")成立于1985年,是直属于中国社会科学院的人文社会科学学术出版机构。成立至今,社科文献出版社始终依托中国社会科学院和国内外人文社会科学界丰厚的学术出版和专家学者资源,坚持"创社科经典,出传世文献"的出版理念、"权威、前沿、原创"的产品定位以及学术成果和智库成果出版的专业化、数字化、国际化、市场化的经营道路。

社科文献出版社是中国新闻出版业转型与文化体制改革的先行者。积极探索文化体制改革的先进方向和现代企业经营决策机制,社科文献出版社先后荣获"全国文化体制改革工作先进单位"、中国出版政府奖·先进出版单位奖,中国社会科学院先进集体、全国科普工作先进集体等荣誉称号。多人次荣获"第十届韬奋出版奖""全国新闻出版行业领军人才""数字出版先进人物""北京市新闻出版广电行业领军人才"等称号。

社科文献出版社是中国人文社会科学学术出版的大社名社,也是以皮书为代表的智库成果出版的专业强社。年出版图书2000余种,其中皮书400余种,出版新书字数5.5亿字,承印与发行中国社科院属期刊72种,先后创立了皮书系列、列国志、中国史话、社科文献学术译库、社科文献学术文库、甲骨文书系等一大批既有学术影响又有市场价值的品牌,确立了在社会学、近代史、苏东问题研究等专业学科及领域出版的领先地位。图书多次荣获中国出版政府奖、"三个一百"原创图书出版工程、"五个'一'工程奖"、"大众喜爱的50种图书"等奖项,在中央国家机关"强素质·做表率"读书活动中,入选图书品种数位居各大出版社之首。

社科文献出版社是中国学术出版规范与标准的倡议者与制定者,代表全国50多家出版社发起实施学术著作出版规范的倡议,承担学术著作规范国家标准的起草工作,率先编撰完成《皮书手册》对皮书品牌进行规范化管理,并在此基础上推出中国版芝加哥手册——《社科文献出版社学术出版手册》。

社科文献出版社是中国数字出版的引领者,拥有皮书数据库、列国志数据库、"一带一路"数据库、减贫数据库、集刊数据库等4大产品线11个数据库产品,机构用户达1300余家,海外用户百余家,荣获"数字出版转型示范单位""新闻出版标准化先进单位""专业数字内容资源知识服务模式试点企业标准化示范单位"等称号。

社科文献出版社是中国学术出版走出去的践行者。社科文献出版社海外图书出版与学术合作业务遍及全球40余个国家和地区,并于2016年成立俄罗斯分社,累计输出图书500余种,涉及近20个语种,累计获得国家社科基金中华学术外译项目资助76种、"丝路书香工程"项目资助60种、中国图书对外推广计划项目资助71种以及经典中国国际出版工程资助28种,被五部委联合认定为"2015~2016年度国家文化出口重点企业"。

如今,社科文献出版社完全靠自身积累拥有固定资产3.6亿元,年收入3亿元,设置了七大出版分社、六大专业部门,成立了皮书研究院和博士后科研工作站,培养了一支近400人的高素质与高效率的编辑、出版、营销和国际推广队伍,为未来成为学术出版的大社、名社、强社,成为文化体制改革与文化企业转型发展的排头兵奠定了坚实的基础。

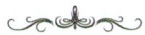 宏观经济类

宏 观 经 济 类

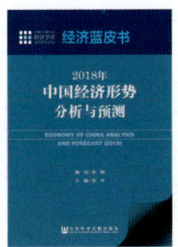

经济蓝皮书
2018年中国经济形势分析与预测

李平 / 主编　2017年12月出版　定价：89.00元

◆ 本书为总理基金项目，由著名经济学家李扬领衔，联合中国社会科学院等数十家科研机构、国家部委和高等院校的专家共同撰写，系统分析了2017年的中国经济形势并预测2018年中国经济运行情况。

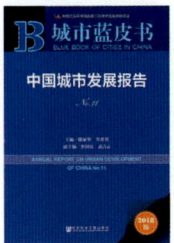

城市蓝皮书
中国城市发展报告 No.11

潘家华　单菁菁 / 主编　2018年9月出版　估价：99.00元

◆ 本书是由中国社会科学院城市发展与环境研究中心编著的，多角度、全方位地立体展示了中国城市的发展状况，并对中国城市的未来发展提出了许多建议。该书有强烈的时代感，对中国城市发展实践有重要的参考价值。

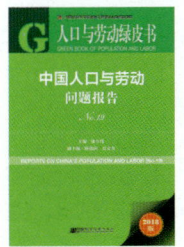

人口与劳动绿皮书
中国人口与劳动问题报告 No.19

张车伟 / 主编　2018年10月出版　估价：99.00元

◆ 本书为中国社会科学院人口与劳动经济研究所主编的年度报告，对当前中国人口与劳动形势做了比较全面和系统的深入讨论，为研究中国人口与劳动问题提供了一个专业性的视角。

宏观经济类 · 区域经济类

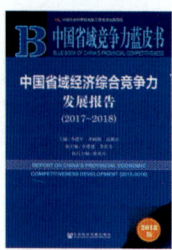

中国省域竞争力蓝皮书
中国省域经济综合竞争力发展报告（2017~2018）

李建平 / 李闽榕 / 高燕京 / 主编　2018年5月出版　估价：198.00元

◆ 本书融多学科的理论为一体，深入追踪研究了省域经济发展与中国国家竞争力的内在关系，为提升中国省域经济综合竞争力提供有价值的决策依据。

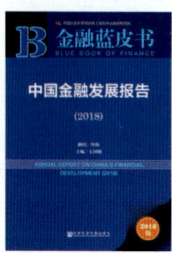

金融蓝皮书
中国金融发展报告（2018）

王国刚 / 主编　2018年6月出版　估价：99.00元

◆ 本书由中国社会科学院金融研究所组织编写，概括和分析了2017年中国金融发展和运行中的各方面情况，研讨和评论了2017年发生的主要金融事件，有利于读者了解掌握2017年中国的金融状况，把握2018年中国金融的走势。

区域经济类

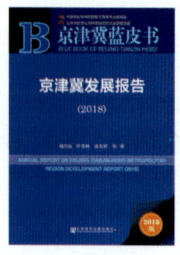

京津冀蓝皮书
京津冀发展报告（2018）

祝合良 / 叶堂林 / 张贵祥 / 等著　2018年6月出版　估价：99.00元

◆ 本书遵循问题导向与目标导向相结合、统计数据分析与大数据分析相结合、纵向分析和长期监测与结构分析和综合监测相结合等原则，对京津冀协同发展新形势与新进展进行测度与评价。

社会政法类

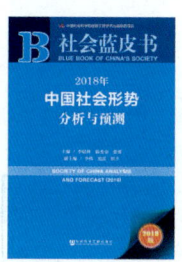

社会蓝皮书

2018年中国社会形势分析与预测

李培林 陈光金 张翼/主编 2017年12月出版 定价：89.00元

◆ 本书由中国社会科学院社会学研究所组织研究机构专家、高校学者和政府研究人员撰写，聚焦当下社会热点，对2017年中国社会发展的各个方面内容进行了权威解读，同时对2018年社会形势发展趋势进行了预测。

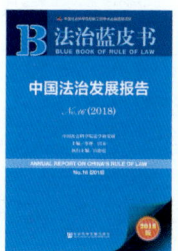

法治蓝皮书

中国法治发展报告 No.16（2018）

李林 田禾/主编 2018年3月出版 定价：128.00元

◆ 本年度法治蓝皮书回顾总结了2017年度中国法治发展取得的成就和存在的不足，对中国政府、司法、检务透明度进行了跟踪调研，并对2018年中国法治发展形势进行了预测和展望。

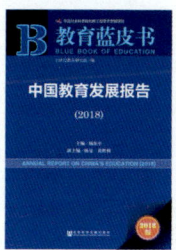

教育蓝皮书

中国教育发展报告（2018）

杨东平/主编 2018年3月出版 定价：89.00元

◆ 本书重点关注了2017年教育领域的热点，资料翔实，分析有据，既有专题研究，又有实践案例，从多角度对2017年教育改革和实践进行了分析和研究。

皮书系列重点推荐 — 社会政法类

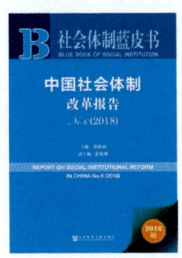

社会体制蓝皮书
中国社会体制改革报告 No.6（2018）

龚维斌 / 主编　2018 年 3 月出版　定价：98.00 元

◆ 本书由国家行政学院社会治理研究中心和北京师范大学中国社会管理研究院共同组织编写，主要对 2017 年社会体制改革情况进行回顾和总结，对 2018 年的改革走向进行分析，提出相关政策建议。

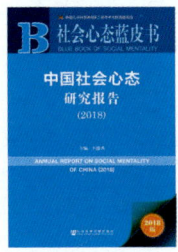

社会心态蓝皮书
中国社会心态研究报告（2018）

王俊秀　杨宜音 / 主编　2018 年 12 月出版　估价：99.00 元

◆ 本书是中国社会科学院社会学研究所社会心理研究中心"社会心态蓝皮书课题组"的年度研究成果，运用社会心理学、社会学、经济学、传播学等多种学科的方法进行了调查和研究，对于目前中国社会心态状况有较广泛和深入的揭示。

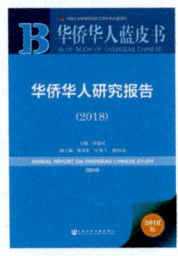

华侨华人蓝皮书
华侨华人研究报告（2018）

贾益民 / 主编　2017 年 12 月出版　估价：139.00 元

◆ 本书关注华侨华人生产与生活的方方面面。华侨华人是中国建设 21 世纪海上丝绸之路的重要中介者、推动者和参与者。本书旨在全面调研华侨华人，提供最新涉侨动态、理论研究成果和政策建议。

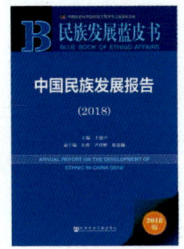

民族发展蓝皮书
中国民族发展报告（2018）

王延中 / 主编　2018 年 10 月出版　估价：188.00 元

◆ 本书从民族学人类学视角，研究近年来少数民族和民族地区的发展情况，展示民族地区经济、政治、文化、社会和生态文明"五位一体"建设取得的辉煌成就和面临的困难挑战，为深刻理解中央民族工作会议精神、加快民族地区全面建成小康社会进程提供了实证材料。

产业经济类

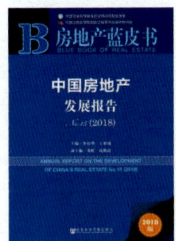

房地产蓝皮书
中国房地产发展报告 No.15（2018）

李春华 王业强/主编　2018年5月出版　估价：99.00元

◆ 2018年《房地产蓝皮书》持续追踪中国房地产市场最新动态，深度剖析市场热点，展望2018年发展趋势，积极谋划应对策略。对2017年房地产市场的发展态势进行全面、综合的分析。

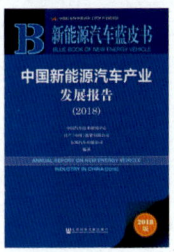

新能源汽车蓝皮书
中国新能源汽车产业发展报告（2018）

中国汽车技术研究中心　日产（中国）投资有限公司　东风汽车有限公司/编著　2018年8月出版　估价：99.00元

◆ 本书对中国2017年新能源汽车产业发展进行了全面系统的分析，并介绍了国外的发展经验。有助于相关机构、行业和社会公众等了解中国新能源汽车产业发展的最新动态，为政府部门出台新能源汽车产业相关政策法规、企业制定相关战略规划，提供必要的借鉴和参考。

行业及其他类

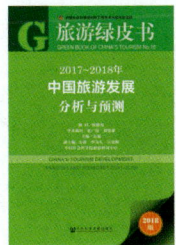

旅游绿皮书
2017～2018年中国旅游发展分析与预测

中国社会科学院旅游研究中心/编　2018年1月出版　定价：99.00元

◆ 本书从政策、产业、市场、社会等多个角度勾画出2017年中国旅游发展全貌，剖析了其中的热点和核心问题，并就未来发展作出预测。

皮书系列重点推荐

行业及其他类

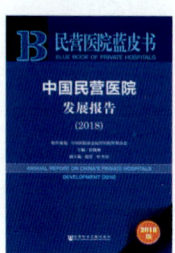

民营医院蓝皮书

中国民营医院发展报告（2018）

薛晓林 / 主编　2018 年 11 月出版　估价：99.00 元

◆ 本书在梳理国家对社会办医的各种利好政策的前提下，对我国民营医疗发展现状、我国民营医院竞争力进行了分析，并结合我国医疗体制改革对民营医院的发展趋势、发展策略、战略规划等方面进行了预估。

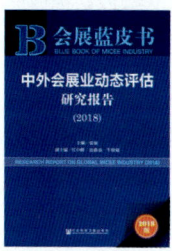

会展蓝皮书

中外会展业动态评估研究报告（2018）

张敏 / 主编　2018 年 12 月出版　估价：99.00 元

◆ 本书回顾了 2017 年的会展业发展动态，结合"供给侧改革"、"互联网+"、"绿色经济"的新形势分析了我国展会的行业现状，并介绍了国外的发展经验，有助于行业和社会了解最新的展会业动态。

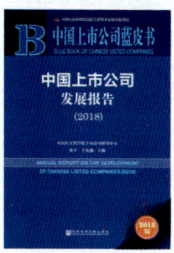

中国上市公司蓝皮书

中国上市公司发展报告（2018）

张平　王宏淼 / 主编　2018 年 9 月出版　估价：99.00 元

◆ 本书由中国社会科学院上市公司研究中心组织编写的，着力于全面、真实、客观反映当前中国上市公司财务状况和价值评估的综合性年度报告。本书详尽分析了 2017 年中国上市公司情况，特别是现实中暴露出的制度性、基础性问题，并对资本市场改革进行了探讨。

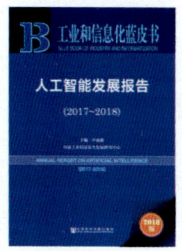

工业和信息化蓝皮书

人工智能发展报告（2017~2018）

尹丽波 / 主编　2018 年 6 月出版　估价：99.00 元

◆ 本书国家工业信息安全发展研究中心在对 2017 年全球人工智能技术和产业进行全面跟踪研究基础上形成的研究报告。该报告内容翔实、视角独特，具有较强的产业发展前瞻性和预测性，可为相关主管部门、行业协会、企业等全面了解人工智能发展形势以及进行科学决策提供参考。

 国际问题与全球治理类

国际问题与全球治理类

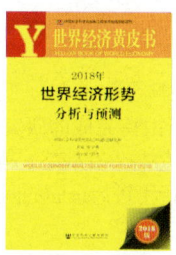

世界经济黄皮书
2018年世界经济形势分析与预测

张宇燕 / 主编　2018年1月出版　定价：99.00元

◆ 本书由中国社会科学院世界经济与政治研究所的研究团队撰写，分总论、国别与地区、专题、热点、世界经济统计与预测等五个部分，对2018年世界经济形势进行了分析。

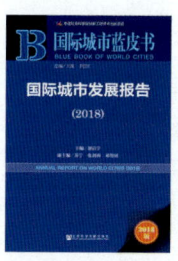

国际城市蓝皮书
国际城市发展报告（2018）

屠启宇 / 主编　2018年2月出版　定价：89.00元

◆ 本书作者以上海社会科学院从事国际城市研究的学者团队为核心，汇集同济大学、华东师范大学、复旦大学、上海交通大学、南京大学、浙江大学相关城市研究专业学者。立足动态跟踪介绍国际城市发展时间中，最新出现的重大战略、重大理念、重大项目、重大报告和最佳案例。

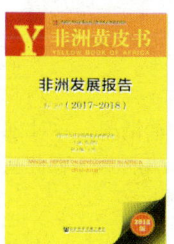

非洲黄皮书
非洲发展报告 No.20（2017~2018）

张宏明 / 主编　2018年7月出版　估价：99.00元

◆ 本书是由中国社会科学院西亚非洲研究所组织编撰的非洲形势年度报告，比较全面、系统地分析了2017年非洲政治形势和热点问题，探讨了非洲经济形势和市场走向，剖析了大国对非洲关系的新动向；此外，还介绍了国内非洲研究的新成果。

皮书系列 重点推荐　国别类

国别类

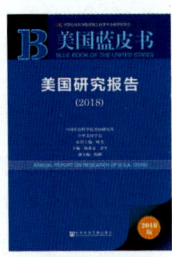

美国蓝皮书
美国研究报告（2018）
郑秉文　黄平 / 主编　2018 年 5 月出版　估价：99.00 元

◆ 本书是由中国社会科学院美国研究所主持完成的研究成果，它回顾了美国 2017 年的经济、政治形势与外交战略，对美国内政外交发生的重大事件及重要政策进行了较为全面的回顾和梳理。

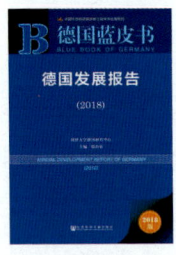

德国蓝皮书
德国发展报告（2018）
郑春荣 / 主编　2018 年 6 月出版　估价：99.00 元

◆ 本报告由同济大学德国研究所组织编撰，由该领域的专家学者对德国的政治、经济、社会文化、外交等方面的形势发展情况，进行全面的阐述与分析。

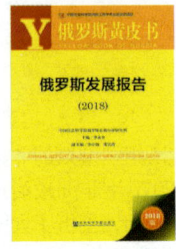

俄罗斯黄皮书
俄罗斯发展报告（2018）
李永全 / 编著　2018 年 6 月出版　估价：99.00 元

◆ 本书系统介绍了 2017 年俄罗斯经济政治情况，并对 2016 年该地区发生的焦点、热点问题进行了分析与回顾；在此基础上，对该地区 2018 年的发展前景进行了预测。

 文化传媒类

文化传媒类

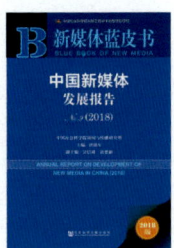

新媒体蓝皮书
中国新媒体发展报告 No.9（2018）

唐绪军 / 主编　2018 年 6 月出版　估价：99.00 元

◆ 本书是由中国社会科学院新闻与传播研究所组织编写的关于新媒体发展的最新年度报告，旨在全面分析中国新媒体的发展现状，解读新媒体的发展趋势，探析新媒体的深刻影响。

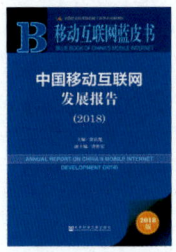

移动互联网蓝皮书
中国移动互联网发展报告（2018）

余清楚 / 主编　2018 年 6 月出版　估价：99.00 元

◆ 本书着眼于对 2017 年度中国移动互联网的发展情况做深入解析，对未来发展趋势进行预测，力求从不同视角、不同层面全面剖析中国移动互联网发展的现状、年度突破及热点趋势等。

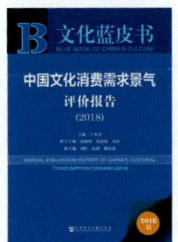

文化蓝皮书
中国文化消费需求景气评价报告（2018）

王亚南 / 主编　2018 年 3 月出版　定价：99.00 元

◆ 本书首创全国文化发展量化检测评价体系，也是至今全国唯一的文化民生量化检测评价体系，对于检验全国及各地"以人民为中心"的文化发展具有首创意义。

地方发展类

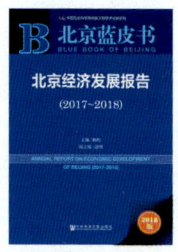

北京蓝皮书
北京经济发展报告（2017~2018）

杨松/主编　2018年6月出版　估价：99.00元

◆ 本书对2017年北京市经济发展的整体形势进行了系统性的分析与回顾，并对2018年经济形势走势进行了预测与研判，聚焦北京市经济社会发展中的全局性、战略性和关键领域的重点问题，运用定量和定性分析相结合的方法，对北京市经济社会发展的现状、问题、成因进行了深入分析，提出了可操作性的对策建议。

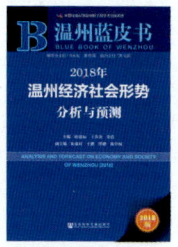

温州蓝皮书
2018年温州经济社会形势分析与预测

蒋儒标　王春光　金浩/主编　2018年6月出版　估价：99.00元

◆ 本书是中共温州市委党校和中国社会科学院社会学研究所合作推出的第十一本温州蓝皮书，由来自党校、政府部门、科研机构、高校的专家、学者共同撰写的2017年温州区域发展形势的最新研究成果。

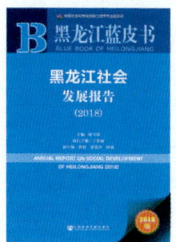

黑龙江蓝皮书
黑龙江社会发展报告（2018）

王爱丽/主编　2018年1月出版　定价：89.00元

◆ 本书以千份随机抽样问卷调查和专题研究为依据，运用社会学理论框架和分析方法，从专家和学者的独特视角，对2017年黑龙江省关系民生的问题进行广泛的调研与分析，并对2017年黑龙江省诸多社会热点和焦点问题进行了有益的探索。这些研究不仅可以为政府部门更加全面深入了解省情、科学制定决策提供智力支持，同时也可以为广大读者认识、了解、关注黑龙江社会发展提供理性思考。

宏观经济类

城市蓝皮书
中国城市发展报告（No.11）
著（编）者：潘家华 单菁菁
2018年9月出版 / 估价：99.00元
PSN B-2007-091-1/1

城乡一体化蓝皮书
中国城乡一体化发展报告（2018）
著（编）者：付崇兰
2018年9月出版 / 估价：99.00元
PSN B-2011-226-1/2

城镇化蓝皮书
中国新型城镇化健康发展报告（2018）
著（编）者：张占斌
2018年8月出版 / 估价：99.00元
PSN B-2014-396-1/1

创新蓝皮书
创新型国家建设报告（2018~2019）
著（编）者：詹正茂
2018年12月出版 / 估价：99.00元
PSN B-2009-140-1/1

低碳发展蓝皮书
中国低碳发展报告（2018）
著（编）者：张希良 齐晔
2018年6月出版 / 估价：99.00元
PSN B-2011-223-1/1

低碳经济蓝皮书
中国低碳经济发展报告（2018）
著（编）者：薛进军 赵忠秀
2018年11月出版 / 估价：99.00元
PSN B-2011-194-1/1

发展和改革蓝皮书
中国经济发展和体制改革报告No.9
著（编）者：邹东涛 王再文
2018年1月出版 / 估价：99.00元
PSN B-2008-122-1/1

国家创新蓝皮书
中国创新发展报告（2017）
著（编）者：陈劲 2018年5月出版 / 估价：99.00元
PSN B-2014-370-1/1

金融蓝皮书
中国金融发展报告（2018）
著（编）者：王国刚
2018年6月出版 / 估价：99.00元
PSN B-2004-031-1/7

经济蓝皮书
2018年中国经济形势分析与预测
著（编）者：李平 2017年12月出版 / 定价：89.00元
PSN B-1996-001-1/1

经济蓝皮书春季号
2018年中国经济前景分析
著（编）者：李扬 2018年5月出版 / 估价：99.00元
PSN B-1999-008-1/1

经济蓝皮书夏季号
中国经济增长报告（2017~2018）
著（编）者：李扬 2018年9月出版 / 估价：99.00元
PSN B-2010-176-1/1

农村绿皮书
中国农村经济形势分析与预测（2017~2018）
著（编）者：魏后凯 黄秉信
2018年4月出版 / 估价：99.00元
PSN G-1998-003-1/1

人口与劳动绿皮书
中国人口与劳动问题报告No.19
著（编）者：张车伟 2018年11月出版 / 估价：99.00元
PSN G-2000-012-1/1

新型城镇化蓝皮书
新型城镇化发展报告（2017）
著（编）者：李伟 宋敏
2018年3月出版 / 定价：98.00元
PSN B-2005-038-1/1

中国省域竞争力蓝皮书
中国省域经济综合竞争力发展报告（2016~2017）
著（编）者：李建平 李闽榕
2018年2月出版 / 定价：198.00元
PSN B-2007-088-1/1

中小城市绿皮书
中国中小城市发展报告（2018）
著（编）者：中国城市经济学会中小城市经济发展委员会
中国城镇化促进会中小城市发展委员会
《中国中小城市发展报告》编纂委员会
中小城市发展战略研究院
2018年11月出版 / 估价：128.00元
PSN G-2010-161-1/1

区域经济类

东北蓝皮书
中国东北地区发展报告（2018）
著(编)者：姜晓秋　2018年11月出版 / 估价：99.00元
PSN B-2006-067-1/1

金融蓝皮书
中国金融中心发展报告（2017~2018）
著(编)者：王力 黄育华　2018年11月出版 / 估价：99.00元
PSN B-2011-186-6/7

京津冀蓝皮书
京津冀发展报告（2018）
著(编)者：祝合良 叶堂林 张贵祥
2018年6月出版 / 估价：99.00元
PSN B-2012-262-1/1

西北蓝皮书
中国西北发展报告（2018）
著(编)者：王福生 马廷旭 董秋生
2018年1月出版 / 定价：99.00元
PSN B-2012-261-1/1

西部蓝皮书
中国西部发展报告（2018）
著(编)者：瑃勇 任保平　2018年8月出版 / 估价：99.00元
PSN B-2005-039-1/1

长江经济带产业蓝皮书
长江经济带产业发展报告（2018）
著(编)者：吴传清　2018年11月出版 / 估价：128.00元
PSN B-2017-666-1/1

长江经济带蓝皮书
长江经济带发展报告（2017~2018）
著(编)者：王振　2018年11月出版 / 估价：99.00元
PSN B-2016-575-1/1

长江中游城市群蓝皮书
长江中游城市群新型城镇化与产业协同发展报告（2018）
著(编)者：杨刚强　2018年11月出版 / 估价：99.00元
PSN B-2016-578-1/1

长三角蓝皮书
2017年创新融合发展的长三角
著(编)者：刘飞跃　2018年5月出版 / 估价：99.00元
PSN B-2005-038-1/1

长株潭城市群蓝皮书
长株潭城市群发展报告（2017）
著(编)者：张萍 朱有志　2018年6月出版 / 估价：99.00元
PSN B-2008-109-1/1

特色小镇蓝皮书
特色小镇智慧运营报告（2018）：顶层设计与智慧架构标准
著(编)者：陈劲　2018年1月出版 / 定价：79.00元
PSN B-2018-692-1/1

中部竞争力蓝皮书
中国中部经济社会竞争力报告（2018）
著(编)者：教育部人文社会科学重点研究基地南昌大学中国
　　　　中部经济社会发展研究中心
2018年12月出版 / 估价：99.00元
PSN B-2012-276-1/1

中部蓝皮书
中国中部地区发展报告（2018）
著(编)者：宋亚平　2018年12月出版 / 估价：99.00元
PSN B-2007-089-1/1

区域蓝皮书
中国区域经济发展报告（2017~2018）
著(编)者：赵弘　2018年5月出版 / 估价：99.00元
PSN B-2004-034-1/1

中三角蓝皮书
长江中游城市群发展报告（2018）
著(编)者：秦尊文　2018年9月出版 / 估价：99.00元
PSN B-2014-417-1/1

中原蓝皮书
中原经济区发展报告（2018）
著(编)者：李英杰　2018年6月出版 / 估价：99.00元
PSN B-2011-192-1/1

珠三角流通蓝皮书
珠三角商圈发展研究报告（2018）
著(编)者：王先庆 林至颖　2018年7月出版 / 估价：99.00元
PSN B-2012-292-1/1

社会政法类

北京蓝皮书
中国社区发展报告（2017~2018）
著(编)者：于燕燕　2018年9月出版 / 估价：99.00元
PSN B-2007-083-5/8

殡葬绿皮书
中国殡葬事业发展报告（2017~2018）
著(编)者：李伯森　2018年6月出版 / 估价：158.00元
PSN G-2010-180-1/1

城市管理蓝皮书
中国城市管理报告（2017-2018）
著(编)者：刘林 刘承水　2018年5月出版 / 估价：158.00元
PSN B-2013-336-1/1

城市生活质量蓝皮书
中国城市生活质量报告（2017）
著(编)者：张连城 张平 杨春学 郎丽华
2017年12月出版 / 定价：89.00元
PSN B-2013-326-1/1

社会政法类 — 皮书系列 2018全品种

城市政府能力蓝皮书
中国城市政府公共服务能力评估报告（2018）
著(编)者：何艳玲　2018年5月出版 / 估价：99.00元
PSN B-2013-338-1/1

创业蓝皮书
中国创业发展研究报告（2017~2018）
著(编)者：黄群慧　赵卫星　钟宏武
2018年11月出版 / 估价：99.00元
PSN B-2016-577-1/1

慈善蓝皮书
中国慈善发展报告（2018）
著(编)者：杨团　2018年6月出版 / 估价：99.00元
PSN B-2009-142-1/1

党建蓝皮书
党的建设研究报告No.2（2018）
著(编)者：崔建民　陈东平　2018年6月出版 / 估价：99.00元
PSN B-2016-523-1/1

地方法治蓝皮书
中国地方法治发展报告No.3（2018）
著(编)者：李林　田禾　2018年6月出版 / 估价：118.00元
PSN B-2015-442-1/1

电子政务蓝皮书
中国电子政务发展报告（2018）
著(编)者：李季　2018年8月出版 / 估价：99.00元
PSN B-2003-022-1/1

儿童蓝皮书
中国儿童参与状况报告（2017）
著(编)者：苑立新　2017年12月出版 / 定价：89.00元
PSN B-2017-682-1/1

法治蓝皮书
中国法治发展报告No.16（2018）
著(编)者：李林　田禾　2018年3月出版 / 定价：128.00元
PSN B-2004-027-1/3

法治蓝皮书
中国法院信息化发展报告No.2（2018）
著(编)者：李林　田禾　2018年2月出版 / 定价：118.00元
PSN B-2017-604-3/3

法治政府蓝皮书
中国法治政府发展报告（2017）
著(编)者：中国政法大学法治政府研究院
2018年3月出版 / 定价：158.00元
PSN B-2015-502-1/2

法治政府蓝皮书
中国法治政府评估报告（2018）
著(编)者：中国政法大学法治政府研究院
2018年9月出版 / 估价：168.00元
PSN B-2016-576-2/2

反腐倡廉蓝皮书
中国反腐倡廉建设报告No.8
著(编)者：张英伟　2018年12月出版 / 估价：99.00元
PSN B-2012-259-1/1

扶贫蓝皮书
中国扶贫开发报告（2018）
著(编)者：李培林　魏后凯　2018年12月出版 / 估价：128.00元
PSN B-2016-599-1/1

妇女发展蓝皮书
中国妇女发展报告No.6
著(编)者：王金玲　2018年9月出版 / 估价：158.00元
PSN B-2006-069-1/1

妇女教育蓝皮书
中国妇女教育发展报告No.3
著(编)者：张李玺　2018年10月出版 / 估价：99.00元
PSN B-2008-121-1/1

妇女绿皮书
2018年：中国性别平等与妇女发展报告
著(编)者：谭琳　2018年12月出版 / 估价：99.00元
PSN G-2006-073-1/1

公共安全蓝皮书
中国城市公共安全发展报告（2017~2018）
著(编)者：黄育华　杨文明　赵建辉
2018年6月出版 / 估价：99.00元
PSN B-2017-628-1/1

公共服务蓝皮书
中国城市基本公共服务力评价（2018）
著(编)者：钟君　刘志昌　吴正杲
2018年12月出版 / 估价：99.00元
PSN B-2011-214-1/1

公民科学素质蓝皮书
中国公民科学素质报告（2017~2018）
著(编)者：李群　陈雄　马宗文
2017年12月出版 / 定价：89.00元
PSN B-2014-379-1/1

公益蓝皮书
中国公益慈善发展报告（2016）
著(编)者：朱健刚　胡小军　2018年6月出版 / 估价：99.00元
PSN B-2012-283-1/1

国际人才蓝皮书
中国国际移民报告（2018）
著(编)者：王辉耀　2018年6月出版 / 估价：99.00元
PSN B-2012-304-3/4

国际人才蓝皮书
中国留学发展报告（2018）No.7
著(编)者：王辉耀　苗绿　2018年12月出版 / 估价：99.00元
PSN B-2012-244-2/4

海洋社会蓝皮书
中国海洋社会发展报告（2017）
著(编)者：崔凤　宋宁而　2018年3月出版 / 定价：99.00元
PSN B-2015-478-1/1

行政改革蓝皮书
中国行政体制改革报告No.7（2018）
著(编)者：魏礼群　2018年6月出版 / 估价：99.00元
PSN B-2011-231-1/1

皮书系列 2018全品种 — 社会政法类

华侨华人蓝皮书
华侨华人研究报告（2017）
著（编）者：张禹东 庄国土　2017年12月出版 / 定价：148.00元
PSN B-2011-204-1/1

互联网与国家治理蓝皮书
互联网与国家治理发展报告（2017）
著（编）者：张志安　2018年1月出版 / 定价：98.00元
PSN B-2017-671-1/1

环境管理蓝皮书
中国环境管理发展报告（2017）
著（编）者：李金惠　2017年12月出版 / 定价：98.00元
PSN B-2017-678-1/1

环境竞争力绿皮书
中国省域环境竞争力发展报告（2018）
著（编）者：李建平 李闽榕 王金南
2018年11月出版 / 定价：198.00元
PSN G-2010-165-1/1

环境绿皮书
中国环境发展报告（2017~2018）
著（编）者：李波　2018年6月出版 / 估价：99.00元
PSN G-2006-048-1/1

家庭蓝皮书
中国"创建幸福家庭活动"评估报告（2018）
著（编）者：国务院发展研究中心"创建幸福家庭活动评估"课题组
2018年12月出版 / 估价：99.00元
PSN B-2015-508-1/1

健康城市蓝皮书
中国健康城市建设研究报告（2018）
著（编）者：王鸿春 盛继洪　2018年12月出版 / 估价：99.00元
PSN B-2016-564-2/2

健康中国蓝皮书
社区首诊与健康中国分析报告（2018）
著（编）者：高和荣 杨叔禹 姜杰
2018年6月出版 / 估价：99.00元
PSN B-2017-611-1/1

教师蓝皮书
中国中小学教师发展报告（2017）
著（编）者：曾晓东 鱼霞
2018年6月出版 / 估价：99.00元
PSN B-2012-289-1/1

教育扶贫蓝皮书
中国教育扶贫报告（2018）
著（编）者：司树杰 王文静 李兴洲
2018年12月出版 / 估价：99.00元
PSN B-2016-590-1/1

教育蓝皮书
中国教育发展报告（2018）
著（编）者：杨东平　2018年3月出版 / 定价：89.00元
PSN B-2006-047-1/1

金融法治建设蓝皮书
中国金融法治建设年度报告（2015~2016）
著（编）者：朱小黄　2018年6月出版 / 估价：99.00元
PSN B-2017-633-1/1

京津冀教育蓝皮书
京津冀教育发展研究报告（2017~2018）
著（编）者：方中雄　2018年6月出版 / 估价：99.00元
PSN B-2017-608-1/1

就业蓝皮书
2018年中国本科生就业报告
著（编）者：麦可思研究院　2018年6月出版 / 估价：99.00元
PSN B-2009-146-1/2

就业蓝皮书
2018年中国高职高专生就业报告
著（编）者：麦可思研究院　2018年6月出版 / 估价：99.00元
PSN B-2015-472-2/2

科学教育蓝皮书
中国科学教育发展报告（2018）
著（编）者：王康友　2018年10月出版 / 估价：99.00元
PSN B-2015-487-1/1

劳动保障蓝皮书
中国劳动保障发展报告（2018）
著（编）者：刘燕斌　2018年9月出版 / 估价：158.00元
PSN B-2014-415-1/1

老龄蓝皮书
中国老年宜居环境发展报告（2017）
著（编）者：党俊武 周燕珉　2018年6月出版 / 估价：99.00元
PSN B-2013-320-1/1

连片特困区蓝皮书
中国连片特困区发展报告（2017~2018）
著（编）者：游俊 冷志明 丁建军
2018年6月出版 / 估价：99.00元
PSN B-2013-321-1/1

流动儿童蓝皮书
中国流动儿童教育发展报告（2017）
著（编）者：杨东平　2018年6月出版 / 估价：99.00元
PSN B-2017-600-1/1

民调蓝皮书
中国民生调查报告（2018）
著（编）者：谢耘耕　2018年12月出版 / 估价：99.00元
PSN B-2014-398-1/1

民族发展蓝皮书
中国民族发展报告（2018）
著（编）者：王延中　2018年10月出版 / 估价：188.00元
PSN B-2006-070-1/1

女性生活蓝皮书
中国女性生活状况报告No.12（2018）
著（编）者：高博燕　2018年7月出版 / 估价：99.00元
PSN B-2006-071-1/1

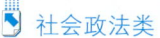

社会政法类 — 皮书系列 2018全品种

汽车社会蓝皮书
中国汽车社会发展报告（2017~2018）
著(编)者：王俊秀　2018年6月出版 / 估价：99.00元
PSN B-2011-224-1/1

青年蓝皮书
中国青年发展报告（2018）No.3
著(编)者：廉思　2018年6月出版 / 估价：99.00元
PSN B-2013-333-1/1

青少年蓝皮书
中国未成年人互联网运用报告（2017~2018）
著(编)者：季为民　李文革　沈杰
2018年11月出版 / 估价：99.00元
PSN B-2010-156-1/1

人权蓝皮书
中国人权事业发展报告No.8（2018）
著(编)者：李君如　2018年9月出版 / 估价：99.00元
PSN B-2011-215-1/1

社会保障绿皮书
中国社会保障发展报告No.9（2018）
著(编)者：王延中　2018年6月出版 / 估价：99.00元
PSN G-2001-014-1/1

社会风险评估蓝皮书
风险评估与危机预警报告（2017~2018）
著(编)者：唐钧　2018年8月出版 / 估价：99.00元
PSN B-2012-293-1/1

社会工作蓝皮书
中国社会工作发展报告（2016~2017）
著(编)者：民政部社会工作研究中心
2018年8月出版 / 估价：99.00元
PSN B-2009-141-1/1

社会管理蓝皮书
中国社会管理创新报告No.6
著(编)者：连玉明　2018年11月出版 / 估价：99.00元
PSN B-2012-300-1/1

社会蓝皮书
2018年中国社会形势分析与预测
著(编)者：李培林　陈光金　张翼
2017年12月出版 / 定价：89.00元
PSN B-1998-002-1/1

社会体制蓝皮书
中国社会体制改革报告No.6（2018）
著(编)者：龚维斌　2018年3月出版 / 定价：98.00元
PSN B-2013-330-1/1

社会心态蓝皮书
中国社会心态研究报告（2018）
著(编)者：王俊秀　2018年12月出版 / 估价：99.00元
PSN B-2011-199-1/1

社会组织蓝皮书
中国社会组织报告（2017-2018）
著(编)者：黄晓勇　2018年6月出版 / 估价：99.00元
PSN B-2008-118-1/2

社会组织蓝皮书
中国社会组织评估发展报告（2018）
著(编)者：徐家良　2018年12月出版 / 估价：99.00元
PSN B-2013-366-2/2

生态城市绿皮书
中国生态城市建设发展报告（2018）
著(编)者：刘举科　孙伟平　胡文臻
2018年9月出版 / 估价：158.00元
PSN G-2012-269-1/1

生态文明绿皮书
中国省域生态文明建设评价报告（ECI 2018）
著(编)者：严耕　2018年12月出版 / 估价：99.00元
PSN G-2010-170-1/1

退休生活蓝皮书
中国城市居民退休生活质量指数报告（2017）
著(编)者：杨一帆　2018年6月出版 / 估价：99.00元
PSN B-2017-618-1/1

危机管理蓝皮书
中国危机管理报告（2018）
著(编)者：文学国　范正青
2018年8月出版 / 估价：99.00元
PSN B-2010-171-1/1

学会蓝皮书
2018年中国学会发展报告
著(编)者：麦可思研究院　2018年12月出版 / 估价：99.00元
PSN B-2016-597-1/1

医改蓝皮书
中国医药卫生体制改革报告（2017~2018）
著(编)者：文学国　房志武
2018年11月出版 / 估价：99.00元
PSN B-2014-432-1/1

应急管理蓝皮书
中国应急管理报告（2018）
著(编)者：宋英华　2018年9月出版 / 估价：99.00元
PSN B-2016-562-1/1

政府绩效评估蓝皮书
中国地方政府绩效评估报告 No.2
著(编)者：贠杰　2018年12月出版 / 估价：99.00元
PSN B-2017-672-1/1

政治参与蓝皮书
中国政治参与报告（2018）
著(编)者：房宁　2018年8月出版 / 估价：128.00元
PSN B-2011-200-1/1

政治文化蓝皮书
中国政治文化报告（2018）
著(编)者：邢元敏　魏大鹏　龚克
2018年8月出版 / 估价：128.00元
PSN B-2017-615-1/1

中国传统村落蓝皮书
中国传统村落保护现状报告（2018）
著(编)者：胡彬彬　李向军　王晓波
2018年12月出版 / 估价：99.00元
PSN B-2017-663-1/1

中国农村妇女发展蓝皮书
农村流动女性城市生活发展报告（2018）
著(编)者：谢丽华　2018年12月出版 / 估价：99.00元
PSN B-2014-434-1/1

宗教蓝皮书
中国宗教报告（2017）
著(编)者：邱永辉　2018年8月出版 / 估价：99.00元
PSN B-2008-117-1/1

产业经济类

保健蓝皮书
中国保健服务产业发展报告 No.2
著(编)者：中国保健协会　中共中央党校
2018年7月出版 / 估价：198.00元
PSN B-2012-272-3/3

保健蓝皮书
中国保健食品产业发展报告 No.2
著(编)者：中国保健协会
　　　　　中国社会科学院食品药品产业发展与监管研究中心
2018年8月出版 / 估价：198.00元
PSN B-2012-271-2/3

保健蓝皮书
中国保健用品产业发展报告 No.2
著(编)者：中国保健协会
　　　　　国务院国有资产监督管理委员会研究中心
2018年6月出版 / 估价：198.00元
PSN B-2012-270-1/3

保险蓝皮书
中国保险业竞争力报告（2018）
著(编)者：保监会　2018年12月出版 / 估价：99.00元
PSN B-2013-311-1/1

冰雪蓝皮书
中国冰上运动产业发展报告（2018）
著(编)者：孙承华　杨占武　刘戈　张鸿俊
2018年9月出版 / 估价：99.00元
PSN B-2017-648-3/3

冰雪蓝皮书
中国滑雪产业发展报告（2018）
著(编)者：孙承华　伍斌　魏庆华　张鸿俊
2018年9月出版 / 估价：99.00元
PSN B-2016-559-1/3

餐饮产业蓝皮书
中国餐饮产业发展报告（2018）
著(编)者：邢颖
2018年6月出版 / 估价：99.00元
PSN B-2009-151-1/1

茶业蓝皮书
中国茶产业发展报告（2018）
著(编)者：杨江帆　李闽榕
2018年10月出版 / 估价：99.00元
PSN B-2010-164-1/1

产业安全蓝皮书
中国文化产业安全报告（2018）
著(编)者：北京印刷学院文化产业安全研究院
2018年12月出版 / 估价：99.00元
PSN B-2014-378-12/14

产业安全蓝皮书
中国新媒体产业安全报告（2016~2017）
著(编)者：肖丽　2018年6月出版 / 估价：99.00元
PSN B-2015-500-14/14

产业安全蓝皮书
中国出版传媒产业安全报告（2017~2018）
著(编)者：北京印刷学院文化产业安全研究院
2018年6月出版 / 估价：99.00元
PSN B-2014-384-13/14

产业蓝皮书
中国产业竞争力报告（2018）No.8
著(编)者：张其仔　2018年12月出版 / 估价：168.00元
PSN B-2010-175-1/1

动力电池蓝皮书
中国新能源汽车动力电池产业发展报告（2018）
著(编)者：中国汽车技术研究中心
2018年8月出版 / 估价：99.00元
PSN B-2017-639-1/1

杜仲产业绿皮书
中国杜仲橡胶资源与产业发展报告（2017~2018）
著(编)者：杜红岩　胡文臻　俞锐
2018年6月出版 / 估价：99.00元
PSN G-2013-350-1/1

房地产蓝皮书
中国房地产发展报告No.15（2018）
著(编)者：李春华　王业强
2018年5月出版 / 估价：99.00元
PSN B-2004-028-1/1

服务外包蓝皮书
中国服务外包产业发展报告（2017~2018）
著(编)者：王晓红　刘德军
2018年6月出版 / 估价：99.00元
PSN B-2013-331-2/2

服务外包蓝皮书
中国服务外包竞争力报告（2017~2018）
著(编)者：刘春生　王力　黄育华
2018年12月出版 / 估价：99.00元
PSN B-2011-216-1/2

产业经济类

皮书系列 2018全品种

工业和信息化蓝皮书
世界信息技术产业发展报告（2017~2018）
著(编)者：尹丽波　2018年6月出版 / 估价：99.00元
PSN B-2015-449-2/6

工业和信息化蓝皮书
战略性新兴产业发展报告（2017~2018）
著(编)者：尹丽波　2018年6月出版 / 估价：99.00元
PSN B-2015-450-3/6

海洋经济蓝皮书
中国海洋经济发展报告（2015~2018）
著(编)者：殷克东　高金田　方胜民
2018年3月出版 / 定价：128.00元
PSN B-2018-697-1/1

康养蓝皮书
中国康养产业发展报告（2017）
著(编)者：何莽　2017年12月出版 / 定价：88.00元
PSN B-2017-685-1/1

客车蓝皮书
中国客车产业发展报告（2017~2018）
著(编)者：姚蔚　2018年10月出版 / 估价：99.00元
PSN B-2013-361-1/1

流通蓝皮书
中国商业发展报告（2018~2019）
著(编)者：王雪峰　林诗慧
2018年7月出版 / 估价：99.00元
PSN B-2009-152-1/2

能源蓝皮书
中国能源发展报告（2018）
著(编)者：崔民选　王军生　陈义和
2018年12月出版 / 估价：99.00元
PSN B-2006-049-1/1

农产品流通蓝皮书
中国农产品流通产业发展报告（2017）
著(编)者：贾敬敦　张东科　张玉玺　张鹏毅　周伟
2018年6月出版 / 估价：99.00元
PSN B-2012-288-1/1

汽车工业蓝皮书
中国汽车工业发展年度报告（2018）
著(编)者：中国汽车工业协会
　　　　　中国汽车技术研究中心
　　　　　丰田汽车公司
2018年5月出版 / 估价：168.00元
PSN B-2015-463-1/2

汽车工业蓝皮书
中国汽车零部件产业发展报告（2017~2018）
著(编)者：中国汽车工业协会
　　　　　中国汽车工程研究院深圳市沃特玛电池有限公司
2018年9月出版 / 估价：99.00元
PSN B-2016-515-2/2

汽车蓝皮书
中国汽车产业发展报告（2018）
著(编)者：中国汽车工程学会
　　　　　大众汽车集团（中国）
2018年11月出版 / 估价：99.00元
PSN B-2008-124-1/1

世界茶业蓝皮书
世界茶业发展报告（2018）
著(编)者：李闽榕　冯廷佺
2018年5月出版 / 估价：168.00元
PSN B-2017-619-1/1

世界能源蓝皮书
世界能源发展报告（2018）
著(编)者：黄晓勇　2018年6月出版 / 估价：168.00元
PSN B-2013-349-1/1

石油蓝皮书
中国石油产业发展报告（2018）
著(编)者：中国石油化工集团公司经济技术研究院
　　　　　中国国际石油化工联合有限责任公司
　　　　　中国社会科学院数量经济与技术经济研究所
2018年2月出版 / 定价：98.00元
PSN B-2018-690-1/1

体育蓝皮书
国家体育产业基地发展报告（2016~2017）
著(编)者：李颖川　2018年6月出版 / 估价：168.00元
PSN B-2017-609-5/5

体育蓝皮书
中国体育产业发展报告（2018）
著(编)者：阮伟　钟秉枢
2018年12月出版 / 估价：99.00元
PSN B-2010-179-1/5

文化金融蓝皮书
中国文化金融发展报告（2018）
著(编)者：杨涛　金巍
2018年6月出版 / 估价：99.00元
PSN B-2017-610-1/1

新能源汽车蓝皮书
中国新能源汽车产业发展报告（2018）
著(编)者：中国汽车技术研究中心
　　　　　日产（中国）投资有限公司
　　　　　东风汽车有限公司
2018年8月出版 / 估价：99.00元
PSN B-2013-347-1/1

薏仁米产业蓝皮书
中国薏仁米产业发展报告No.2（2018）
著(编)者：李发耀　石明　秦礼康
2018年8月出版 / 估价：99.00元
PSN B-2017-645-1/1

邮轮绿皮书
中国邮轮产业发展报告（2018）
著(编)者：汪泓　2018年10月出版 / 估价：99.00元
PSN G-2014-419-1/1

智能养老蓝皮书
中国智能养老产业发展报告（2018）
著(编)者：朱勇　2018年10月出版 / 估价：99.00元
PSN B-2015-488-1/1

中国节能汽车蓝皮书
中国节能汽车发展报告（2017~2018）
著(编)者：中国汽车工程研究院股份有限公司
2018年9月出版 / 估价：99.00元
PSN B-2016-565-1/1

产业经济类·行业及其他类

中国陶瓷产业蓝皮书
中国陶瓷产业发展报告（2018）
著（编）者：左和平 黄速建
2018年10月出版 / 估价：99.00元
PSN B-2016-573-1/1

装备制造业蓝皮书
中国装备制造业发展报告（2018）
著（编）者：徐东华
2018年12月出版 / 估价：118.00元
PSN B-2015-505-1/1

行业及其他类

"三农"互联网金融蓝皮书
中国"三农"互联网金融发展报告（2018）
著（编）者：李勇坚 王弢
2018年8月出版 / 估价：99.00元
PSN B-2016-560-1/1

SUV蓝皮书
中国SUV市场发展报告（2017~2018）
著（编）者：靳军 2018年9月出版 / 估价：99.00元
PSN B-2016-571-1/1

冰雪蓝皮书
中国冬季奥运会发展报告（2018）
著（编）者：孙承华 伍斌 魏庆华 张鸿俊
2018年9月出版 / 估价：99.00元
PSN B-2017-647-2/3

彩票蓝皮书
中国彩票发展报告（2018）
著（编）者：益彩基金 2018年6月出版 / 估价：99.00元
PSN B-2015-462-1/1

测绘地理信息蓝皮书
测绘地理信息供给侧结构性改革研究报告（2018）
著（编）者：库热西·买合苏提
2018年12月出版 / 估价：168.00元
PSN B-2009-145-1/1

产权市场蓝皮书
中国产权市场发展报告（2017）
著（编）者：曹和平
2018年5月出版 / 估价：99.00元
PSN B-2009-147-1/1

城投蓝皮书
中国城投行业发展报告（2018）
著（编）者：华景斌
2018年11月出版 / 估价：300.00元
PSN B-2016-514-1/1

城市轨道交通蓝皮书
中国城市轨道交通运营发展报告（2017~2018）
著（编）者：崔学忠 贾文峥
2018年3月出版 / 定价：89.00元
PSN B-2018-694-1/1

大数据蓝皮书
中国大数据发展报告（No.2）
著（编）者：连玉明 2018年5月出版 / 估价：99.00元
PSN B-2017-620-1/1

大数据应用蓝皮书
中国大数据应用发展报告No.2（2018）
著（编）者：陈军君 2018年8月出版 / 估价：99.00元
PSN B-2017-644-1/1

对外投资与风险蓝皮书
中国对外直接投资与国家风险报告（2018）
著（编）者：中债资信评估有限责任公司
中国社会科学院世界经济与政治研究所
2018年6月出版 / 估价：189.00元
PSN B-2017-606-1/1

工业和信息化蓝皮书
人工智能发展报告（2017~2018）
著（编）者：尹丽波 2018年6月出版 / 估价：99.00元
PSN B-2015-448-1/6

工业和信息化蓝皮书
世界智慧城市发展报告（2017~2018）
著（编）者：尹丽波 2018年6月出版 / 估价：99.00元
PSN B-2017-624-6/6

工业和信息化蓝皮书
世界网络安全发展报告（2017~2018）
著（编）者：尹丽波 2018年6月出版 / 估价：99.00元
PSN B-2015-452-5/6

工业和信息化蓝皮书
世界信息化发展报告（2017~2018）
著（编）者：尹丽波 2018年6月出版 / 估价：99.00元
PSN B-2015-451-4/6

工业设计蓝皮书
中国工业设计发展报告（2018）
著（编）者：王晓红 于炜 张立群 2018年9月出版 / 估价：168.00元
PSN B-2014-420-1/1

公共关系蓝皮书
中国公共关系发展报告（2017）
著（编）者：柳斌杰 2018年1月出版 / 定价：89.00元
PSN B-2016-579-1/1

行业及其他类

皮书系列 2018全品种

公共关系蓝皮书
中国公共关系发展报告（2018）
著（编）者：柳斌杰　2018年11月出版／估价：99.00元
PSN B-2016-579-1/1

管理蓝皮书
中国管理发展报告（2018）
著（编）者：张晓东　2018年10月出版／估价：99.00元
PSN B-2014-416-1/1

轨道交通蓝皮书
中国轨道交通行业发展报告（2017）
著（编）者：仲建华　李闽榕
2017年12月出版／定价：98.00元
PSN B-2017-674-1/1

海关发展蓝皮书
中国海关发展前沿报告（2018）
著（编）者：干春晖　2018年6月出版／估价：99.00元
PSN B-2017-616-1/1

互联网医疗蓝皮书
中国互联网健康医疗发展报告（2018）
著（编）者：芮晓武　2018年6月出版／估价：99.00元
PSN B-2016-567-1/1

黄金市场蓝皮书
中国商业银行黄金业务发展报告（2017~2018）
著（编）者：平安银行　2018年6月出版／估价：99.00元
PSN B-2016-524-1/1

会展蓝皮书
中外会展业动态评估研究报告（2018）
著（编）者：张敏　任中峰　聂鑫焱　牛盼强
2018年12月出版／估价：99.00元
PSN B-2013-327-1/1

基金会蓝皮书
中国基金会发展报告（2017~2018）
著（编）者：中国基金会发展报告课题组
2018年6月出版／估价：99.00元
PSN B-2013-368-1/1

基金会绿皮书
中国基金会发展独立研究报告（2018）
著（编）者：基金会中心网　中央民族大学基金会研究中心
2018年6月出版／估价：99.00元
PSN G-2011-213-1/1

基金会透明度蓝皮书
中国基金会透明度发展研究报告（2018）
著（编）者：基金会中心网　清华大学廉政与治理研究中心
2018年9月出版／估价：99.00元
PSN B-2013-339-1/1

建筑装饰蓝皮书
中国建筑装饰行业发展报告（2018）
著（编）者：葛道顺　刘晓一
2018年10月出版／估价：198.00元
PSN B-2016-553-1/1

金融监管蓝皮书
中国金融监管报告（2018）
著（编）者：胡滨　2018年3月出版／定价：98.00元
PSN B-2012-281-1/1

金融蓝皮书
中国互联网金融行业分析与评估（2018~2019）
著（编）者：黄国平　伍旭川　2018年12月出版／估价：99.00元
PSN B-2016-585-7/7

金融科技蓝皮书
中国金融科技发展报告（2018）
著（编）者：李扬　孙国峰　2018年10月出版／估价：99.00元
PSN B-2014-374-1/1

金融信息服务蓝皮书
中国金融信息服务发展报告（2018）
著（编）者：李平　2018年5月出版／估价：99.00元
PSN B-2017-621-1/1

金蜜蜂企业社会责任蓝皮书
金蜜蜂中国企业社会责任报告研究（2017）
著（编）者：殷格非　于志宏　管竹笋
2018年1月出版／定价：99.00元
PSN B-2018-693-1/1

京津冀金融蓝皮书
京津冀金融发展报告（2018）
著（编）者：王爱俭　王璟怡　2018年10月出版／估价：99.00元
PSN B-2016-527-1/1

科普蓝皮书
国家科普能力发展报告（2018）
著（编）者：王康友　2018年5月出版／估价：138.00元
PSN B-2017-632-4/4

科普蓝皮书
中国基层科普发展报告（2017~2018）
著（编）者：赵立新　陈玲　2018年9月出版／估价：99.00元
PSN B-2016-568-3/4

科普蓝皮书
中国科普基础设施发展报告（2017~2018）
著（编）者：任福君　2018年6月出版／估价：99.00元
PSN B-2010-174-1/3

科普蓝皮书
中国科普人才发展报告（2017~2018）
著（编）者：郑念　任嵘嵘　2018年7月出版／估价：99.00元
PSN B-2016-512-2/4

科普能力蓝皮书
中国科普能力评价报告（2018~2019）
著（编）者：李富强　李群　2018年8月出版／估价：99.00元
PSN B-2016-555-1/1

临空经济蓝皮书
中国临空经济发展报告（2018）
著（编）者：连玉明　2018年9月出版／估价：99.00元
PSN B-2014-421-1/1

皮书系列 2018全品种 — 行业及其他类

旅游安全蓝皮书
中国旅游安全报告（2018）
著(编)者：郑向敏 谢朝武　2018年5月出版 / 估价：158.00元
PSN B-2012-280-1/1

旅游绿皮书
2017~2018年中国旅游发展分析与预测
著(编)者：宋瑞　2018年1月出版 / 定价：99.00元
PSN G-2002-018-1/1

煤炭蓝皮书
中国煤炭工业发展报告（2018）
著(编)者：岳福斌　2018年12月出版 / 估价：99.00元
PSN B-2008-123-1/1

民营企业社会责任蓝皮书
中国民营企业社会责任报告（2018）
著(编)者：中华全国工商业联合会
2018年12月出版 / 估价：99.00元
PSN B-2015-510-1/1

民营医院蓝皮书
中国民营医院发展报告（2017）
著(编)者：薛晓林　2017年12月出版 / 定价：89.00元
PSN B-2012-299-1/1

闽商蓝皮书
闽商发展报告（2018）
著(编)者：李闽榕 王日根 林琛
2018年12月出版 / 估价：99.00元
PSN B-2012-298-1/1

农业应对气候变化蓝皮书
中国农业气象灾害及其灾损评估报告（No.3）
著(编)者：矫梅燕　2018年6月出版 / 估价：118.00元
PSN B-2014-413-1/1

品牌蓝皮书
中国品牌战略发展报告（2018）
著(编)者：汪同三　2018年10月出版 / 估价：99.00元
PSN B-2016-580-1/1

企业扶贫蓝皮书
中国企业扶贫研究报告（2018）
著(编)者：钟宏武　2018年12月出版 / 估价：99.00元
PSN B-2016-593-1/1

企业公益蓝皮书
中国企业公益研究报告（2018）
著(编)者：钟宏武 汪杰 黄晓娟
2018年12月出版 / 估价：99.00元
PSN B-2015-501-1/1

企业国际化蓝皮书
中国企业全球化报告（2018）
著(编)者：王辉耀 苗绿　2018年11月出版 / 估价：99.00元
PSN B-2014-427-1/1

企业蓝皮书
中国企业绿色发展报告No.2（2018）
著(编)者：李红玉 朱光辉
2018年8月出版 / 估价：99.00元
PSN B-2015-481-2/2

企业社会责任蓝皮书
中资企业海外社会责任研究报告（2017~2018）
著(编)者：钟宏武 叶柳红 张蒽
2018年6月出版 / 估价：99.00元
PSN B-2017-603-2/2

企业社会责任蓝皮书
中国企业社会责任研究报告（2018）
著(编)者：黄群慧 钟宏武 张蒽 汪杰
2018年11月出版 / 估价：99.00元
PSN B-2009-149-1/2

汽车安全蓝皮书
中国汽车安全发展报告（2018）
著(编)者：中国汽车技术研究中心
2018年8月出版 / 估价：99.00元
PSN B-2014-385-1/1

汽车电子商务蓝皮书
中国汽车电子商务发展报告（2018）
著(编)者：中华全国工商业联合会汽车经销商商会
　　　　　北方工业大学
　　　　　北京易观智库网络科技有限公司
2018年10月出版 / 估价：158.00元
PSN B-2015-485-1/1

汽车知识产权蓝皮书
中国汽车产业知识产权发展报告（2018）
著(编)者：中国汽车工程研究院股份有限公司
　　　　　中国汽车工程学会
　　　　　重庆长安汽车股份有限公司
2018年12月出版 / 估价：99.00元
PSN B-2016-594-1/1

青少年体育蓝皮书
中国青少年体育发展报告（2017）
著(编)者：刘扶民 杨桦　2018年6月出版 / 估价：99.00元
PSN B-2015-482-1/1

区块链蓝皮书
中国区块链发展报告（2018）
著(编)者：李伟　2018年9月出版 / 估价：99.00元
PSN B-2017-649-1/1

群众体育蓝皮书
中国群众体育发展报告（2017）
著(编)者：刘国永 戴健　2018年5月出版 / 估价：99.00元
PSN B-2014-411-1/3

群众体育蓝皮书
中国社会体育指导员发展报告（2018）
著(编)者：刘国永 王欢　2018年6月出版 / 估价：99.00元
PSN B-2016-520-3/3

人力资源蓝皮书
中国人力资源发展报告（2018）
著(编)者：余兴安　2018年11月出版 / 估价：99.00元
PSN B-2012-287-1/1

融资租赁蓝皮书
中国融资租赁业发展报告（2017~2018）
著(编)者：李光荣 王力　2018年8月出版 / 估价：99.00元
PSN B-2015-443-1/1

行业及其他类

皮书系列 2018全品种

商会蓝皮书
中国商会发展报告No.5（2017）
著（编）者：王钦敏　2018年7月出版／估价：99.00元
PSN B-2008-125-1/1

商务中心区蓝皮书
中国商务中心区发展报告No.4（2017~2018）
著（编）者：李国红　单菁菁　2018年9月出版／估价：99.00元
PSN B-2015-444-1/1

设计产业蓝皮书
中国创新设计发展报告（2018）
著（编）者：王晓红　张立群　于炜
2018年11月出版／估价：99.00元
PSN B-2016-581-2/2

社会责任管理蓝皮书
中国上市公司社会责任能力成熟度报告No.4（2018）
著（编）者：肖红军　王晓光　李伟阳
2018年12月出版／估价：99.00元
PSN B-2015-507-2/2

社会责任管理蓝皮书
中国企业公众透明度报告No.4（2017~2018）
著（编）者：黄速建　熊梦　王晓光　肖红军
2018年6月出版／估价：99.00元
PSN B-2015-440-1/2

食品药品蓝皮书
食品药品安全与监管政策研究报告（2016~2017）
著（编）者：唐民皓　2018年6月出版／估价：99.00元
PSN B-2009-129-1/1

输血服务蓝皮书
中国输血行业发展报告（2018）
著（编）者：孙俊　2018年12月出版／估价：99.00元
PSN B-2016-582-1/1

水利风景区蓝皮书
中国水利风景区发展报告（2018）
著（编）者：董建文　兰思仁
2018年10月出版／估价：99.00元
PSN B-2015-480-1/1

数字经济蓝皮书
全球数字经济竞争力发展报告（2017）
著（编）者：王振　2017年12月出版／定价：79.00元
PSN B-2017-673-1/1

私募市场蓝皮书
中国私募股权市场发展报告（2017~2018）
著（编）者：曹和平　2018年12月出版／估价：99.00元
PSN B-2010-162-1/1

碳排放权交易蓝皮书
中国碳排放权交易报告（2018）
著（编）者：孙永平　2018年11月出版／估价：99.00元
PSN B-2017-652-1/1

碳市场蓝皮书
中国碳市场报告（2018）
著（编）者：定金彪　2018年11月出版／估价：99.00元
PSN B-2014-430-1/1

体育蓝皮书
中国公共体育服务发展报告（2018）
著（编）者：戴健　2018年12月出版／估价：99.00元
PSN B-2013-367-2/5

土地市场蓝皮书
中国农村土地市场发展报告（2017~2018）
著（编）者：李光荣　2018年6月出版／估价：99.00元
PSN B-2016-526-1/1

土地整治蓝皮书
中国土地整治发展研究报告（No.5）
著（编）者：国土资源部土地整治中心
2018年7月出版／估价：99.00元
PSN B-2014-401-1/1

土地政策蓝皮书
中国土地政策研究报告（2018）
著（编）者：高延利　张建平　吴次方
2018年1月出版／定价：98.00元
PSN B-2015-506-1/1

网络空间安全蓝皮书
中国网络空间安全发展报告（2018）
著（编）者：惠志斌　覃庆玲
2018年11月出版／估价：99.00元
PSN B-2015-466-1/1

文化志愿服务蓝皮书
中国文化志愿服务发展报告（2018）
著（编）者：张永新　良警宇　2018年11月出版／估价：128.00元
PSN B-2016-596-1/1

西部金融蓝皮书
中国西部金融发展报告（2017~2018）
著（编）者：李忠民　2018年8月出版／估价：99.00元
PSN B-2010-160-1/1

协会商会蓝皮书
中国行业协会商会发展报告（2017）
著（编）者：景朝阳　李勇　2018年6月出版／估价：99.00元
PSN B-2015-461-1/1

新三板蓝皮书
中国新三板市场发展报告（2018）
著（编）者：王力　2018年8月出版／估价：99.00元
PSN B-2016-533-1/1

信托市场蓝皮书
中国信托业市场报告（2017~2018）
著（编）者：用益金融信托研究院
2018年6月出版／估价：198.00元
PSN B-2014-371-1/1

信息化蓝皮书
中国信息化形势分析与预测（2017~2018）
著（编）者：周宏仁　2018年8月出版／估价：99.00元
PSN B-2010-168-1/1

信用蓝皮书
中国信用发展报告（2017~2018）
著（编）者：章政　田侃　2018年6月出版／估价：99.00元
PSN B-2013-328-1/1

皮书系列 2018全品种 — 行业及其他类

休闲绿皮书
2017~2018年中国休闲发展报告
著(编)者：宋瑞　2018年7月出版／估价：99.00元
PSN G-2010-158-1/1

休闲体育蓝皮书
中国休闲体育发展报告（2017~2018）
著(编)者：李相如　钟秉枢
2018年10月出版／估价：99.00元
PSN B-2016-516-1/1

养老金融蓝皮书
中国养老金融发展报告（2018）
著(编)者：董克用　姚余栋
2018年9月出版／估价：99.00元
PSN B-2016-583-1/1

遥感监测绿皮书
中国可持续发展遥感监测报告（2017）
著(编)者：顾行发　汪克强　潘教峰　李闽榕　徐东华　王琦安
2018年6月出版／估价：298.00元
PSN B-2017-629-1/1

药品流通蓝皮书
中国药品流通行业发展报告（2018）
著(编)者：佘鲁林　温再兴
2018年7月出版／估价：198.00元
PSN B-2014-429-1/1

医疗器械蓝皮书
中国医疗器械行业发展报告（2018）
著(编)者：王宝亭　耿鸿武
2018年10月出版／估价：99.00元
PSN B-2017-661-1/1

医院蓝皮书
中国医院竞争力报告（2017~2018）
著(编)者：庄一强　2018年3月出版／定价：108.00元
PSN B-2016-528-1/1

瑜伽蓝皮书
中国瑜伽业发展报告（2017~2018）
著(编)者：张永建　徐华锋　朱泰余
2018年6月出版／估价：198.00元
PSN B-2017-625-1/1

债券市场蓝皮书
中国债券市场发展报告（2017~2018）
著(编)者：杨农　2018年10月出版／估价：99.00元
PSN B-2016-572-1/1

志愿服务蓝皮书
中国志愿服务发展报告（2018）
著(编)者：中国志愿服务联合会
2018年11月出版／估价：99.00元
PSN B-2017-664-1/1

中国上市公司蓝皮书
中国上市公司发展报告（2018）
著(编)者：张鹏　张平　黄胤英
2018年9月出版／估价：99.00元
PSN B-2014-414-1/1

中国新三板蓝皮书
中国新三板创新与发展报告（2018）
著(编)者：刘平安　闻召林
2018年8月出版／估价：158.00元
PSN B-2017-638-1/1

中国汽车品牌蓝皮书
中国乘用车品牌发展报告（2017）
著(编)者：《中国汽车报》社有限公司
　　　　　博世（中国）投资有限公司
　　　　　中国汽车技术研究中心数据资源中心
2018年1月出版／定价：89.00元
PSN B-2017-679-1/1

中医文化蓝皮书
北京中医药文化传播发展报告（2018）
著(编)者：毛嘉陵　2018年6月出版／估价：99.00元
PSN B-2015-468-1/2

中医文化蓝皮书
中国中医药文化传播发展报告（2018）
著(编)者：毛嘉陵　2018年7月出版／估价：99.00元
PSN B-2016-584-2/2

中医药蓝皮书
北京中医药知识产权发展报告No.2
著(编)者：汪洪　屠志涛　2018年6月出版／估价：168.00元
PSN B-2017-602-1/1

资本市场蓝皮书
中国场外交易市场发展报告（2016~2017）
著(编)者：高峦　2018年6月出版／估价：99.00元
PSN B-2009-153-1/1

资产管理蓝皮书
中国资产管理行业发展报告（2018）
著(编)者：郑智　2018年7月出版／估价：99.00元
PSN B-2014-407-2/2

资产证券化蓝皮书
中国资产证券化发展报告（2018）
著(编)者：沈炳熙　曹彤　李哲平
2018年4月出版／定价：98.00元
PSN B-2017-660-1/1

自贸区蓝皮书
中国自贸区发展报告（2018）
著(编)者：王力　黄育华
2018年6月出版／估价：99.00元
PSN B-2016-558-1/1

国际问题与全球治理类

"一带一路"跨境通道蓝皮书
"一带一路"跨境通道建设研究报（2017~2018）
著(编)者：余鑫 张秋生　　2018年1月出版 / 定价：89.00元
PSN B-2016-557-1/1

"一带一路"蓝皮书
"一带一路"建设发展报告（2018）
著(编)者：李永全　　2018年3月出版 / 定价：98.00元
PSN B-2016-552-1/1

"一带一路"投资安全蓝皮书
中国"一带一路"投资与安全研究报告（2018）
著(编)者：邹统钎 梁昊光　　2018年4月出版 / 定价：98.00元
PSN B-2017-612-1/1

"一带一路"文化交流蓝皮书
中阿文化交流发展报告（2017）
著(编)者：王辉　　2017年12月出版 / 定价：89.00元
PSN B-2017-655-1/1

G20国家创新竞争力黄皮书
二十国集团（G20）国家创新竞争力发展报告（2017~2018）
著(编)者：李建平 李闽榕 赵新力 周天勇
2018年7月出版 / 定价：168.00元
PSN B-2011-229-1/1

阿拉伯黄皮书
阿拉伯发展报告（2016~2017）
著(编)者：罗林　　2018年6月出版 / 估价：99.00元
PSN Y-2014-381-1/1

北部湾蓝皮书
泛北部湾合作发展报告（2017~2018）
著(编)者：吕余生　　2018年12月出版 / 估价：99.00元
PSN B-2008-114-1/1

北极蓝皮书
北极地区发展报告（2017）
著(编)者：刘惠荣　　2018年7月出版 / 估价：99.00元
PSN B-2017-634-1/1

大洋洲蓝皮书
大洋洲发展报告（2017~2018）
著(编)者：喻常森　　2018年10月出版 / 估价：99.00元
PSN B-2013-341-1/1

东北亚区域合作蓝皮书
2017年"一带一路"倡议与东北亚区域合作
著(编)者：刘亚政 金美花
2018年5月出版 / 估价：99.00元
PSN B-2017-631-1/1

东盟黄皮书
东盟发展报告（2017）
著(编)者：杨静林 庄国土　　2018年6月出版 / 估价：99.00元
PSN Y-2012-303-1/1

东南亚蓝皮书
东南亚地区发展报告（2017~2018）
著(编)者：王勤　　2018年12月出版 / 估价：99.00元
PSN B-2012-240-1/1

非洲黄皮书
非洲发展报告No.20（2017~2018）
著(编)者：张宏明　　2018年7月出版 / 估价：99.00元
PSN Y-2012-239-1/1

非传统安全蓝皮书
中国非传统安全研究报告（2017~2018）
著(编)者：潇枫 罗中枢　　2018年8月出版 / 估价：99.00元
PSN B-2012-273-1/1

国际安全蓝皮书
中国国际安全研究报告（2018）
著(编)者：刘慧　　2018年7月出版 / 估价：99.00元
PSN B-2016-521-1/1

国际城市蓝皮书
国际城市发展报告（2018）
著(编)者：屠启宇　　2018年2月出版 / 定价：89.00元
PSN B-2012-260-1/1

国际形势黄皮书
全球政治与安全报告（2018）
著(编)者：张宇燕　　2018年1月出版 / 定价：89.00元
PSN Y-2001-016-1/1

公共外交蓝皮书
中国公共外交发展报告（2018）
著(编)者：赵启正 雷蔚真　　2018年6月出版 / 估价：99.00元
PSN B-2015-457-1/1

海丝蓝皮书
21世纪海上丝绸之路研究报告（2017）
著(编)者：华侨大学海上丝绸之路研究院
2017年12月出版 / 定价：89.00元
PSN B-2017-684-1/1

金砖国家黄皮书
金砖国家综合创新竞争力发展报告（2018）
著(编)者：赵新力 李闽榕 黄茂兴
2018年8月出版 / 估价：128.00元
PSN Y-2017-643-1/1

拉美黄皮书
拉丁美洲和加勒比发展报告（2017~2018）
著(编)者：袁东振　　2018年6月出版 / 估价：99.00元
PSN Y-1999-007-1/1

澜湄合作蓝皮书
澜沧江-湄公河合作发展报告（2018）
著(编)者：刘稚　　2018年9月出版 / 估价：99.00元
PSN B-2011-196-1/1

皮书系列 2018全品种

国际问题与全球治理类

欧洲蓝皮书
欧洲发展报告（2017~2018）
著(编)者：黄平 周弘 程卫东
2018年6月出版 / 估价：99.00元
PSN B-1999-009-1/1

葡语国家蓝皮书
葡语国家发展报告（2016~2017）
著(编)者：王成安 张敏 刘金兰
2018年6月出版 / 估价：99.00元
PSN B-2015-503-1/2

葡语国家蓝皮书
中国与葡语国家关系发展报告·巴西（2016）
著(编)者：张曙光
2018年8月出版 / 估价：99.00元
PSN B-2016-563-2/2

气候变化绿皮书
应对气候变化报告（2018）
著(编)者：王伟光 郑国光
2018年11月出版 / 估价：99.00元
PSN G-2009-144-1/1

全球环境竞争力绿皮书
全球环境竞争力报告（2018）
著(编)者：李建平 李闽榕 王金南
2018年12月出版 / 估价：198.00元
PSN G-2013-363-1/1

全球信息社会蓝皮书
全球信息社会发展报告（2018）
著(编)者：丁波涛 唐涛
2018年10月出版 / 估价：99.00元
PSN B-2017-665-1/1

日本经济蓝皮书
日本经济与中日经贸关系研究报告（2018）
著(编)者：张季风
2018年6月出版 / 估价：99.00元
PSN B-2008-102-1/1

上海合作组织黄皮书
上海合作组织发展报告（2018）
著(编)者：李进峰
2018年6月出版 / 估价：99.00元
PSN Y-2009-130-1/1

世界创新竞争力黄皮书
世界创新竞争力发展报告（2017）
著(编)者：李建平 李闽榕 赵新力
2018年6月出版 / 估价：168.00元
PSN Y-2013-318-1/1

世界经济黄皮书
2018年世界经济形势分析与预测
著(编)者：张宇燕
2018年1月出版 / 定价：99.00元
PSN Y-1999-006-1/1

世界能源互联互通蓝皮书
世界能源清洁发展与互联互通评估报告（2017）：欧洲篇
著(编)者：国网能源研究院
2018年1月出版 / 定价：128.00元
PSN B-2018-695-1/1

丝绸之路蓝皮书
丝绸之路经济带发展报告（2018）
著(编)者：任宗哲 白宽犁 谷孟宾
2018年1月出版 / 定价：89.00元
PSN B-2014-410-1/1

新兴经济体蓝皮书
金砖国家发展报告（2018）
著(编)者：林跃勤 周文
2018年8月出版 / 估价：99.00元
PSN B-2011-195-1/1

亚太蓝皮书
亚太地区发展报告（2018）
著(编)者：李向阳
2018年5月出版 / 估价：99.00元
PSN B-2001-015-1/1

印度洋地区蓝皮书
印度洋地区发展报告（2018）
著(编)者：汪戎
2018年6月出版 / 估价：99.00元
PSN B-2013-334-1/1

印度尼西亚经济蓝皮书
印度尼西亚经济发展报告（2017）：增长与机会
著(编)者：左志刚
2017年11月出版 / 定价：89.00元
PSN B-2017-675-1/1

渝新欧蓝皮书
渝新欧沿线国家发展报告（2018）
著(编)者：杨柏 黄森
2018年6月出版 / 估价：99.00元
PSN B-2017-626-1/1

中阿蓝皮书
中国-阿拉伯国家经贸发展报告（2018）
著(编)者：张廉 段庆林 王林聪 杨巧红
2018年12月出版 / 估价：99.00元
PSN B-2016-598-1/1

中东黄皮书
中东发展报告No.20（2017~2018）
著(编)者：杨光
2018年10月出版 / 估价：99.00元
PSN Y-1998-004-1/1

中亚黄皮书
中亚国家发展报告（2018）
著(编)者：孙力
2018年3月出版 / 估价：98.00元
PSN Y-2012-238-1/1

国别类·文化传媒类

皮书系列
2018全品种

国别类

澳大利亚蓝皮书
澳大利亚发展报告（2017-2018）
著（编）者：孙有中 韩锋　2018年12月出版 / 估价：99.00元
PSN B-2016-587-1/1

巴西黄皮书
巴西发展报告（2017）
著（编）者：刘国枝　2018年5月出版 / 估价：99.00元
PSN Y-2017-614-1/1

德国蓝皮书
德国发展报告（2018）
著（编）者：郑春荣　2018年6月出版 / 估价：99.00元
PSN B-2012-278-1/1

俄罗斯黄皮书
俄罗斯发展报告（2018）
著（编）者：李永全　2018年6月出版 / 估价：99.00元
PSN Y-2006-061-1/1

韩国蓝皮书
韩国发展报告（2017）
著（编）者：牛林杰 刘宝全　2018年6月出版 / 估价：99.00元
PSN B-2010-155-1/1

加拿大蓝皮书
加拿大发展报告（2018）
著（编）者：唐小松　2018年9月出版 / 估价：99.00元
PSN B-2014-389-1/1

美国蓝皮书
美国研究报告（2018）
著（编）者：郑秉文 黄平　2018年5月出版 / 估价：99.00元
PSN B-2011-210-1/1

缅甸蓝皮书
缅甸国情报告（2017）
著（编）者：祝湘辉
2017年11月出版 / 定价：98.00元
PSN B-2013-343-1/1

日本蓝皮书
日本研究报告（2018）
著（编）者：杨伯江　2018年4月出版 / 定价：99.00元
PSN B-2002-020-1/1

土耳其蓝皮书
土耳其发展报告（2018）
著（编）者：郭长刚 刘义　2018年9月出版 / 估价：99.00元
PSN B-2014-412-1/1

伊朗蓝皮书
伊朗发展报告（2017~2018）
著（编）者：冀开运　2018年10月 / 估价：99.00元
PSN B-2016-574-1/1

以色列蓝皮书
以色列发展报告（2018）
著（编）者：张倩红　2018年8月出版 / 估价：99.00元
PSN B-2015-483-1/1

印度蓝皮书
印度国情报告（2017）
著（编）者：吕昭义　2018年6月出版 / 估价：99.00元
PSN B-2012-241-1/1

英国蓝皮书
英国发展报告（2017~2018）
著（编）者：王展鹏　2018年12月出版 / 估价：99.00元
PSN B-2015-486-1/1

越南蓝皮书
越南国情报告（2018）
著（编）者：谢林城　2018年11月出版 / 估价：99.00元
PSN B-2006-056-1/1

泰国蓝皮书
泰国研究报告（2018）
著（编）者：庄国土 张禹东 刘文正
2018年10月出版 / 估价：99.00元
PSN B-2016-556-1/1

文化传媒类

"三农"舆情蓝皮书
中国"三农"网络舆情报告（2017~2018）
著（编）者：农业部信息中心
2018年6月出版 / 估价：99.00元
PSN B-2017-640-1/1

传媒竞争力蓝皮书
中国传媒国际竞争力研究报告（2018）
著（编）者：李本乾 刘强 王大可
2018年8月出版 / 估价：99.00元
PSN B-2013-356-1/1

传媒蓝皮书
中国传媒产业发展报告（2018）
著（编）者：崔保国
2018年5月出版 / 估价：99.00元
PSN B-2005-035-1/1

传媒投资蓝皮书
中国传媒投资发展报告（2018）
著（编）者：张向东 谭云明
2018年6月出版 / 估价：148.00元
PSN B-2015-474-1/1

皮书系列 2018全品种 文化传媒类

非物质文化遗产蓝皮书
中国非物质文化遗产发展报告（2018）
著(编)者：陈平　2018年6月出版／估价：128.00元
PSN B-2015-469-1/2

非物质文化遗产蓝皮书
中国非物质文化遗产保护发展报告（2018）
著(编)者：宋俊华　2018年10月出版／估价：128.00元
PSN B-2016-586-2/2

广电蓝皮书
中国广播电影电视发展报告（2018）
著(编)者：国家新闻出版广电总局发展研究中心
2018年7月出版／估价：99.00元
PSN B-2006-072-1/1

广告主蓝皮书
中国广告主营销传播趋势报告No.9
著(编)者：黄升民　杜国清　邵华冬　等
2018年10月出版／估价：158.00元
PSN B-2005-041-1/1

国际传播蓝皮书
中国国际传播发展报告（2018）
著(编)者：胡正荣　李继东　姬德强
2018年12月出版／估价：99.00元
PSN B-2014-408-1/1

国家形象蓝皮书
中国国家形象传播报告（2017）
著(编)者：张昆　2018年6月出版／估价：128.00元
PSN B-2017-605-1/1

互联网治理蓝皮书
中国网络社会治理研究报告（2018）
著(编)者：罗昕　支庭荣
2018年9月出版／估价：118.00元
PSN B-2017-653-1/1

纪录片蓝皮书
中国纪录片发展报告（2018）
著(编)者：何苏六　2018年10月出版／估价：99.00元
PSN B-2011-222-1/1

科学传播蓝皮书
中国科学传播报告（2016~2017）
著(编)者：詹正茂　2018年6月出版／估价：99.00元
PSN B-2008-120-1/1

两岸创意经济蓝皮书
两岸创意经济研究报告（2018）
著(编)者：罗昌智　董泽平
2018年10月出版／估价：99.00元
PSN B-2014-437-1/1

媒介与女性蓝皮书
中国媒介与女性发展报告（2017~2018）
著(编)者：刘利群　2018年5月出版／估价：99.00元
PSN B-2013-345-1/1

媒体融合蓝皮书
中国媒体融合发展报告（2017~2018）
著(编)者：梅宁华　支庭荣
2017年12月出版／定价：98.00元
PSN B-2015-479-1/1

全球传媒蓝皮书
全球传媒发展报告（2017~2018）
著(编)者：胡正荣　李继东　2018年6月出版／估价：99.00元
PSN B-2012-237-1/1

少数民族非遗蓝皮书
中国少数民族非物质文化遗产发展报告（2018）
著(编)者：肖远平（彝）柴立（满）
2018年10月出版／估价：118.00元
PSN B-2015-467-1/1

视听新媒体蓝皮书
中国视听新媒体发展报告（2018）
著(编)者：国家新闻出版广电总局发展研究中心
2018年7月出版／估价：118.00元
PSN B-2011-184-1/1

数字娱乐产业蓝皮书
中国动画产业发展报告（2018）
著(编)者：孙立军　孙平　牛兴侦
2018年10月出版／估价：99.00元
PSN B-2011-198-1/2

数字娱乐产业蓝皮书
中国游戏产业发展报告（2018）
著(编)者：孙立军　刘跃军　2018年10月出版／估价：99.00元
PSN B-2017-662-2/2

网络视听蓝皮书
中国互联网视听行业发展报告（2018）
著(编)者：陈鹏　2018年2月出版／定价：148.00元
PSN B-2018-688-1/1

文化创新蓝皮书
中国文化创新报告（2017·No.8）
著(编)者：傅才武　2018年6月出版／估价：99.00元
PSN B-2009-143-1/1

文化建设蓝皮书
中国文化发展报告（2018）
著(编)者：江畅　孙伟平　戴茂堂
2018年5月出版／估价：99.00元
PSN B-2014-392-1/1

文化科技蓝皮书
文化科技创新发展报告（2018）
著(编)者：于平　李凤亮　2018年10月出版／估价：99.00元
PSN B-2013-342-1/1

文化蓝皮书
中国公共文化服务发展报告（2017~2018）
著(编)者：刘新成　张永新　张旭
2018年12月出版／估价：99.00元
PSN B-2007-093-2/10

文化蓝皮书
中国少数民族文化发展报告（2017~2018）
著(编)者：武翠英　张晓明　任乌晶
2018年9月出版／估价：99.00元
PSN B-2013-369-9/10

文化蓝皮书
中国文化产业供需协调检测报告（2018）
著(编)者：王亚南　2018年3月出版／定价：99.00元
PSN B-2013-323-8/10

文化传媒类 · 地方发展类-经济

皮书系列 2018全品种

文化蓝皮书
中国文化消费需求景气评价报告（2018）
著(编)者：王亚南　2018年3月出版／定价：99.00元
PSN B-2011-236-4/10

文化蓝皮书
中国公共文化投入增长测评报告（2018）
著(编)者：王亚南　2018年3月出版／定价：99.00元
PSN B-2014-435-10/10

文化品牌蓝皮书
中国文化品牌发展报告（2018）
著(编)者：欧阳友权　2018年5月出版／估价：99.00元
PSN B-2012-277-1/1

文化遗产蓝皮书
中国文化遗产事业发展报告（2017~2018）
著(编)者：苏杨　张颖岚　卓杰　白海峰　陈晨　陈叙图
2018年8月出版／估价：99.00元
PSN B-2008-119-1/1

文学蓝皮书
中国文情报告（2017~2018）
著(编)者：白烨　2018年5月出版／估价：99.00元
PSN B-2011-221-1/1

新媒体蓝皮书
中国新媒体发展报告No.9（2018）
著(编)者：唐绪军　2018年7月出版／估价：99.00元
PSN B-2010-169-1/1

新媒体社会责任蓝皮书
中国新媒体社会责任研究报告（2018）
著(编)者：钟瑛　2018年12月出版／估价：99.00元
PSN B-2014-423-1/1

移动互联网蓝皮书
中国移动互联网发展报告（2018）
著(编)者：余清楚　2018年6月出版／估价：99.00元
PSN B-2012-282-1/1

影视蓝皮书
中国影视产业发展报告（2018）
著(编)者：司若　陈鹏　陈锐
2018年6月出版／估价：99.00元
PSN B-2016-529-1/1

舆情蓝皮书
中国社会舆情与危机管理报告（2018）
著(编)者：谢耘耕
2018年9月出版／估价：138.00元
PSN B-2011-235-1/1

中国大运河蓝皮书
中国大运河发展报告（2018）
著(编)者：吴欣　2018年2月出版／估价：128.00元
PSN B-2018-691-1/1

地方发展类-经济

澳门蓝皮书
澳门经济社会发展报告（2017~2018）
著(编)者：吴志良　郝雨凡
2018年7月出版／估价：99.00元
PSN B-2009-138-1/1

澳门绿皮书
澳门旅游休闲发展报告（2017~2018）
著(编)者：郝雨凡　林广志
2018年5月出版／估价：99.00元
PSN G-2017-617-1/1

北京蓝皮书
北京经济发展报告（2017~2018）
著(编)者：杨松　2018年6月出版／估价：99.00元
PSN B-2006-054-2/8

北京旅游绿皮书
北京旅游发展报告（2018）
著(编)者：北京旅游学会
2018年7月出版／估价：99.00元
PSN G-2012-301-1/1

北京体育蓝皮书
北京体育产业发展报告（2017~2018）
著(编)者：钟秉枢　陈杰　杨铁黎
2018年9月出版／估价：99.00元
PSN B-2015-475-1/1

滨海金融蓝皮书
滨海新区金融发展报告（2017）
著(编)者：王爱俭　李向前　2018年4月出版／估价：99.00元
PSN B-2014-424-1/1

城乡一体化蓝皮书
北京城乡一体化发展报告（2017~2018）
著(编)者：吴宝新　张宝秀　黄序
2018年5月出版／估价：99.00元
PSN B-2012-258-2/2

非公有制企业社会责任蓝皮书
北京非公有制企业社会责任报告（2018）
著(编)者：宋贵伦　冯培
2018年6月出版／估价：99.00元
PSN B-2017-613-1/1

皮书系列 2018全品种 　地方发展类-经济

福建旅游蓝皮书
福建省旅游产业发展现状研究（2017~2018）
著(编)者：陈敏华 黄远水　　2018年12月出版 / 估价：128.00元
PSN B-2016-591-1/1

福建自贸区蓝皮书
中国（福建）自由贸易试验区发展报告(2017~2018)
著(编)者：黄茂兴　　2018年6月出版 / 估价：118.00元
PSN B-2016-531-1/1

甘肃蓝皮书
甘肃经济发展分析与预测（2018）
著(编)者：安文华 罗哲　　2018年1月出版 / 定价：99.00元
PSN B-2013-312-1/6

甘肃蓝皮书
甘肃商贸流通发展报告（2018）
著(编)者：张应华 王福生 王晓芳
2018年1月出版 / 定价：99.00元
PSN B-2016-522-6/6

甘肃蓝皮书
甘肃县域和农村发展报告（2018）
著(编)者：包东红 朱智文 王建兵
2018年1月出版 / 定价：99.00元
PSN B-2013-316-5/6

甘肃农业科技绿皮书
甘肃农业科技发展研究报告（2018）
著(编)者：魏胜文 乔德华 张东伟
2018年12月出版 / 估价：198.00元
PSN B-2016-592-1/1

甘肃气象保障蓝皮书
甘肃农业对气候变化的适应与风险评估报告（No.1）
著(编)者：鲍文中 周广胜
2017年12月出版 / 定价：108.00元
PSN B-2017-677-1/1

巩义蓝皮书
巩义经济社会发展报告（2018）
著(编)者：丁同民 朱军　　2018年6月出版 / 估价：99.00元
PSN B-2016-532-1/1

广东外经贸蓝皮书
广东对外经济贸易发展研究报告（2017~2018）
著(编)者：陈万灵　　2018年6月出版 / 估价：99.00元
PSN B-2012-286-1/1

广西北部湾经济区蓝皮书
广西北部湾经济区开放开发报告（2017~2018）
著(编)者：广西壮族自治区北部湾经济区和东盟开放合作办公室
　　　　广西社会科学院
　　　　广西北部湾发展研究院
2018年5月出版 / 估价：99.00元
PSN B-2010-181-1/1

广州蓝皮书
广州城市国际化发展报告（2018）
著(编)者：张跃国　　2018年8月出版 / 估价：99.00元
PSN B-2012-246-11/14

广州蓝皮书
中国广州城市建设与管理发展报告（2018）
著(编)者：张其学 陈小钢 王宏伟　　2018年8月出版 / 估价：99.00元
PSN B-2007-087-4/14

广州蓝皮书
广州创新型城市发展报告（2018）
著(编)者：尹涛　　2018年6月出版 / 估价：99.00元
PSN B-2012-247-12/14

广州蓝皮书
广州经济发展报告（2018）
著(编)者：张跃国 尹涛　　2018年7月出版 / 估价：99.00元
PSN B-2005-040-1/14

广州蓝皮书
2018年中国广州经济形势分析与预测
著(编)者：魏明海 谢博能 李华
2018年6月出版 / 估价：99.00元
PSN B-2011-185-9/14

广州蓝皮书
中国广州科技创新发展报告（2018）
著(编)者：于欣伟 陈爽 邓佑满　　2018年8月出版 / 估价：99.00元
PSN B-2006-065-2/14

广州蓝皮书
广州农村发展报告（2018）
著(编)者：朱名宏　　2018年7月出版 / 估价：99.00元
PSN B-2010-167-8/14

广州蓝皮书
广州汽车产业发展报告（2018）
著(编)者：杨再高 冯兴亚　　2018年7月出版 / 估价：99.00元
PSN B-2006-066-3/14

广州蓝皮书
广州商贸业发展报告（2018）
著(编)者：张跃国 陈杰 荀振英
2018年7月出版 / 估价：99.00元
PSN B-2012-245-10/14

贵阳蓝皮书
贵阳城市创新发展报告No.3（白云篇）
著(编)者：连玉明　　2018年5月出版 / 估价：99.00元
PSN B-2015-491-3/10

贵阳蓝皮书
贵阳城市创新发展报告No.3（观山湖篇）
著(编)者：连玉明　　2018年5月出版 / 估价：99.00元
PSN B-2015-497-9/10

贵阳蓝皮书
贵阳城市创新发展报告No.3（花溪篇）
著(编)者：连玉明　　2018年5月出版 / 估价：99.00元
PSN B-2015-490-2/10

贵阳蓝皮书
贵阳城市创新发展报告No.3（开阳篇）
著(编)者：连玉明　　2018年5月出版 / 估价：99.00元
PSN B-2015-492-4/10

贵阳蓝皮书
贵阳城市创新发展报告No.3（南明篇）
著(编)者：连玉明　　2018年5月出版 / 估价：99.00元
PSN B-2015-496-8/10

贵阳蓝皮书
贵阳城市创新发展报告No.3（清镇篇）
著(编)者：连玉明　　2018年5月出版 / 估价：99.00元
PSN B-2015-489-1/10

地方发展类-经济

皮书系列 2018全品种

贵阳蓝皮书
贵阳城市创新发展报告No.3（乌当篇）
著（编）者：连玉明　2018年5月出版／估价：99.00元
PSN B－2015－495－7/10

贵阳蓝皮书
贵阳城市创新发展报告No.3（息烽篇）
著（编）者：连玉明　2018年5月出版／估价：99.00元
PSN B－2015－493－5/10

贵阳蓝皮书
贵阳城市创新发展报告No.3（修文篇）
著（编）者：连玉明　2018年5月出版／估价：99.00元
PSN B－2015－494－6/10

贵阳蓝皮书
贵阳城市创新发展报告No.3（云岩篇）
著（编）者：连玉明　2018年5月出版／估价：99.00元
PSN B－2015－498－10/10

贵州房地产蓝皮书
贵州房地产发展报告No.5（2018）
著（编）者：武廷方　2018年7月出版／估价：99.00元
PSN B－2014－426－1/1

贵州蓝皮书
贵州册享经济社会发展报告（2018）
著（编）者：黄德林　2018年6月出版／估价：99.00元
PSN B－2016－525－8/9

贵州蓝皮书
贵州地理标志产业发展报告（2018）
著（编）者：李发耀 黄其松　2018年8月出版／估价：99.00元
PSN B－2017－646－10/10

贵州蓝皮书
贵安新区发展报告（2017～2018）
著（编）者：马长青 吴大华　2018年6月出版／估价：99.00元
PSN B－2015－459－4/10

贵州蓝皮书
贵州国家级开放创新平台发展报告（2017～2018）
著（编）者：申晓庆 吴大华 季泓
2018年11月出版／估价：99.00元
PSN B－2016－518－7/10

贵州蓝皮书
贵州国有企业社会责任发展报告（2017～2018）
著（编）者：郭丽　2018年12月出版／估价：99.00元
PSN B－2015－511－6/10

贵州蓝皮书
贵州民航业发展报告（2017）
著（编）者：申振东 吴大华　2018年6月出版／估价：99.00元
PSN B－2015－471－5/10

贵州蓝皮书
贵州民营经济发展报告（2017）
著（编）者：杨静 吴大华　2018年6月出版／估价：99.00元
PSN B－2016－530－9/9

杭州都市圈蓝皮书
杭州都市圈发展报告（2018）
著（编）者：洪庆华 沈翔　2018年4月出版／定价：98.00元
PSN B－2012－302－1/5

河北经济蓝皮书
河北省经济发展报告（2018）
著（编）者：马树强 金浩 张贵　2018年6月出版／估价：99.00元
PSN B－2014－380－1/1

河北蓝皮书
河北经济社会发展报告（2018）
著（编）者：康振海　2018年1月出版／定价：99.00元
PSN B－2014－372－1/3

河北蓝皮书
京津冀协同发展报告（2018）
著（编）者：陈璐　2017年12月出版／定价：79.00元
PSN B－2017－601－2/3

河南经济蓝皮书
2018年河南经济形势分析与预测
著（编）者：王世炎　2018年3月出版／定价：89.00元
PSN B－2007－086－1/1

河南蓝皮书
河南城市发展报告（2018）
著（编）者：张占仓 王建国　2018年5月出版／估价：99.00元
PSN B－2009－131－3/9

河南蓝皮书
河南工业发展报告（2018）
著（编）者：张占仓　2018年5月出版／估价：99.00元
PSN B－2013－317－5/9

河南蓝皮书
河南金融发展报告（2018）
著（编）者：喻新安 谷建全
2018年6月出版／估价：99.00元
PSN B－2014－390－7/9

河南蓝皮书
河南经济发展报告（2018）
著（编）者：张占仓 完世伟
2018年6月出版／估价：99.00元
PSN B－2010－157－4/9

河南蓝皮书
河南能源发展报告（2018）
著（编）者：国网河南省电力公司经济技术研究院
　　　　　　河南省社会科学院
2018年6月出版／估价：99.00元
PSN B－2017－607－9/9

河南商务蓝皮书
河南商务发展报告（2018）
著（编）者：焦锦淼 穆荣国　2018年5月出版／估价：99.00元
PSN B－2014－399－1/1

河南双创蓝皮书
河南创新创业发展报告（2018）
著（编）者：喻新安 杨雪梅
2018年8月出版／估价：99.00元
PSN B－2017－641－1/1

黑龙江蓝皮书
黑龙江经济发展报告（2018）
著（编）者：朱宇　2018年1月出版／定价：89.00元
PSN B－2011－190－2/2

皮书系列 2018全品种 — 地方发展类-经济

湖南城市蓝皮书
区域城市群整合
著（编）者：童中贤 韩未名　　2018年12月出版 / 估价：99.00元
PSN B-2006-064-1/1

湖南蓝皮书
湖南城乡一体化发展报告（2018）
著（编）者：陈文胜 王文强 陆福兴
2018年8月出版 / 估价：99.00元
PSN B-2015-477-8/8

湖南蓝皮书
2018年湖南电子政务发展报告
著（编）者：梁志峰　　2018年5月出版 / 估价：128.00元
PSN B-2014-394-6/8

湖南蓝皮书
2018年湖南经济发展报告
著（编）者：卞鹰　　2018年5月出版 / 估价：128.00元
PSN B-2011-207-2/8

湖南蓝皮书
2016年湖南经济展望
著（编）者：梁志峰　　2018年5月出版 / 估价：128.00元
PSN B-2011-206-1/8

湖南蓝皮书
2018年湖南县域经济社会发展报告
著（编）者：梁志峰　　2018年5月出版 / 估价：128.00元
PSN B-2014-395-7/8

湖南县域绿皮书
湖南县域发展报告（No.5）
著（编）者：袁准 周小毛 黎仁寅
2018年6月出版 / 估价：99.00元
PSN G-2012-274-1/1

沪港蓝皮书
沪港发展报告（2018）
著（编）者：尤安山　　2018年9月出版 / 估价：99.00元
PSN B-2013-362-1/1

吉林蓝皮书
2018年吉林经济社会形势分析与预测
著（编）者：邵汉明　　2017年12月出版 / 定价：89.00元
PSN B-2013-319-1/1

吉林省城市竞争力蓝皮书
吉林省城市竞争力报告（2017~2018）
著（编）者：崔岳春 张磊
2018年3月出版 / 定价：89.00元
PSN B-2016-513-1/1

济源蓝皮书
济源经济社会发展报告（2018）
著（编）者：喻新安　　2018年6月出版 / 估价：99.00元
PSN B-2014-387-1/1

江苏蓝皮书
2018年江苏经济发展分析与展望
著（编）者：王庆五 吴先满
2018年7月出版 / 估价：128.00元
PSN B-2017-635-1/3

江西蓝皮书
江西经济社会发展报告（2018）
著（编）者：陈石俊 龚建文　　2018年10月出版 / 估价：128.00元
PSN B-2015-484-1/2

江西蓝皮书
江西设区市发展报告（2018）
著（编）者：姜玮 梁勇
2018年10月出版 / 估价：99.00元
PSN B-2016-517-2/2

经济特区蓝皮书
中国经济特区发展报告（2017）
著（编）者：陶一桃　　2018年1月出版 / 估价：99.00元
PSN B-2009-139-1/1

辽宁蓝皮书
2018年辽宁经济社会形势分析与预测
著（编）者：梁启东 魏红江　　2018年6月出版 / 估价：99.00元
PSN B-2006-053-1/1

民族经济蓝皮书
中国民族地区经济发展报告（2018）
著（编）者：李曦辉　　2018年7月出版 / 估价：99.00元
PSN B-2017-630-1/1

南宁蓝皮书
南宁经济发展报告（2018）
著（编）者：胡建华　　2018年9月出版 / 估价：99.00元
PSN B-2016-569-2/3

内蒙古蓝皮书
内蒙古精准扶贫研究报告（2018）
著（编）者：张志华　　2018年1月出版 / 定价：89.00元
PSN B-2017-681-2/2

浦东新区蓝皮书
上海浦东经济发展报告（2018）
著（编）者：周小平 徐美芳
2018年1月出版 / 定价：89.00元
PSN B-2011-225-1/1

青海蓝皮书
2018年青海经济社会形势分析与预测
著（编）者：陈玮　　2018年1月出版 / 定价：98.00元
PSN B-2012-275-1/2

青海科技绿皮书
青海科技发展报告（2017）
著（编）者：青海省科学技术信息研究所
2018年3月出版 / 定价：98.00元
PSN G-2018-701-1/1

山东蓝皮书
山东经济形势分析与预测（2018）
著（编）者：李广杰　　2018年7月出版 / 估价：99.00元
PSN B-2014-404-1/5

山东蓝皮书
山东省普惠金融发展报告（2018）
著（编）者：齐鲁财富网
2018年9月出版 / 估价：99.00元
PSN B2017-676-5/5

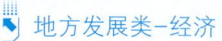 地方发展类-经济

山西蓝皮书
山西资源型经济转型发展报告（2018）
著（编）者：李志强　2018年7月出版／估价：99.00元
PSN B-2011-197-1/1

陕西蓝皮书
陕西经济发展报告（2018）
著（编）者：任宗哲　白宽犁　裴成荣
2018年1月出版／定价：89.00元
PSN B-2009-135-1/6

陕西蓝皮书
陕西精准脱贫研究报告（2018）
著（编）者：任宗哲　白宽犁　王建康
2018年4月出版／定价：89.00元
PSN B-2017-623-6/6

上海蓝皮书
上海经济发展报告（2018）
著（编）者：沈开艳　2018年2月出版／定价：89.00元
PSN B-2006-057-1/7

上海蓝皮书
上海资源环境发展报告（2018）
著（编）者：周冯琦　胡静　2018年2月出版／定价：89.00元
PSN B-2006-060-4/7

上海蓝皮书
上海奉贤经济发展分析与研判（2017～2018）
著（编）者：张兆安　朱平芳　2018年3月出版／定价：99.00元
PSN B-2018-698-8/8

上饶蓝皮书
上饶发展报告（2016～2017）
著（编）者：廖其志　2018年6月出版／估价：128.00元
PSN B-2014-377-1/1

深圳蓝皮书
深圳经济发展报告（2018）
著（编）者：张晓儒　2018年6月出版／估价：99.00元
PSN B-2008-112-3/7

四川蓝皮书
四川城镇化发展报告（2018）
著（编）者：侯水平　陈炜　2018年6月出版／估价：99.00元
PSN B-2015-456-7/7

四川蓝皮书
2018年四川经济形势分析与预测
著（编）者：杨钢　2018年1月出版／定价：158.00元
PSN B-2007-098-2/7

四川蓝皮书
四川企业社会责任研究报告（2017～2018）
著（编）者：侯水平　盛毅　2018年5月出版／估价：99.00元
PSN B-2014-386-4/7

四川蓝皮书
四川生态建设报告（2018）
著（编）者：李晟之　2018年5月出版／估价：99.00元
PSN B-2015-455-6/7

四川蓝皮书
四川特色小镇发展报告（2017）
著（编）者：吴志强　2017年11月出版／定价：89.00元
PSN B-2017-670-8/8

体育蓝皮书
上海体育产业发展报告（2017~2018）
著（编）者：张林　黄海燕
2018年10月出版／估价：99.00元
PSN B-2015-454-4/5

体育蓝皮书
长三角地区体育产业发展报（2017~2018）
著（编）者：张林　2018年6月出版／估价：99.00元
PSN B-2015-453-3/5

天津金融蓝皮书
天津金融发展报告（2018）
著（编）者：王爱俭　孔德昌
2018年5月出版／估价：99.00元
PSN B-2014-418-1/1

图们江区域合作蓝皮书
图们江区域合作发展报告（2018）
著（编）者：李铁　2018年6月出版／估价：99.00元
PSN B-2015-464-1/1

温州蓝皮书
2018年温州经济社会形势分析与预测
著（编）者：蒋儒标　王春光　金浩
2018年6月出版／估价：99.00元
PSN B-2008-105-1/1

西咸新区蓝皮书
西咸新区发展报告（2018）
著（编）者：李扬　王军
2018年6月出版／估价：99.00元
PSN B-2016-534-1/1

修武蓝皮书
修武经济社会发展报告（2018）
著（编）者：张占仓　袁凯声
2018年10月出版／估价：99.00元
PSN B-2017-651-1/1

偃师蓝皮书
偃师经济社会发展报告（2018）
著（编）者：张占仓　袁凯声　何武周
2018年7月出版／估价：99.00元
PSN B-2017-627-1/1

扬州蓝皮书
扬州经济社会发展报告（2018）
著（编）者：陈扬
2018年12月出版／估价：108.00元
PSN B-2011-191-1/1

长垣蓝皮书
长垣经济社会发展报告（2018）
著（编）者：张占仓　袁凯声　秦保建
2018年10月出版／估价：99.00元
PSN B-2017-654-1/1

遵义蓝皮书
遵义发展报告（2018）
著（编）者：邓彦　曾征　龚永育
2018年9月出版／估价：99.00元
PSN B-2014-433-1/1

地方发展类-社会

安徽蓝皮书
安徽社会发展报告(2018)
著(编)者:程桦　2018年6月出版／估价:99.00元
PSN B-2013-325-1/1

安徽社会建设蓝皮书
安徽社会建设分析报告(2017~2018)
著(编)者:黄家海　蔡宪
2018年11月出版／估价:99.00元
PSN B-2013-322-1/1

北京蓝皮书
北京公共服务发展报告(2017~2018)
著(编)者:施昌奎　2018年6月出版／估价:99.00元
PSN B-2008-103-7/8

北京蓝皮书
北京社会发展报告(2017~2018)
著(编)者:李伟东
2018年7月出版／估价:99.00元
PSN B-2006-055-3/8

北京蓝皮书
北京社会治理发展报告(2017~2018)
著(编)者:殷星辰　2018年7月出版／估价:99.00元
PSN B-2014-391-8/8

北京律师蓝皮书
北京律师发展报告No.4(2018)
著(编)者:王隽　2018年12月出版／估价:99.00元
PSN B-2011-217-1/1

北京人才蓝皮书
北京人才发展报告(2018)
著(编)者:敏华　2018年12月出版／估价:128.00元
PSN B-2011-201-1/1

北京社会心态蓝皮书
北京社会心态分析报告(2017~2018)
北京市社会心理服务促进中心
2018年10月出版／估价:99.00元
PSN B-2014-422-1/1

北京社会组织管理蓝皮书
北京社会组织发展与管理(2018)
著(编)者:黄江松
2018年6月出版／估价:99.00元
PSN B-2015-446-1/1

北京养老产业蓝皮书
北京居家养老发展报告(2018)
著(编)者:陆杰华　周明明
2018年8月出版／估价:99.00元
PSN B-2015-465-1/1

法治蓝皮书
四川依法治省年度报告No.4(2018)
著(编)者:李林　杨天宗　田禾
2018年3月出版／定价:118.00元
PSN B-2015-447-2/3

福建妇女发展蓝皮书
福建省妇女发展报告(2018)
著(编)者:刘群英　2018年11月出版／估价:99.00元
PSN B-2011-220-1/1

甘肃蓝皮书
甘肃社会发展分析与预测(2018)
著(编)者:安文华　谢增虎　包晓霞
2018年1月出版／定价:99.00元
PSN B-2013-313-2/6

广东蓝皮书
广东全面深化改革研究报告(2018)
著(编)者:周林生　涂成林
2018年12月出版／估价:99.00元
PSN B-2015-504-3/3

广东蓝皮书
广东社会工作发展报告(2018)
著(编)者:罗观翠　2018年6月出版／估价:99.00元
PSN B-2014-402-2/3

广州蓝皮书
广州青年发展报告(2018)
著(编)者:徐柳　张强
2018年8月出版／估价:99.00元
PSN B-2013-352-13/14

广州蓝皮书
广州社会保障发展报告(2018)
著(编)者:张跃国　2018年8月出版／估价:99.00元
PSN B-2014-425-14/14

广州蓝皮书
2018年中国广州社会形势分析与预测
著(编)者:张强　郭志勇　何镜清
2018年6月出版／估价:99.00元
PSN B-2008-110-5/14

贵州蓝皮书
贵州法治发展报告(2018)
著(编)者:吴大华　2018年5月出版／估价:99.00元
PSN B-2012-254-2/10

贵州蓝皮书
贵州人才发展报告(2017)
著(编)者:于杰　吴大华
2018年9月出版／估价:99.00元
PSN B-2014-382-3/10

贵州蓝皮书
贵州社会发展报告(2018)
著(编)者:王兴骥　2018年6月出版／估价:99.00元
PSN B-2010-166-1/10

杭州蓝皮书
杭州妇女发展报告(2018)
著(编)者:魏颖
2018年10月出版／估价:99.00元
PSN B-2014-403-1/1

地方发展类–社会

皮书系列 2018全品种

河北蓝皮书
河北法治发展报告（2018）
著(编)者：康振海　2018年6月出版 / 估价：99.00元
PSN B-2017-622-3/3

河北食品药品安全蓝皮书
河北食品药品安全研究报告（2018）
著(编)者：丁锦霞
2018年10月出版 / 估价：99.00元
PSN B-2015-473-1/1

河南蓝皮书
河南法治发展报告（2018）
著(编)者：张林海　2018年7月出版 / 估价：99.00元
PSN B-2014-376-6/9

河南蓝皮书
2018年河南社会形势分析与预测
著(编)者：牛苏林　2018年5月出版 / 估价：99.00元
PSN B-2005-043-1/9

河南民办教育蓝皮书
河南民办教育发展报告（2018）
著(编)者：胡大白　2018年9月出版 / 估价：99.00元
PSN B-2017-642-1/1

黑龙江蓝皮书
黑龙江社会发展报告（2018）
著(编)者：王爱丽　2018年1月出版 / 定价：89.00元
PSN B-2011-189-1/2

湖南蓝皮书
2018年湖南两型社会与生态文明建设报告
著(编)者：卞鹰　2018年5月出版 / 估价：128.00元
PSN B-2011-208-3/8

湖南蓝皮书
2018年湖南社会发展报告
著(编)者：卞鹰　2018年5月出版 / 估价：128.00元
PSN B-2014-393-5/8

健康城市蓝皮书
北京健康城市建设研究报告（2018）
著(编)者：王鸿春　盛继洪
2018年9月出版 / 估价：99.00元
PSN B-2015-460-1/2

江苏法治蓝皮书
江苏法治发展报告No.6（2017）
著(编)者：蔡道通　龚廷泰
2018年8月出版 / 估价：99.00元
PSN B-2012-290-1/1

江苏蓝皮书
2018年江苏社会发展分析与展望
著(编)者：王庆五　刘旺洪
2018年8月出版 / 估价：128.00元
PSN B-2017-636-2/3

民族教育蓝皮书
中国民族教育发展报告（2017·内蒙古卷）
著(编)者：陈中永
2017年12月出版 / 定价：198.00元
PSN B-2017-669-1/1

南宁蓝皮书
南宁法治发展报告（2018）
著(编)者：杨维超　2018年12月出版 / 估价：99.00元
PSN B-2015-509-1/3

南宁蓝皮书
南宁社会发展报告（2018）
著(编)者：胡建华　2018年10月出版 / 估价：99.00元
PSN B-2016-570-3/3

内蒙古蓝皮书
内蒙古反腐倡廉建设报告 No.2
著(编)者：张志华　2018年6月出版 / 估价：99.00元
PSN B-2013-365-1/1

青海蓝皮书
2018年青海人才发展报告
著(编)者：王宇燕　2018年9月出版 / 估价：99.00元
PSN B-2017-650-2/2

青海生态文明建设蓝皮书
青海生态文明建设报告（2018）
著(编)者：张西明　高华　2018年12月出版 / 估价：99.00元
PSN B-2016-595-1/1

人口与健康蓝皮书
深圳人口与健康发展报告（2018）
著(编)者：陆杰华　傅崇辉
2018年11月出版 / 估价：99.00元
PSN B-2011-228-1/1

山东蓝皮书
山东社会形势分析与预测（2018）
著(编)者：李善峰　2018年6月出版 / 估价：99.00元
PSN B-2014-405-2/5

陕西蓝皮书
陕西社会发展报告（2018）
著(编)者：任宗哲　白宽犁　牛昉
2018年1月出版 / 定价：89.00元
PSN B-2009-136-2/6

上海蓝皮书
上海法治发展报告（2018）
著(编)者：叶必丰　2018年9月出版 / 估价：99.00元
PSN B-2012-296-6/7

上海蓝皮书
上海社会发展报告（2018）
著(编)者：杨雄　周海旺
2018年2月出版 / 定价：89.00元
PSN B-2006-058-2/7

社会建设蓝皮书
2018年北京社会建设分析报告
著(编)者：宋贵伦 冯虹　2018年9月出版 / 估价：99.00元
PSN B-2010-173-1/1

深圳蓝皮书
深圳法治发展报告（2018）
著(编)者：张骁儒　2018年6月出版 / 估价：99.00元
PSN B-2015-470-6/7

深圳蓝皮书
深圳劳动关系发展报告（2018）
著(编)者：汤庭芬　2018年8月出版 / 估价：99.00元
PSN B-2007-097-2/7

深圳蓝皮书
深圳社会治理与发展报告（2018）
著(编)者：张骁儒　2018年6月出版 / 估价：99.00元
PSN B-2008-113-4/7

生态安全绿皮书
甘肃国家生态安全屏障建设发展报告（2018）
著(编)者：刘举科 喜文华
2018年10月出版 / 估价：99.00元
PSN G-2017-659-1/1

顺义社会建设蓝皮书
北京市顺义区社会建设发展报告（2018）
著(编)者：王学武　2018年9月出版 / 估价：99.00元
PSN B-2017-658-1/1

四川蓝皮书
四川法治发展报告（2018）
著(编)者：郑泰安　2018年6月出版 / 估价：99.00元
PSN B-2015-441-5/7

四川蓝皮书
四川社会发展报告（2018）
著(编)者：李羚　2018年6月出版 / 估价：99.00元
PSN B-2008-127-3/7

四川社会工作与管理蓝皮书
四川省社会工作人力资源发展报告（2017）
著(编)者：边慧敏　2017年12月出版 / 定价：89.00元
PSN B-2017-683-1/1

云南社会治理蓝皮书
云南社会治理年度报告（2017）
著(编)者：晏雄 韩全芳
2018年5月出版 / 估价：99.00元
PSN B-2017-667-1/1

地方发展类 - 文化

北京传媒蓝皮书
北京新闻出版广电发展报告（2017~2018）
著(编)者：王志　2018年11月出版 / 估价：99.00元
PSN B-2016-588-1/1

北京蓝皮书
北京文化发展报告（2017~2018）
著(编)者：李建盛　2018年5月出版 / 估价：99.00元
PSN B-2007-082-4/8

创意城市蓝皮书
北京文化创意产业发展报告（2018）
著(编)者：郭万超 张京成　2018年12月出版 / 估价：99.00元
PSN B-2012-263-1/7

创意城市蓝皮书
天津文化创意产业发展报告（2017~2018）
著(编)者：谢思全　2018年6月出版 / 估价：99.00元
PSN B-2016-536-7/7

创意城市蓝皮书
武汉文化创意产业发展报告（2018）
著(编)者：黄永林 陈汉桥　2018年12月出版 / 估价：99.00元
PSN B-2013-354-4/7

创意上海蓝皮书
上海文化创意产业发展报告（2017~2018）
著(编)者：王慧敏 王兴全　2018年8月出版 / 估价：99.00元
PSN B-2016-561-1/1

非物质文化遗产蓝皮书
广州市非物质文化遗产保护发展报告（2018）
著(编)者：宋俊华　2018年12月出版 / 估价：99.00元
PSN B-2016-589-1/1

甘肃蓝皮书
甘肃文化发展分析与预测（2018）
著(编)者：马廷旭 戚晓萍　2018年1月出版 / 定价：99.00元
PSN B-2013-314-3/6

甘肃蓝皮书
甘肃舆情分析与预测（2018）
著(编)者：王俊莲 张谦元　2018年1月出版 / 定价：99.00元
PSN B-2013-315-4/6

广州蓝皮书
中国广州文化发展报告（2018）
著(编)者：屈哨兵 陆志强　2018年6月出版 / 估价：99.00元
PSN B-2009-134-7/14

广州蓝皮书
广州文化创意产业发展报告（2018）
著(编)者：徐咏虹　2018年7月出版 / 估价：99.00元
PSN B-2008-111-6/14

海淀蓝皮书
海淀区文化和科技融合发展报告（2018）
著(编)者：陈名杰 孟景伟　2018年5月出版 / 估价：99.00元
PSN B-2013-329-1/1

地方发展类-文化

皮书系列 2018全品种

河南蓝皮书
河南文化发展报告(2018)
著(编)者：卫绍生　2018年7月出版 / 估价：99.00元
PSN B-2008-106-2/9

湖北文化产业蓝皮书
湖北省文化产业发展报告(2018)
著(编)者：黄晓华　2018年9月出版 / 估价：99.00元
PSN B-2017-656-1/1

湖北文化蓝皮书
湖北文化发展报告(2017~2018)
著(编)者：湖北大学高等人文研究院
　　　　　中华文化发展湖北省协同创新中心
2018年10月出版 / 估价：99.00元
PSN B-2016-566-1/1

江苏蓝皮书
2018年江苏文化发展分析与展望
著(编)者：王庆五　樊和平　2018年9月出版 / 估价：128.00元
PSN B-2017-637-3/3

江西文化蓝皮书
江西非物质文化遗产发展报告(2018)
著(编)者：张圣才　傅安平　2018年12月出版 / 估价：128.00元
PSN B-2015-499-1/1

洛阳蓝皮书
洛阳文化发展报告(2018)
著(编)者：刘福兴　陈启明　2018年7月出版 / 估价：99.00元
PSN B-2015-476-1/1

南京蓝皮书
南京文化发展报告(2018)
著(编)者：中共南京市委宣传部
2018年12月出版 / 估价：99.00元
PSN B-2014-439-1/1

宁波文化蓝皮书
宁波"一人一艺"全民艺术普及发展报告(2017)
著(编)者：张爱琴　2018年11月出版 / 估价：128.00元
PSN B-2017-668-1/1

山东蓝皮书
山东文化发展报告(2018)
著(编)者：涂可国　2018年5月出版 / 估价：99.00元
PSN B-2014-406-3/5

陕西蓝皮书
陕西文化发展报告(2018)
著(编)者：任宗哲　白宽犁　王长寿
2018年1月出版 / 定价：89.00元
PSN B-2009-137-3/6

上海蓝皮书
上海传媒发展报告(2018)
著(编)者：强荧　焦雨虹　2018年2月出版 / 定价：89.00元
PSN B-2012-295-5/7

上海蓝皮书
上海文学发展报告(2018)
著(编)者：陈圣来　2018年6月出版 / 估价：99.00元
PSN B-2012-297-7/7

上海蓝皮书
上海文化发展报告(2018)
著(编)者：荣跃明　2018年6月出版 / 估价：99.00元
PSN B-2006-059-3/7

深圳蓝皮书
深圳文化发展报告(2018)
著(编)者：张骁儒　2018年7月出版 / 估价：99.00元
PSN B-2016-554-7/7

四川蓝皮书
四川文化产业发展报告(2018)
著(编)者：向宝云　张立伟　2018年6月出版 / 估价：99.00元
PSN B-2006-074-1/7

郑州蓝皮书
2018年郑州文化发展报告
著(编)者：王哲　2018年9月出版 / 估价：99.00元
PSN B-2008-107-1/1

社会科学文献出版社　　皮书系列

❖ 皮书起源 ❖

"皮书"起源于十七、十八世纪的英国，主要指官方或社会组织正式发表的重要文件或报告，多以"白皮书"命名。在中国，"皮书"这一概念被社会广泛接受，并被成功运作、发展成为一种全新的出版形态，则源于中国社会科学院社会科学文献出版社。

❖ 皮书定义 ❖

皮书是对中国与世界发展状况和热点问题进行年度监测，以专业的角度、专家的视野和实证研究方法，针对某一领域或区域现状与发展态势展开分析和预测，具备原创性、实证性、专业性、连续性、前沿性、时效性等特点的公开出版物，由一系列权威研究报告组成。

❖ 皮书作者 ❖

皮书系列的作者以中国社会科学院、著名高校、地方社会科学院的研究人员为主，多为国内一流研究机构的权威专家学者，他们的看法和观点代表了学界对中国与世界的现实和未来最高水平的解读与分析。

❖ 皮书荣誉 ❖

皮书系列已成为社会科学文献出版社的著名图书品牌和中国社会科学院的知名学术品牌。2016年，皮书系列正式列入"十三五"国家重点出版规划项目；2013~2018年，重点皮书列入中国社会科学院承担的国家哲学社会科学创新工程项目；2018年，59种院外皮书使用"中国社会科学院创新工程学术出版项目"标识。

中国皮书网

（网址：www.pishu.cn）

发布皮书研创资讯，传播皮书精彩内容
引领皮书出版潮流，打造皮书服务平台

栏目设置

关于皮书：何谓皮书、皮书分类、皮书大事记、皮书荣誉、
皮书出版第一人、皮书编辑部
最新资讯：通知公告、新闻动态、媒体聚焦、网站专题、视频直播、下载专区
皮书研创：皮书规范、皮书选题、皮书出版、皮书研究、研创团队
皮书评奖评价：指标体系、皮书评价、皮书评奖
互动专区：皮书说、社科数托邦、皮书微博、留言板

所获荣誉

2008年、2011年，中国皮书网均在全国新闻出版业网站荣誉评选中获得"最具商业价值网站"称号；
2012年，获得"出版业网站百强"称号。

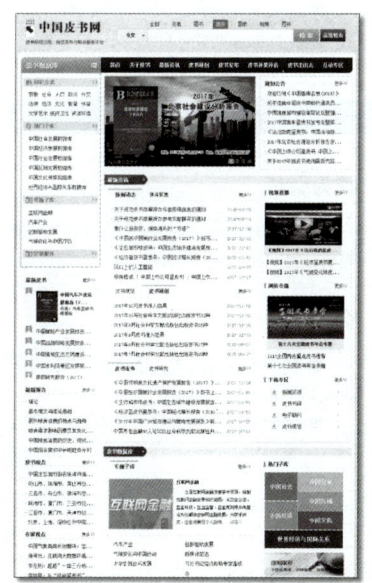

网库合一

2014年，中国皮书网与皮书数据库端口合一，实现资源共享。

权威报告·一手数据·特色资源

皮书数据库
ANNUAL REPORT(YEARBOOK) DATABASE

当代中国经济与社会发展高端智库平台

所获荣誉

- 2016年，入选"'十三五'国家重点电子出版物出版规划骨干工程"
- 2015年，荣获"搜索中国正能量 点赞2015""创新中国科技创新奖"
- 2013年，荣获"中国出版政府奖·网络出版物奖"提名奖
- 连续多年荣获中国数字出版博览会"数字出版·优秀品牌"奖

成为会员

通过网址www.pishu.com.cn或使用手机扫描二维码进入皮书数据库网站，进行手机号码验证或邮箱验证即可成为皮书数据库会员（建议通过手机号码快速验证注册）。

会员福利

- 使用手机号码首次注册的会员，账号自动充值100元体验金，可直接购买和查看数据库内容（仅限使用手机号码快速注册）。
- 已注册用户购书后可免费获赠100元皮书数据库充值卡。刮开充值卡涂层获取充值密码，登录并进入"会员中心"—"在线充值"—"充值卡充值"，充值成功后即可购买和查看数据库内容。

数据库服务热线：400-008-6695　　　图书销售热线：010-59367070/7028
数据库服务QQ：2475522410　　　　图书服务QQ：1265056568
数据库服务邮箱：database@ssap.cn　　图书服务邮箱：duzhe@ssap.cn

更多信息请登录

皮书数据库
http://www.pishu.com.cn

中国皮书网
http://www.pishu.cn

皮书微博
http://weibo.com/pishu

皮书微信"皮书说"

请到当当、亚马逊、京东或各地书店购买，也可办理邮购

咨询 / 邮购电话：010-59367028　59367070

邮　　箱：duzhe@ssap.cn

邮购地址：北京市西城区北三环中路甲29号院3号楼
　　　　　华龙大厦13层读者服务中心

邮　　编：100029

银行户名：社会科学文献出版社

开户银行：中国工商银行北京北太平庄支行

账　　号：0200010019200365434

为落脚点，通过鼓励和支持社会各方面积极参与，达到增强社会发展活力的目标，从而最大限度地增加社会中的和谐因素，通过依法治理、综合治理、源头治理，促进社会治理方式的转型升级，使社会治理水平得以提高。

7. 社会控制理论

人类的社会生活需要一定的秩序，而维持社会秩序最重要的手段就是社会控制。失去了控制的社会是一个混乱的社会，社会的组织机构将不能正常地发挥作用，人们也就谈不上正常的生活。社会控制理论认为，所有的人都有违法犯罪的动机和能力，但是绝大多数人不违法犯罪是社会控制的结果。社会控制是指人们依靠社会力量，自觉地以一定方式协调个人与社会及社会各部分之间的关系，以使群体的社会活动或个人的社会行为符合某种社会规范和发展目标，从而保持社会相对稳定及和谐发展的方式系统。它在本质上是关于社会发展规律与人的主体能动性、社会规范秩序与社会个体自由权利之间关系的调控问题。社会控制是社会存在和发展的必要条件，是社会秩序的基本保障。①

四 北京冬季奥运会安保经验借鉴研究

1. 北京奥运会安保成功经验

2008年北京奥运会之所以获得国际奥委会及国际社会前所未有的高度评价，其根本原因在于：有强大、睿智的中国共产党的领导，有周密、细致的政府的组织，有广泛社会力量的支持，有热心群众的参与；其关键在于：赛事安保工作精细谋划，精心组织，不折不扣地落实。北京奥运会安保成功经验可以概括如下。

（1）安保组织严密，指挥系统灵敏、高效。成立了统一的领导机构，形成由北京奥组委安保部等组成的奥运安保组织运行架构，安保指挥体系结构完整、层级清晰、责权明确、分工合理、信息灵敏、指令畅通。

---

① 〔美〕E. A. 罗斯：《社会控制》，秦志勇等译，华夏出版社，1989，第46页。

（2）安保计划周密，执行部门严谨、认真。编制的北京奥运安保计划等，得到了国际奥委会的赞许；细化安保各个环节；实战执行部门不折不扣认真落实。

（3）情报信息预警超前，防恐合作紧密、细致。以互联网为主渠道，广泛收集情报信息，强化情报信息沟通交流，通过警情分析对赛事安全威胁进行评估，建立预警机制；广泛开展国际反恐防恐警务合作、协作，建立国际警务协调联络机制。

（4）强化整体防控，防控网络全面、细密。全面掌控人、地、物、事、组织，通过巡逻网、社区网、治安网、内保网对奥运会安保实施整体防控，及时、高效地处置各类突发事件。

（5）安保理念创新，安保设施与场馆建设同步。创造性地提出"五个同步"设计的理念，即安保配套设施与奥运场馆同步规划、同步设计、同步施工、同步验收、同步使用，得到了国际奥委会的称赞。

（6）加大科技投入，技术装备先进、实用。以科技提升安保力量和效果，配备安检门、X光机、炸药探测器、车检系统等高精尖安检器材，使用自动化系统、防爆安检技术、反恐防暴技术、监控系统、电子票证系统、复合型侵入探测系统等先进技术或设备，购买先进的便携式电子探测仪，建立立体技防，使赛事安保无缝隙、无死角。

（7）培训演练从严，训练项目逼真、全面。制订科学的赛事安保培训计划，以系统化、标准化、专业化和规范化为培训目标，以赛事安保专业项目和基础知识项目为内容，始终坚持全面考核、从严考核，确保专业知识、业务技能和应对突发事件等综合能力的提高。

2. 国外冬季奥运会安保借鉴

国外冬奥会安保以"9·11"为分水岭。前"9·11"时代冬奥会安保成功经验相对较少，后"9·11"时代冬奥会包括美国盐湖城冬奥会、意大利都灵冬奥会、加拿大温哥华冬奥会、俄罗斯索契冬奥会、韩国平昌冬奥会。这五届冬奥会赛事安保成功经验相当丰富。

（1）将反恐防恐作为冬奥会赛事安保的重中之重。除温哥华冬奥会风险环境为中等程度外,其余的恐怖风险环境都列为最高程度,并为此颁布法律,加大打击及处罚力度;多方位收集情报信息,强化国际反恐防恐警务合作。

(2) 加大赛事安保资金和人员投入。赛事安保费用占总投入的比例很高,运动员对安保人员的比例空前增长(达到1:6),动用军队参与赛事安保,并制订提前征兵计划。

(3) 编制陆海空立体防控网。为确保冬奥会赛事安全举行,执法人员从陆地到空中全方位对冬奥会场馆及周边进行立体防控。

(4) 加强重点保护,强化安检措施。在冬奥会比赛场地等重点区域、重点目标的保护方面,严密安检程序,强化安检措施。

(5) 使用最新的安保设备和技术,增强安保能力。普遍使用监控设备、金属探测器、X光机、热成像监控仪,广泛安装光纤传输、微波探测、声呐系统。例如,美国动用最先进的生物鉴别仪器;俄罗斯使用电子逻辑链控制技术、使用生物门禁识别系统及电子通行证。

五 北京冬季奥运会安保体系机制建设

1. 北京冬奥会安保的含义及特征

北京冬奥会安保是指为确保北京冬季奥运会各项活动顺利进行,针对各种风险因素而积极开展的预防、检测、识别、评估、防范、控制和处置等的活动和行为。北京冬季奥运会具有点多、面广、天气冷、路线长、速度快、队员多、车辆多、观赛群众多、场馆分散和开放性强等特点。

北京冬奥会赛事特征对安保的影响主要表现在赛事参与对象特征对安保的影响、赛事项目特征对安保的影响、赛事地域特征对安保的影响、赛事政治特征对安保的影响、赛事文化特征对安保的影响。北京冬奥会安保涉及行业特征对安保的影响主要包括交通、电力、通信、旅游、商贸、餐饮、医疗、卫生、市政基础设施等。北京冬奥会安保防范对象特征对安保的影响包括国外敌对势力、民族分裂主义、国内反动组织、对社会现实严重不满的人员、其他突发事件。北京冬奥会安保参与力量特征对安保的影响包括国家安保力量、社会治安力量、社会志愿者等。北京冬奥会安保防范活动特征对安保的影响包括反恐怖袭击、防暴力犯罪、保证场馆安全、保证交通运输安全、保证消防安全、保证医疗卫生安全、奥运入场管理及活动安全、保持社会治安稳定、处置突发事件、管理危机事件等。

2.北京冬奥会安保体系建设

北京冬奥会安保的理念体系包括"精彩、非凡、卓越"的理念,"绿色办奥、共享办奥、开放办奥、廉洁办奥"的理念,安全、祥和的理念,节约集约的理念,坚持最高规格、最严标准的理念,坚持"万无一失、一失万无"的理念,坚持规范运行、精细操作的理念,坚持理性、平和、文明、规范的理念。

北京冬奥会安保的组织体系包括组建在冬奥会组委会领导下的安保机构,形成奥运安保指挥中心、赛区安保机构,以及北京冬奥组委安保部等组成的奥运安保组织运行架构,赛事安保组织结构完整、层级清晰、责权明确、分工合理。

北京冬奥会安保的指挥体系根据北京冬奥会两地举办赛事的特点,建立科学合理、协调统一、步调一致、多层级的指挥体系,推行扁平化勤务指挥模式,畅通指挥关系。

北京冬奥会安保的方案、预案体系就是分别制定冰上项目和雪上项目(雪车、雪橇、高山滑雪)安保方案,比赛场馆(场地)和训练场馆(场地)安保方案,场馆(场地)周边地区治安控制方案,场馆(场地)周边地区交通控制方案,现场观众安保实施方案,两地(北京、张家口)三赛区(北京城区、北京延庆、张家口崇礼)流线交通安保方案;制定应对突发事件的应急预案。

北京冬奥会安保的保障体系包括以下几个方面。一是法律保障。根据北京冬奥会赛事需要,借鉴国外冬奥会赛事安保的经验,制定、修订相关法律、法规(尤其是根据《反恐法》的执行情况),出台相关政策。二是科技保障。向科技要力量、要安保成效,采用高新技术如安保指挥自动化系统、防爆安检技术、反恐防暴技术、监控系统、电子票证及人脸识别技术等,积极探索新型安保设施。除此以外,北京冬奥会的保障体系还包括经费保障和执法力量保障。

北京冬奥会安保的培训体系就是根据赛事需要,两地三赛区制定有针对性的统一标准、统一内容、统一措施的培训方案。培训内容包括技能培训(如安检)、执法培训(如规范执法)和文化培训(如语言和习俗)。培训人员包括实战人员、非警务人员。培训方式为按照模拟场景进行演练并考核。

3. 北京冬奥会安保机制建设

北京冬奥会安保的职责管理机制,就是在"大安保""一盘棋"理念指导下,两地三赛区实施区域划分管控,由属地进行管理负责,建立责任倒查机制,杜绝争功推过现象。

北京冬奥会安保的区域协调机制就是"以北京为主,坚持两地一体化指挥、一体化运行、一体化组织"等"八个一体化"为指导,建立区域合作机制,构建省市之间、安保力量之间、接壤区域之间、场馆(地)安保之间的赛事安保对接机制,搭建合各方之力、集各方之智的平台,建立赛事安保区域协调制度,建立区域层级会商、协商制度(联席会议和专题会议),把基于责任和感情的合作固化为制度框架内的合作;确定区域协调政策和执法协调内容,设定区域执法协调方式,执行区域协调措施,构建区域社会治安防控体系。

北京冬奥会安保的信息情报预警、共享机制就是建立统一、直通的情报信息工作网络,明确相关部门搜集赛事情报信息的职责,增强赛事情报信息搜集意识,制定科学的应急预案,建立情报信息发布制度、追踪制度、会商制度、报告制度,建立情报信息分析研判机制,加强对敏感问题的分析预测;杜绝地区间、部门间情报信息壁垒,实现情报信息共享,形成完全的信息资源共享模式。

北京冬奥会安保的反恐防恐合作、协作机制就是建立北京冬奥会安保指挥中心国际警务联络部,广泛开展与各国(地区)警务部门的交流与合作;

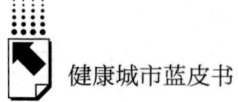

建立与国际刑警组织的协调联络机制,加强奥运安保警力合作;借鉴国外安保经验。

北京冬奥会安保的风险评估机制就是成立风险评估机构,制订风险评估计划,分析影响赛事成功运作的因素(如赛事活动主体因素:工作人员、观众、运动员等;赛事活动物质因素:场馆设施、器材设备等;赛事活动治安环境因素:突发事件),识别风险程度,实施监控、封控、防控"三位一体"的预防措施。

北京冬奥会安保的应急处置机制就是根据突发事件的性质启动相应的工作预案,指挥机构指挥相应的安保力量严控现场,迅速处置,防止扩散影响,及时通报上级指挥部门。

B.9 基于健康体检数据的健康/疾病风险评估技术

张静波 刘峰 韩君铭 马官慧[*]

摘 要： 在大健康时代，需要通过大数据的创新应用去实现健康和医疗机构经营管理模式的创新，包括产品创新、服务创新和管理创新。这种创新有助于提高国民健康水平，提升国家健康与卫生总体绩效，实现公共健康服务和医疗服务的公平供给，推动国民健康水平提升。中国目前慢性病防控的短板之一是缺乏早期筛查、评价和发现机制，缺乏个性化治疗和动态评价，缺乏有效的健康促进和疾病管理等有效手段。健康/疾病风险评估技术综合运用体检产生的海量数据，实现早期筛查、发现健康隐患，是健康人群分层的重要手段，也可以为进一步的健康管理提供精确依据。在运用大数据开展健康管理的过程中，需要高度关注的一个问题是隐私保护，这既是大数据时代的一个共性问题，也是在开展与人的健康相关的数据采集、研究和利用过程中需要高度重视的一个问题。

---

[*] 张静波，副研究员，毕业于北京大学政治学系，北京大学医学部公共卫生学院公共卫生硕士，现任北京市体检中心书记、主任，北京市体检质量控制和改进中心主任，北京市体检征兵指导中心主任，北京市医学会健康管理学分会主委，目前主要研究健康政策、健康管理；刘峰，副主任医师，毕业于山东医科大学临床医学系，医学本科，现任北京市体检中心健康管理科科长，北京市医学会健康管理学分会委员，全国工业统计学教学研究会健康医疗大数据学会副秘书长，目前主要研究方向为健康管理、体医融合、健康医疗大数据；韩君铭，山东大学公共卫生学院博士研究生，研究方向为流行病与卫生统计学；马官慧，中南大学数学与统计学院硕士研究生，研究方向为数理统计。

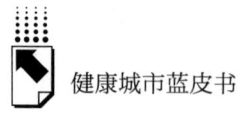

健康城市蓝皮书

关键词： 大数据　健康评估　健康体检

一　背景

北京市体检中心（以下简称为"中心"）创建于1964年，是首都成立最早、政府举办的专业体检机构。中心通过长期的体检实践活动，积累了丰富的经验，形成了自己的专业特色。中心先后参与制定和修改国家征兵、院校招生的体检标准，制定北京市招收干部及其他特种行业体检标准和体检操作方法。近年来起草了《北京市体检工作管理办法》《北京市征集新兵体格检查工作实施细则》《北京市教师资格认定体格检查工作实施细则》等文件，为规范体检工作打下了坚实的基础。

随着体检市场化进程的不断加快，中心自1998年面向社会开展健康体检，以满足人民群众不断增长的健康需求。中心先后为中远集团、中国建设银行总行、北京青年报社、中国电信、平安保险公司、爱立信中国分公司等知名企业和单位近百万人次进行了健康体检，以精湛的医技、人文的理念、优雅的环境、先进的设备受到了社会各界的一致好评。

自2004年实现健康体检信息化以来，北京市体检中心已积累了100余万人次连续15年的北京市民健康体检数据；未来借助于北京市体检网二期平台规范化数据接口，可采集北京医院、天坛医院、朝阳医院等专业体检机构的体检者数据。联合北京市卫生计生委信息中心、北京市疾病预防和控制中心分别获取北京市上述健康体检人群的临床医疗数据、死因监测数据等，在此基础上，2016年北京市体检中心在山东大学公共卫生学院薛付忠教授的指导下建立了多中心健康医疗大数据研究的信息化平台。通过研究适宜技术对上述多中心数据进行清洗、结构化处理并对数据进行整合，逐步构建了以北京市健康体检人群为基础的健康/疾病信息的大数据库。

二 健康体检数据的整合和处理

1. 多家机构健康体检数据的整合

中心建立了数据中心和数据分中心。数据中心是数据标准化的基础，是解决数据孤岛问题的关键所在，其作用在于统筹各个源数据库的原始变量数据以及挖掘变量数据，同时为应用服务模块提供统一化的标准。数据中心还可以提供标准字典的维护、标准的变量名称、单位名称、代码库等。

数据分中心用于存储各数据源原始数据，提供一个统一的标准化的数据存储结构和索引；数据分中心也是数据挖掘整理的中心，对不同数据源进行各自不同的挖掘，挖掘的独特数据同时作为新的变量存储在各自的分中心，数据标准化的对应关系也存储在数据分中心。

通过数据中心和分中心的模式将多家健康体检机构数据分别进行收藏和保存，重要的是保持数据的原始状态。之后，由包含标准字典的数据中心进行数据调取以获取有用数据，并可下发至数据分中心。

2. 健康体检数据与疾病结局数据的整合

（1）疾病结局的定义。对照国际疾病分类标准编码ICD10，将卫生信息中心数据库中的门诊记录（或出院住院记录）数据、死因数据库中的死亡原因数据、体检数据库中的总检结论数据三部分中与目标研究疾病相对应的疾病筛检出来，形成所研究队列的疾病结局。

（2）疾病结局数据的对接。多中心医疗数据的整合方法包括如下步骤：数据接入、数据初始化处理及初步挖掘、数据深度挖掘（包括文本数据的文本结构化处理以及多变量组合的新变量挖掘）、数据标准化处理（分为变量标准化和值标准化）。其中结局数据的接入是重点，是建立队列研究的基础工作重点之一。对接模式包括数据文件接入、数据库接入、接口服务接入、爬虫抓取、问卷录入等。要根据对接数据的不同特点和要求，选取不同的对接方式。在数据对接过程中要考虑流程审批和隐私保护等相关事宜，必要时应对数据进行加密后对接。

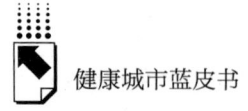

（3）数据预处理——体检数据和结局数据的结构化。通过多中心纵向健康管理队列数据管理系统，将导入系统的健康/医疗基础数据进行结构化处理，以满足研究需求。数据的结构化处理是指将文本文档（病历）、心/脑电图、医学图像和音频/视频数据等不能用数据库二维表来存储的非结构化医学数据资料，转化成方便统计分析的二维表数据，即结构化数据。

（4）数据的加密处理。数据的加密处理在整个数据的处理过程中应用于多个环节，最重要的是疾病结局数据对接的加密。处理技术包括RSA算法、Diffie-Hellman算法、混合加密体系以及数字签名等。

（5）数据缺失处理——数据填补。在处理健康体检数据时，对缺失数据进行数据填补是非常必要的。几种常用的数据填补方法是均值插补、利用同类均值插补、极大似然估计、多重插补等，我们将在课题中对数据进行处理时适时使用。

三 队列创建

以个人身份证号为唯一索引，向后回顾性地采集及实时在线采集三类大数据，从而汇聚成覆盖全人群生命历程回顾性与前瞻性相结合的双向性队列。

1. 双向性队列研究指标体系

双向纵观队列指标体系包括人口学信息、行为生活方式、病史信息、一般检查、内科检查、外科检查、眼科检查、耳鼻喉科检查、口腔、妇科（女）、影像及特殊检查、实验室检查（血常规、尿常规、肝功、肾功、脂代谢、炎症指标、其他指标），具体指标参见表1。查阅国内外已发表的各种慢性病（如冠心病、糖尿病、代谢综合征等）相关队列研究，本体系包含除基因组学、蛋白组学信息外研究所需的各类指标；另外，双向纵观队列指标体系包含指标丰富、全面，可满足对未来疾病的慢性病危险因素的探索。

表 1　双向纵观队列研究指标体系

项目名称		内容
人口学信息		年龄、性别、婚姻状况、民族
行为生活方式		吸烟、饮酒
病史信息		个人病史、家族史、疾病史、用药信息
一般检查		身高、体重、BMI、腰臀比、收缩压、舒张压、脉搏
内科检查		心、肺听诊,腹部触诊
外科检查		甲状腺、乳腺、直肠指诊
眼科检查		视力、眼底、晶状体等
耳鼻喉检查		耳、鼻、喉检查
口腔		龋齿、牙齿缺损、牙龈情况
妇科(女)		月经生育史、子宫及双侧附件、宫颈、TCT 检查
影像及特殊检查		心电图、腹部彩超、颈动脉血管超声、骨密度
实验室检查	血常规	红细胞系(红细胞计数、血红蛋白、平均血红蛋白含量、平均红细胞体积、平均血红蛋白浓度、血细胞比容),白细胞系,血小板系
	尿常规	尿潜血、尿胴体、尿蛋白、尿胆红素、尿比重、尿亚硝酸盐、尿糖、尿白细胞等
	肝功	谷丙转氨酶、谷草转氨酶、谷氨酰转肽酶、总蛋白、白蛋白、球蛋白、总胆红素、直接胆红素、间接胆红素
	肾功	尿素、肌酐、尿酸等
	脂代谢	胆固醇、甘油三酯、高密度脂蛋白、低密度脂蛋白
	糖代谢	葡萄糖、糖化血红蛋白
	炎症指标	C-反应蛋白
	其他指标	尿微量白蛋白/尿肌酐、同型半胱氨酸等

双向纵观队列结局指标定义参考 ICD10 疾病编码、专家共识及队列建立要求设定。结局指标具体如下:

——高血压、糖尿病、脑卒中、冠心病、心血管事件、代谢综合征、高脂血症、慢性肾病等;

——恶性肿瘤、呼吸系统、消化系统、泌尿系统疾病等;

——临床诊疗数据库相关结果、死因数据库中的诊断结局。

另外,在建设队列的过程中,对所研究疾病的定义根据研究者的研究内容不同,可能会将结局指标合并,如冠心病可包括冠心病、冠状动脉硬化、冠状动脉闭塞、冠状动脉搭桥、心绞痛、心肌梗死、冠状动脉机能减退等。

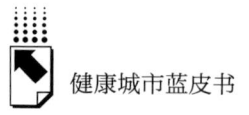

2. 队列构建的基本步骤

（1）确定队列纳入/排除标准。在建模之前应该将已经患有目标研究疾病以及达到指南诊断标准的个体排除。以糖尿病队列为例，纳入标准设定为基线无糖尿病史、没有服用降糖药、空腹血糖水平正常，基线有糖尿病史、在服用降糖药以及空腹血糖水平达到指南诊断标准（空腹血糖值＞7.0mmol/L）的个体被排除在外。

（2）建立队列。一个疾病队列完整的信息包括：基线个人基本信息、体检指标、影像学指标、疾病史、遗传史、服药史、结局（是否发生该疾病）、生存时间。

3. 队列变量统计描述

通过统计描述，如均值、最大（小）值、中位数、四分位间距、直方图、指标正态性检验、KM 曲线等，对队列进行基本描述统计，了解队列相关信息，如基线指标的分布情况、平均生存时间以及不同结局个体生存率的比较。

四 大数据驱动下的健康风险评估模型

1. 健康风险评估模型的设计方法

依托"多中心健康医疗大数据研究"平台和体检疾病谱，针对群体综合健康问题、个体综合健康问题和单病种健康管理问题，采用嵌套式病例对照研究（发病前的阶段）与病例随访队列研究（发病后的阶段）相结合的设计方案，基于危险因素加权计分、多因素统计、统计模式识别、统计模拟等理论方法，通过预测因子筛选和编码（健康危险因子调查、健康体检指标、临床诊疗指标、遗传因素和基因组学信息等）、预测模型构建、模型参数估计、模型准确性和预测能力评价、模型外部群体验证和预测结果可视化展示等多个环节，最终建立风险预测模型。①

---

① 薛付忠：《健康医疗大数据驱动的健康管理学理论方法体系》，《山东大学学报》（医学版）2017 年第 6 期。

2. 健康风险评估模型的风险计算方法

基于所创建的"多中心大型纵向监测健康管理队列",健康风险评估的风险计算方法主要有三种。

(1) 危险因素加权计分法。步骤如下。

第一步,选择进行评价的各项危险因素并收集指标值。

第二步,对指标进行评分,根据危险因素的具体情况,对危险因素指标值进行评分。以体质指数为例:18.5千克/平方米~24千克/平方米可评分为0;24千克/平方米~28千克/平方米可评分为1;28千克/平方米可评分为2。

第三步,确定各指标的权数,各危险因素对疾病的作用不完全相同,为了能正确预测未来疾病的发病风险水平,需分别确定各危险因素的权数,权数的大小根据危险因素对疾病影响程度的大小而定,且权数之和为1。

第四步,加权综合,得出总分,并给出相应分析,具体公式为:

$$F = P_1 \cdot W_1 + P_2 \cdot W_2 + \cdots + P_n \cdot W_n = \sum P_i \cdot W_i (i = 1, 2, \cdots, n) \quad (式1)$$

在式(1)中,F代表多种危险因素综合评价值,P_i代表第i项危险因素的评分,W_i代表第i项指标的权数,n为危险因素的总项数。

(2) 多因素统计方法。多因素统计方法是建立在多因素数理分析基础上,即采用统计学概率理论的方法来得出患病危险性与危险因素之间的关系模型。为了能挖掘更多的危险因素,并提高评价的准确性,这种以数据为基础的模型在近几年有了很大的发展。

其一,比例风险模型。多因素统计方法的典型代表是比例风险模型,它是在前瞻性研究的基础上建立的。比例风险模型是生存分析中一种常用的半参数回归方法,自提出以来在医学随访研究中得到了广泛应用。比例风险模型的基本形式如下:

$$h(t, X) = h_0(t) \exp(\beta_1 X_1 + \beta_2 X_2 + \cdots + \beta_p X_p) \quad (式2)$$

在式(2)中,$X = (X_1, X_2, \cdots, X_p)$是影响生存时间的p个危险因素;h(t, X)是受危险因素X的影响下时刻t的风险函数,风险函数表示条件瞬间死亡率,即生存时间已经达到t的观察对象在时刻t的瞬时死亡率;$h_0(t)$表示不受危险因素X影响时个体在时刻t的危险率,又被称为基准风险率或基准函数;β_1,β_2,…,β_p是各危险因素不同分层的偏回归系数;$x_1 \cdots x_p$为每个人各危险因素的水平;$\beta_1 X_1 + \beta_2 X_2 + \cdots + \beta_p X_p$为预后指数;$\frac{h(t)}{h_0(t)} = \exp(\beta_1 X_1 + \beta_2 X_2 + \cdots + \beta_p X_p)$为比例系数。

该模型的特点是以生存时间和生存结局为因变量,同时分析多种研究因素对风险率的影响;能够分析带有截尾生存时间的资料,且对评估资料的生存分布无特殊要求。

其二,竞争风险模型。传统的比例风险模型只能处理有一个观测结局的队列数据,忽略了竞争风险的存在,不能直接客观评价对竞争风险模型感兴趣的结局。竞争风险是指在研究期内,除了会出现所研究的慢性病发生及其转归结局外,还会出现其他竞争性结局。它们的出现往往会影响所研究结局的发生概率或导致其不再发生,即出现了竞争。例如,在随访脑卒中发生时,会因其他脑卒中原因导致的死亡即成为其竞争风险事件,这时需要将竞争风险考虑在内,否则势必会造成模型参数及其个体绝对风险估计不准确、难以客观评估个体或群体的风险状态,不能指导干预措施的制定。本文主要介绍两种竞争风险模型:部分分布竞争风险模型和原因别竞争风险模型。

A. 部分分布竞争风险模型

模型简介:与原因别竞争风险模型相比,部分分布竞争风险模型的不同之处主要体现在风险集的定义上。

模型构建:

$$\lambda(t) = \lim_{\Delta t \to 0} P\{t \leq T < t + \Delta t, \varepsilon = 1 | T \geq t \cup (T < t \cap \varepsilon \neq 1); Z\}/\Delta t$$

(式3)

其中$\varepsilon = 1$表示观测到的结局为1,即我们关心的事件。$T \geq t \cup (T < t \cap \varepsilon \neq 1)$表示,除了未发生任何结局的个体外,在t时刻之前,已经观测到关心事件以外结局的个体都要纳入风险集中。如果用(T,X)表示个体发生任一个结局的时间和发生结局的联合分布,那么部分分布函数具备如下性质:

$$\lim_{t\to\infty} F_{01}(t) = \lim_{t\to\infty} P(T \leq t, X = 1) = P(X = 1) \qquad \text{(式 4)}$$

在满足比例风险假定的条件下,基于比例风险模型的部分分布风险模型可以表示为:

$$\lambda_{01}(t \mid Z) = \lambda_{01;0}(t)\exp(\beta_{01}^T Z) \qquad \text{(式 5)}$$

其累积发生率函数为:

$$F_{01}(t \mid Z) = 1 - \exp\left[-\int_0^t \lambda_{01,0}(s)\exp(\beta_{01}^T Z)ds\right] \qquad \text{(式 6)}$$

部分分布竞争风险模型的突出优点是直接建立累积风险函数和协变量之间的依存关系,使得协变量效应有了更好更直观的解释,而且实现了不同竞争风险类型分布函数的标化,避免了在竞争风险影响显著时,过高地估计所关心的结局的发生率。[①]

B. 原因别竞争风险模型

将竞争风险理论融入传统模型,构建原因别竞争风险模型,为叙述方便,且不失一般性,只考虑两种竞争风险结局存在的情形。定义在给定协变量 Z 的情况下,风险函数为:

$$\alpha(t \mid Z) = \lim_{\Delta t \to 0} P\{t \leq T < t + \Delta t \mid T \geq t; Z\}/\Delta t \qquad \text{(式 7)}$$

则在满足比例风险假定的条件下,基于传统比例风险模型的比例原因别风险表达式如下:

$$\alpha_{01}(t \mid Z) = \alpha_{01;0}(t)\exp(\beta_{01}^T Z) \qquad \text{(式 8)}$$

$$\alpha_{02}(t \mid Z) = \alpha_{02;0}(t)\exp(\beta_{02}^T Z) \qquad \text{(式 9)}$$

式中, $\alpha_{0i}(t \mid Z)(i = 1,2)$ 表示对应于结局 i 的基线风险函数;Z 是协变量向量的取值;$\beta_{0i}(i = 1,2)$ 是回归系数,表示协变量对瞬时风险的效应值,就不同的原因别风险而言,协变量的效应值一般不同。原因别竞争风险模型

---

① 王金涛、苏萍、袁中尚等:《部分分布竞争风险模型及其在健康风险评估中的应用》,《山东大学学报》(医学版) 2017 年第 6 期。

可以很好地建立不同结局的瞬时风险与协变量之间的关系，筛选变量、计算相对风险比，以及预测所关心事件的长期发生率。[①]

总的风险函数公式为：

$$\alpha_{0\cdot}(t\mid Z_{ki}) = \alpha_{01}(t\mid Z_{ki}) + \alpha_{02}(t\mid Z_{ki}) \quad (式10)$$

累积风险函数公式为：

$$A_{0\cdot}(t\mid Z_{ki}) = \int_{0}^{t} \alpha_{0\cdot}(u\mid Z_{ki})du \quad (式11)$$

从时刻 a 到 $a+\tau$ 的原因别绝对风险可通过以下公式计算：

$$P\{a \leq T < a+\tau, j=1\mid T \geq a, z\} = \int_{a}^{a+\tau} \alpha_{01}(t)\exp\left[-\int_{a}^{t}\{\alpha_{0\cdot}(u)du\}\right]dt$$

(式12)

（3）统计模式识别方法。由于传统的 logistic 模型、风险比例模型很难考虑多因素及其多级交互作用，更难以处理危险因素之间的多种共线性，使其在疾病风险评估和预警中的应用受到巨大限制。因此，近年来基于统计学习和机器算法的统计模式识别模型在该领域的应用越来越多。常用的方法有神经网络、贝叶斯网络等。

其一，神经网络。人工神经网络（Artificial Neural Network）是一种模仿人类大脑神经网络行为特征，进行分布式并行信息处理的算法数学模型。

其二，贝叶斯网络。贝叶斯网络是一种用于不确定性推理的概率图模型，它可以直观地表达多个变量的联合概率分布，能表示变量时序关系、相关关系或因果关系等多种语义，其灵活推理能力能够满足非单调推理和反向推理等多种合情推理模式。同时，贝叶斯网络具有坚实的理论基础、直观的知识表达、方便的决策机制。因此，它是构建疾病转归交互网络模型的理想方法。

贝叶斯定理可表述为：后验概率 =（相似度 × 先验概率）/标准化常量，公式如下：

[①] 王婷婷、王金涛、袁中尚等：《原因别竞争风险模型及其在健康风险评估中的应用》，《山东大学学报》（医学版）2017年第6期。

$$P(A|B) = \frac{P(A) \cdot P(B|A)}{P(B)} \quad \text{(式 13)}$$

其中，P（A|B）是已知 B 发生后 A 的条件概率，也被称为 A 的后验概率；P（B|A）是已知 A 发生后 B 的条件概率，也被称为 B 的后验概率；P（A）是 A 的先验概率或边缘概率；P（B）是 B 的先验概率或边缘概率。①

贝叶斯网络由一个有向无环图和一个条件概率表组成，通过有向无环图来表示一组随机变量以及它们之间的条件依赖关系。它通过条件概率分布来参数化。每一个节点都通过 P（node | Pa（node））来参数化，Pa（node）表示网络中的父节点。

图 1 是一个简单的贝叶斯网络，其对应的全概率公式为：

$$P(a,b,c) = P(c|a,b)P(b|a)P(a) \quad \text{(式 14)}$$

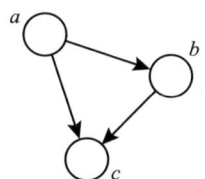

图 1　贝叶斯网络

（4）健康风险评估模型的效果评价方法。目前常用的模型评价方法有 R^2、χ^2 检验、AUC（Area Under the Curve）、E/O（Expected Number/Observed Number）等。若在建立统计模型时，同时考虑到变量的筛选，还需要用到 AIC（Akaike Information Criterion）、BIC（Bayesian Information Criterion）和调整 BIC 等信息统计量指标，其中 AIC 考虑了模型中参数个数，BIC 则同时考虑了参数个数和样本量来评价模型拟合优度。信息统计量值越小表示模型拟合度越好。

---

① 朱明敏：《贝叶斯网络结构学习与推理研究》，西安电子科技大学博士学位论文，2013。

五 健康评估模型应用

1. 健康评估的基础与流程

慢性病健康管理队列是以健康体检和慢性病健康管理数据为基础建立的，旨在探讨各种因素在慢性病发生、发展和转归过程中的作用，构建适用于中国健康体检和慢性病健康管理人群的各种慢性病的风险评估模型，并为慢性病的健康干预提供科学依据。健康评估的基础包括健康大数据平台建设、科研团队实力以及移动端、个人电脑端开发技术。健康评估的流程主要包括采集体检人群大数据、构建健康管理队列、构建评估模型、应用（见图2）。

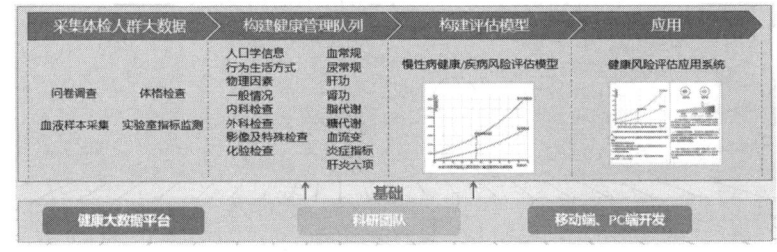

图2　健康评估流程示意图

2. 个人健康风险评估报告

将疾病风险预测结果实时在线展示，是实现健康风险评估成果转化和产业化推进的重要环节。在 Hadoop、MongoDB 和 Storm 云环境下，采用 R 云计算编程，能够实现健康医疗大数据背景下疾病风险评估结果的展示。如图3所示，它将前面介绍的有关健康风险评估理论方法融为一体，通俗易懂地展示了疾病的风险水平及其原因。这种展示借助于互联网、物联网和云计算技术，实现了多种通道访问（包括互联网、移动互联网、手机智能设备等），采取了多种展现方式的服务模式创新，包括官网服务平台、微信、微博等。

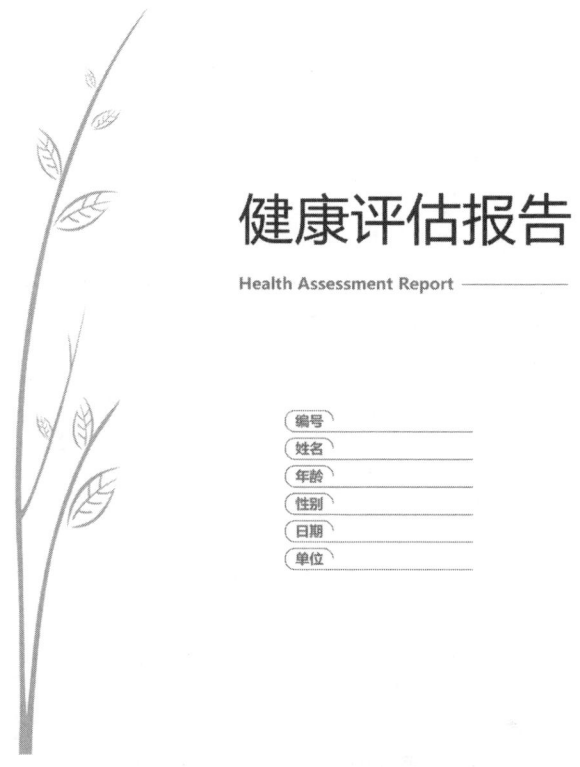

图 3　个人健康风险评估报告示意图

3. 团体健康风险评估报告

健康风险评估的产品转化不只有个人健康风险评估报告，还包括团体健康风险评估报告，并且借助于互联网、物联网和云计算技术已经实现了团体报告的自动化生成。下面以某机构 2016 年度团体报告为例，展示一下团体健康风险评估报告（见图4）。通过团体报告，被评估单位管理层可以了解员工基本健康状况、患病情况及重点指标情况、团体健康评估结果、健康干预效果评价以及健康干预指南，并且可以根据团体干预指南对员工的工作生活进行包括工作环境、工作时间、工作条件、工作餐饮等健康要素的调整，从而提高团体健康水平。

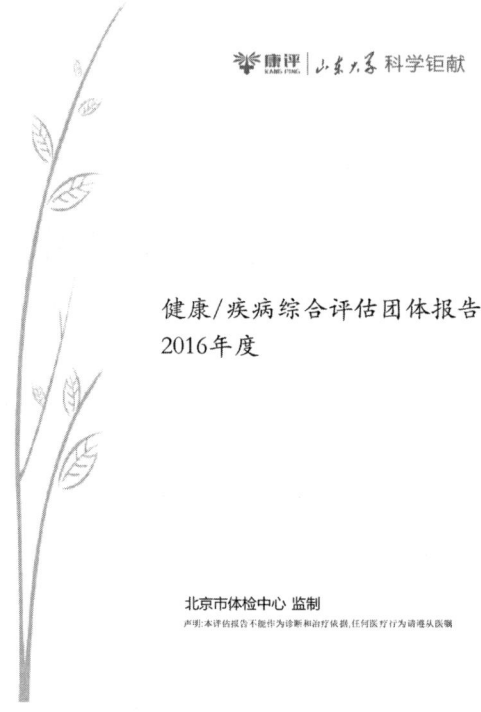

图 4　团体健康风险评估报告示意图

六　健康风险评估的前景及意义

健康风险评估是健康服务产业的新动向，为中国健康服务产业的发展提出了更高的要求、开拓了更加广阔的前景。

1. 加快全面建成小康社会的进程

全面建成小康社会有多个方面的具体目标，健康就是其中不可或缺的一个方面。在 2016 年 8 月 20 日召开的全国卫生与健康大会上，习近平总书记发表了重要讲话。他指出："要把人民健康放在优先发展的战略地位，以普及健康生活、优化健康服务、完善健康保障、建设健康环境、发展健康产业为重点,加快推进健康中国建设,努力全方位、全周期保障人民健康。"①2017年9月7日,中共北京市委、北京市人民政府印发《"健康北京2030"规划纲要》,明确要求各地区开展健康城市建设。

健康服务产业的目标不仅仅是针对已病患者进行治疗,最重要的还是针对未病个体实施健康保障。在对未病个体的健康保障工作中,健康评估起到了关键性的作用。从个体方面来讲,通过健康评估,个体能够了解自己未来慢性病的发生风险以及危险因素,从而通过健康管理来进行健康干预,达到管理自身健康的目的;从群体来讲,通过健康评估,可以了解人群健康状况,从而合理分配卫生资源。由此可以看出,通过健康评估可以推动健康服务产业的协调健全发展,同时快速发展的健康服务产业能够提供更加丰富的与健康相关的产品与服务,进而有效提升人民的健康素质,改善人民的生活质量。

2. 推进经济结构调整和供给侧结构性改革

根据权威机构预测,2013~2021年是中国老龄化快速发展阶段,年均增加700万名老人;2022~2030年为老龄化急速发展阶段,年均增加1260万名老人,相当于当前的2倍。党的十八届五中全会提出:"通过购买服务、股权合作等方式支持各类市场主体增加养老服务和产品供给。"② 推进健康产业发展,满足老年人的服务与产品需求,是积极应对人口老龄化的现实而紧迫的要求。

健康管理包括健康/疾病检测、健康/疾病风险评估、健康/疾病干预。其中,健康风险评估处于中间的关键环节,能够推进健康管理乃至健康服务行业的专业化、规范化发展。通过实施团体健康评估,可以快速认识和把握人民群众的消费需求,及时、有针对性地提供相应的产品和服务,从而切实解决资源错配问题。所以,中央突出强调要强化供给侧结构性改革,这就需要解决好健康服务产业中产品和服务的供给问题,这无疑是推进经济结构调

---

① 《习近平谈治国理政》第2卷,外文出版社,2017,第370页。
② 中共中央文献研究室编《十八大以来重要文献选编》(中卷),中央文献出版社,2016,第817页。

整和供给侧结构性改革的重要方面。

3.以健康风险评估为核心的健康服务产业蕴含巨大的发展潜力

美国、德国、日本等发达国家的健康服务产业占国家国民生产总值的10%以上,并且逐渐成为支柱性产业,而目前中国健康服务产业增加值仅占国民生产总值的4%~5%,这种差距意味着中国健康服务产业的发展有着广阔的前景。

B.10
健康社区服务体系建设的实践与思考

马乃篌*

摘　要： 社区是我们日常生活、工作、学习的最基本区域，也是当前中国社会治理的最基本单位。社区的健康发展，关系到一座城市的健康发展，同时也对社会乃至整个国家的健康发展起到至关重要的作用。本文通过分析社区的内涵和生态，探讨如何构建健康社区，促进社区发展。本文认为，政府的支持是社区健康发展的根本保证，包括政策支持及资金支持；社会组织是社区健康发展的必要条件；要通过培训和项目进行精神引领，形成共同愿景，构建情感纽带。

关键词： 健康社区　服务体系　社区生态

党的十九大报告提出"加强社区治理体系建设，推动社会治理重心向基层下移，发挥社会组织作用，实现政府治理和社会调节、居民自治良性互动。"[1] 2016年民政部、国家发展改革委等16部门联合印发了《城乡社区服务体系建设规划（2016—2020年）》（民发〔2016〕191号），明确了社区服

---

* 马乃篌，主治医师，高级健康管理师，北京枫华老年互助资源中心理事长，北京市老年志愿者协会秘书长，北京市社会组织评估专家，北京市社工委"社会工作继续教育"授课专家，荣获北京市"孝星""首都学习之星"称号，主要研究方向为共享视角下的社区居家养老服务模式、社区社会组织培育、志愿者管理、时间银行。

[1] 习近平：《决胜全面建成小康社会　夺取新时代中国特色社会主义伟大胜利——在中国共产党第十九次全国代表大会上的报告》，人民出版社，2017，第49页。

务的发展方向和实施步骤。2017年中共中央、国务院发布了《关于加强和完善城乡社区治理的意见》，进一步强化了社区治理的政策保障。社区服务作为社区治理的一个重要组成部分，具有积极的意义。

一 社区的概念与功能

（一）社区的概念

任何研究都离不开研究对象这一基础要素。本研究的主旨是探讨通过建立何种服务体系来构建健康的社区生态环境，所以作为研究的主体，首先应当了解什么是社区，它有哪些功能和特点。只有对社区有了正确的、清晰的认识，才有可能构建相对合理的服务体系。

1. 国外社区的概念

社区一词来源于德文 Gemeinschaft，是指聚居在一定地域内的人们所组成的社会生活共同体。德国社会学家滕尼斯认为，"社区"是由同质人口组成的关系亲密、守望相助、疾病相抚、富有人情味的社会群体。他更强调社区的传统、道德、血缘等特性。

第一次世界大战前后，美国社会学家查尔斯·罗密斯把滕尼斯的《社区与社会》一书译成英文，此后，"社区"很快成为美国社会学的重要概念之一。

1915年，美国社会学家弗兰克·法林顿提出了"社区发展"的概念，改变了滕尼斯视社区为传统乡村社会地域性群体的观点，开始把社区视为现代社会的区域性共同体。这与美国社会在一个多世纪中的工业化、城市化和现代化进程是密不可分的。20世纪初期，美国工业化进程加快，高速的经济发展促进了城市化的进程，大量移民从农村和欧洲涌入城市，社会矛盾重心转移。他把社区的概念融入现代社会的发展过程中，而不再与滕尼斯的传统社会相对立，反映出美国社会学者在这一阶段对各种社会问题的理解及对策反应。

1917年，英国社会学家麦基文将社区与一个相对的地域相关联。他认为，社区是"任何共同生活的区域"，小到村庄，大到国家，甚至更为广大的区域，都可以称为社区。人们只要生活在一起，就能发展出风俗、传统、生活方式等共同特征。他指出："一个社区是一个更大社区的组成部分，所有社区只是一个程度问题。"[①]

由于社会科学的发展，这个时期的学者结合对现实的观察，从理论和概念上对社区发展进行了界定。除社会学家弗兰克·法林顿出版的《社区发展：将小城镇建成更加适宜生活和经营的地方》（1915年）中首次提出的"社区发展"概念之外，社会学家斯坦纳的《美国社区工作》（1928年）、桑德斯和皮尔斯的《农村社区组织》（1939年）等，都从不同角度对社区发展的基本理论与方法进行了论述。20世纪初至20年代，英、法、美等国曾出现"睦邻运动""社区福利中心"等，推动了社区的发展。与英国等国相比，社区睦邻中心运动在美国的发展更为迅速和普遍，不仅对所在社区的贫民及整个社区的福利提高有很大贡献，对一般社会问题的解决以及社会改革运动的推进也有很大影响。其中典型的代表是创建赫尔馆的简·亚当斯女士，她以睦邻中心为起点，在推动妇女解放运动和保护童工方面做出了重大贡献，并于1931年获得诺贝尔和平奖。

社会科学的进步为社区发展提供了丰富的概念框架和理论支持。罗斯福政府新政的出台，为政府干预社区发展建立了制度基础。1963年约翰逊总统执政之后，美国开始在全国范围内推动反贫困运动，由社会活动家扩展了社区干预，使其成为制度化的国家政策。

20世纪70年代，美国社会进入转型期，政府削减了对社区的支持，美国经济进入低谷。1992年克林顿当选总统后，其政策开始重新侧重于社区经济发展，帮助贫困社区解决其问题，刺激经济发展和改善基础设施，从而使社会经济发展水平达到了历史新高。[②]

---

① 马仲良：《社区建设概论》，中国社会出版社，2012，第2页。
② 李东泉：《美国的社区发展历程及经验》，《城市问题》2013年第2期。

2. 国内社区的概念

1933年,费孝通等燕京大学的一批青年学生,在翻译美国社会学家帕克的论文集时,首次将英文Community译成"社区",这也是"社区"一词首次在汉语中出现。费孝通教授在其《略谈中国的社会学》一文中阐述了创立"社区"一词的原因。在翻译帕克的一篇原著里出现了"Community is not society"这句话,在当时的汉语中"community"和"society"都被翻译为"社会",如果直译将会出现明显的混乱。通过深入研究帕克教授的理论,他们发现人与人之间的关系被分为两类:一类是共存关系,像自然界生物一样通过竞争生存,以获得相应的地位,彼此之间可以互相利用,即利害关系;另一类是更深层的,即荣辱与共的道义关系。前者形成的群体是"society",后者形成的团体是"community"。为了区别于社会,必须找到一个新的词语,而"community"必须以地区为基础,如邻里、乡村、城镇,甚至大到民族、国家,是一个以地域为基础的人群。正是基于这一区域特色,费孝通教授创立了"社区"一词。当然,这一词语现在已经成为中国社会学的通用术语。

3. 社区与社会的异同

从以上两点可以看出,不管是国外还是国内,都明确指出了"社区"与"社会"存在差异。首先,共同点是两者都是由一定的人组成的群体,而这一群体中人与人都存在某种相互的联系;其次,它们又有着明显的差异。在德国社会学家滕尼斯的理论中,"社会"是由异质人口组成的、由分工和契约联系起来的、缺乏感情的社会团体。

费孝通教授在对帕克思想的研究中也反映出相似的观点,其研究角度依然是人际关系。社会更倾向于原始的、以生存为基础的利害关系;而社区更倾向于现代的、以情感为基础的道义关系。

由此我们思考,在研究并实践如何构建健康社区的服务体系时,应当着眼于一个区域内的人际关系,在现代社会这种关系还包括团体间的关系,以及个人与团体间的关系。当这些关系达到一个协调的平衡点时,社区就会以一种健康的生态模式稳定运转并不断发展,这也就是我们所要提供服务的核心理念和原则。

（二）社区的功能

目前中国对社区的界定主要是以行政化手段划分出来的居民委员会辖区，由政府部门及居民委员会进行行政及自治相结合的管理。它具有一定的人口、一定的地域、一定的社区组织，以及居民的认同感。接下来我们将重点讨论社区的功能，以及不同社区组织在其中所扮演的角色，这有助于实现社区服务的优化。目前社区的功能大致有以下几点（见图1）。

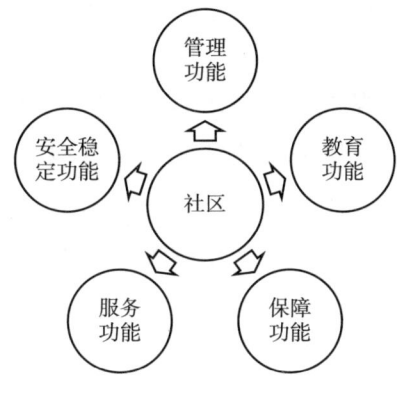

图 1　社区的功能

（1）管理功能。管理生活在社区的人群的社会生活事务。这一功能主要由基层政府的派出机构、各委办局、社区居委会承担，为居民提供公共行政服务，并为社区发展提供指导和支持。

（2）服务功能。为社区居民和单位提供社会化服务。社会化服务比较宽泛，既有商业机构提供的营利性服务，也有社会组织所提供的非营利性服务和公益服务。

（3）保障功能。救助和保护社区内弱势群体。包括医疗、法律、失业、孤残、贫困等方面的援助，这里既有政府职能部门的工作，也有社区社会组织的参与。

（4）教育功能。提高社区成员的文明素质和文化修养。教育类社会组织在这一功能上发挥了很大的作用，而居民在共同的生活中所形成的价值观

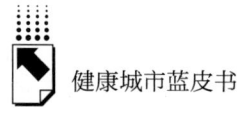

念和情感基础也使得中华礼仪文化得以不断延续。

（5）安全稳定功能。化解各种社会矛盾，保证居民生命财产安全。这一功能是由存在于社区中的每一个人、每一个团体共同实现的，毕竟人类群居生活最原始的目的便是安全与生存。

二 社区的分类与社区生态圈

（一）社区的类型

不同的人、不同的视角、不同的研究会定义出不同的社区分类，我们希望探讨如何做好社区服务，使社区健康发展，而关注点是社区内的人际关系。因此，我们以社区内的人际关系来对社区分类比较有利于对服务事项进行梳理，并进行各类工作的开展。而这一点也在后面的实践中得以印证。

1. 自然属性社区

这类社区的居民由自由意志结合，通过长期在一起的生活，形成自己的习惯、文化和理念。互相之间熟识度不高，关系相对疏远，独立性强，居民成分较为复杂，变动较大。包括：①老城区里的平房胡同区域，②搬迁的小区，③大部分的商品房住宅区。

2. 非自然属性社区

这类社区并非由居民自主选择聚居于此，而是存在一定的约束条件，而这些条件使在本社区内的居民都具有某种程度的共性。这使得他们在生活上依然是独立的个体，但彼此具有一定的熟识度，相互关系也较前者更近，居民成分相对简单，变动较小。包括：①由城市化进程所产生的传统农业村落构成的新社区，②有集体信仰的少数民族所构成的社区，③某一机构的宿舍区或家属区，如政府大院、军队大院、企事业单位宿舍区等，④某一地区外来人群聚居区，如"浙江村""河南村""新疆村"等。

3. 特殊属性社区

这类社区由于城市里特殊区域的功能定位变化，导致在此居住生活的居民数量减少，取而代之的是大量办公区域、文化活动区域以及功能区域等。由于居民的数量相对较少，导致基础生活设施相对不完善。区域内人员变动较大，人际关系更为复杂，且不局限于本社区内人员。包括：①金融街、长安街、CBD 区域，②旅游景区，③机场、火车站区域等。

每一类社区都有其特定的人际关系，即便是同一类社区，也会因为其历史、环境、文化、周边等变量而各具特色。我们需要做的就是发现其人际关系层面的特点，并加以利用，因势利导，求同存异，设计符合其现实特点的社区服务模式，构建健康、和谐、互助、发展的社区生态圈。

（二）社区生态圈

虽然社区类型各异，但是也有其共性，那就是每个社区都是一个自成体系的区域性共同体。在其中生活的居民有自己的生活习惯、文化特色、价值观念，能够独立自主地运作，同时也能和周边其他社区产生联系，构成一个更大的社区。如果将北京市看成一个大社区的话，那么东城区、西城区等 16 个区就是下一级的小社区，区以下还有总计 287 个街道、乡镇，街道之下再设社区，而最末一级的每一个社区也都能独立开展社区服务。打个比方，就像西城区的三井社区，并不会因为它旁边的延寿社区停止服务导致其居民也享受不到相应的服务，因为三井社区是一个独立的生态体系，居民依然过着正常的生活。而延寿社区的居民也不会因为本社区出现的问题而无法正常生活，因为他们与邻近的三井社区构成了更大一级的社区。这就是我们想表达的既独立又相互关联的社区生态圈。那么，这一生态圈都由哪些方面构成呢？

1. 政治生态

在中国当前的制度下，政治是一切社会活动的前提和基础。党的十九大报告提出"坚持党对一切工作的领导""坚持以人民为中心""坚持人民当家作主"。目前，在基层社区有社区党组织、居委会、居民议事会等，定期

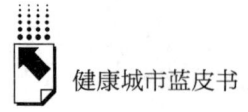

由社区党委组织居干党员、居民党员和居民代表参与的议事会，以及党委、居委参加的"两委"工作会议，分析社区现状，讨论社区事务，解决社区问题，充分体现了在中国共产党的领导下，坚持基层群众自治，发展社会主义协商民主的政治制度。这是党政工作职能的下沉，深入社区群众当中，既能作为管理机构将政府的决策下达，又能作为服务机构在为居民提供服务时将群众的意见上传，形成良性的政治生态闭环。

2. 生活生态

生活生态主要体现在居民的衣食住行等基础需求方面，以及对特殊人群的生活援助和救助，为居民的基本生存权利提供保障。在这一生态中，各类服务型商业机构扮演了重要的角色。同时，政府也完善了生活保障体系，尤其是对特殊人群的帮扶上，如卫生服务站、社区服务站、养老助残服务驿站等设施。还有"一刻钟服务圈"、基建改造等项目，都是为了尽量给社区居民创造便捷舒适的生活生态圈。

3. 环境生态

社区对于大气、水源、地质、能源等宏观自然环境无从干涉，但是对于微观的小环境的改善却落在实处。通过居委会、居民、社会组织的活动，在社区绿化、环境清洁、垃圾清运等方面发挥着重要作用。尤其是社会组织和居民自发的环境改善活动，使得社区环境得以长久维持，并且增强了居民对社区的认同感、责任感和自豪感，形成良性循环，有利于持久构建环境生态圈。

4. 精神生态

从前面对社区概念的探讨中我们了解到，社区是有着共同情感和价值观的人群的集合，其人际关系是有情感基础的道义关系。如果只满足于物质需求，那么这就还是属于社会范畴，而社区需要人们在精神领域达到共情。我们认为，当前社区通过三个方面的努力可以实现这一目标：①培训教育，使居民达到共同的文化认知；②文娱活动，使居民产生情感共鸣；③志愿互助，加深人与人之间的情感联结。只有精神上形成共同体，才能成为真正意义上的社区。

三 健康社区的构想及实践

（一）健康社区模型

通过以上对社区概念、内涵、功能、分类、生态的分析和描述，我们认为，一个健康的社区应当是在一定的地域范围内，以紧密的、充满情感的人际关系为基础，社区各方共同参与，协商共治，互助发展，使其具备开放、和谐、绿色、宜居、安全、智慧、互助、共享、文化、学习、发展等特点。为实现这一目标而搭建的服务体系包括：政府及其职能部门发挥监督指导的作用，并给予政策和资金支持；社会组织发挥其专业特长组织实施，统筹调度，开展服务；居民参与其中，协商共治；企事业单位以其资源和渠道优势，进行辅助，完善服务。

这里所说的社区服务是通过走访、调研后设计开展的生活、教育、文化、帮扶等社会化服务，基础行政性服务由政府相关部门负责。下面将通过两个实际案例展现社区服务的体系建设，以及带给社区的变化。

（二）社区服务统筹调度中心构建社区综合服务体系

大栅栏是北京市的地标性区域，旅游热点地区之一，也是老城区的典型代表。大栅栏街道下辖9个社区21646户、户籍人口为56432人，60岁以上老年人为14878人，占地区总人口的26.4%，其中80岁以上老年人有3847人，百岁老人有4人，空巢老人有868人（见图2），地区人口老龄化问题明显，传统的养老服务模式也受到了前所未有的挑战。大栅栏地区属于老旧小区，以平房杂院为主，人口居住密集，基础设施落后，这些都是本地区为老服务面临的困境。

为了缓解日益加剧的养老压力，在广泛调研、深入调查的基础之上，大栅栏街道制定并逐步开展大栅栏地区养老服务体系的总体规划，根据街道的实际情况，结合现有的服务基础，继续拓展硬件设施和服务功能建设，着力

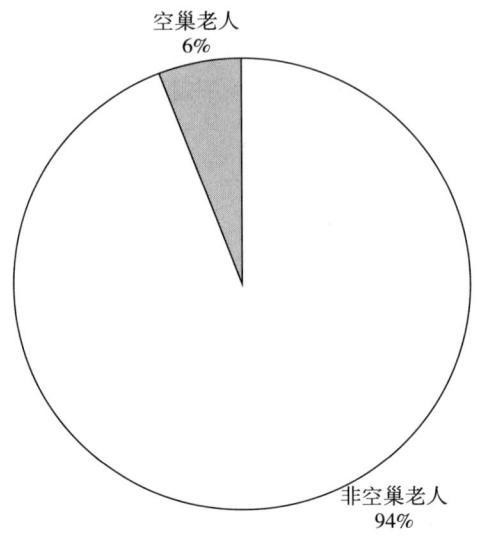

图2 大栅栏街道空巢老人占比

打造"1512"区域养老服务体系,通过1个服务平台、5个硬件设施、12项主要服务功能的系统性建设,初步形成历史文化街区无围墙敬老院的养老服务模式,在硬件设施和服务模式建设上,进行居家养老和社区养老服务的一体化打造。

随着社会组织的逐渐发展,其成为提供养老服务的力量之一。为了改变养老提供方式,探索为老服务新途径,充分发挥专业化社会组织的力量,鼓励更多的社会力量参与解决养老问题,街道社区服务中心引入北京枫华老年互助资源中心承接"银鹤零距离养老服务体系建设及养老助残服务中心管理"项目,通过整合社会服务资源,打造居家养老和社区养老相融合的一体化服务体系。服务内容主要是三个方面。一是着力打造"1512"区域养老服务体系:通过1个服务平台、5个硬件设施、12项主要服务功能的系统性建设,初步形成历史文化街区的养老服务模式;二是开展6项主要工作:区域养老服务功能的规划和发展,平台的建设和运营管理,社会专业服务资源的引入,利用硬件设施深化服务项目,谋划和管理好12项服务功能的建设和深化,接待和统筹调度;三是负责养老助残服务中心的日常运营、服务和管理。

中心自运营以来,在街道的指导和支持下,整合70余家机构的资源力量,包括企事业单位、科研院所、大专院校、社会组织等资源,开展并扩充了为居民的服务,并且发动群众的力量,组建各类社区社会组织,开展更为精细、针对性更强的为民服务(见表1)。

表1 统合机构情况

机构性质	机构数量(家)	占比(%)	服务内容
企事业单位	32	42.7	医疗、餐饮、洗浴、维修、照护、家政
科研院所	4	5.3	政策分析、模式研究、理论支持
大专院校	7	9.3	志愿服务、实习基地
社会组织	17	22.7	法律维权、健康讲座、亲情服务、文娱活动、心理咨询、修脚、理发
基金会	6	8.0	项目合作、扶老助残、扶危济困
居民组织	9	12.0	入户巡视、送医陪诊、人文关怀、文娱活动、环境改善

养老助残服务中心作为街道统筹调度中心,总揽辖区养老工作,为辖区老年人开展亲情服务、日间托老、志愿服务、文娱活动、医护服务、心理咨询、法律援助、修脚、理发、维修等居民需求的服务活动,在一年的时间内,累计开展各类活动249次,服务辖区老年人6768人次,特殊老人服务1382人次,志愿者巡视A类、B类老人1392人次,C类老人329人次(见图3),为老年人的服务内容从物质支持升级为物质支持、照顾支持与精神支持并重,全方位满足老年人需求,提升地区老年人的生活质量。同时,养老助残服务中心也为辖区老年人提供了日常活动的空间,改善了老年群体的生活状态。

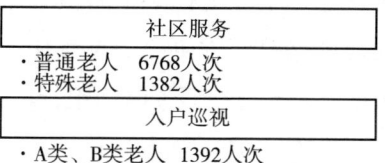

图3 社区服务情况

借助于"银鹤零距离"养老服务信息化平台在线上统筹社会组织、商家信息、服务信息。居民可以通过APP，了解最新的养老政策、街道养老服务，进行服务预约、活动报名、代采买、送餐、陪同就医等服务，满足居民不同层次、不同方面的需求。北京枫华老年互助资源中心自2017年3月24日正式运营以来，引入30余家企业开展家政、医护、餐饮等服务，17家公益慈善类社会组织开展法律咨询、医疗咨询、助残服务等，与中国社会福利基金会老年事业发展基金等6家基金会开展项目合作，与7所大学建立社会学系实习基地，为大栅栏地区带来大量的资金、年轻的团队和专业的服务，逐步拓展服务模块。

对现有服务商、服务人员进行电梯、消防、急救、健康、护理、社工、养老用品使用等方面的培训，输送通过考核取得资质认可的人员至养老机构，为养老机构提供专业素质人才。

针对社区内孤寡、独居、低保、残疾等特殊人群，专门设立社区公益基金，为其应对房屋维修、急症救助等突发事件。

通过北京枫华老年互助资源中心的统一规划和调度安排，社区各方资源得以最大化利用，居民的需求得以切实回应，各项服务得以有序开展。避免了恶意的商业竞争、服务欺诈、暴力公益等事件的发生。同时，与街道社区办、老龄办、服务中心、宣传中心等多个处室及社区居委会沟通合作，构建了居民与政府、居民与机构、居民与居民之间的良性关系，从而为打造健康社区奠定了坚实的基础。

（三）志愿服务时间银行项目构建社区志愿服务体系

交流和信任是构建稳定的人际关系的情感基础。北京市老年志愿者协会自成立之日起便将志愿时间储蓄作为协会的重点任务写入章程。自2015年起，以金融街街道为试点，开展志愿服务时间银行项目，旨在积极动员社区力量，在每个社区建立一支稳定的志愿者队伍，开展低龄老人服务高龄老人、社区社会组织或志愿者团队参与社区治理的活动；对志愿者队伍进行规范化建设，建成自我管理、自主创新的社区自治组织；建立一个志愿者网站,实现"互联网+志愿者",并建立志愿服务可复制、可延伸的管理模式;建立"金融街街道爱心时间银行",实现志愿服务时间储蓄,进行志愿者回馈,营造社区志愿服务闭环。

通过2年的建设,在街道范围内建立了19个志愿者团队,发展志愿者600余人,开展文化建设、专业培训、亲情陪伴、扶老助残、便民服务等志愿服务300多次,累计志愿服务时长达25000小时以上(见图4)。

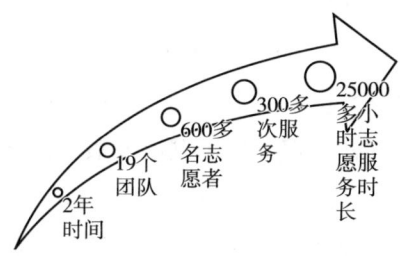

图4 志愿服务时间银行项目情况

从发现身边的美好——"爱在金融街"摄影大赛,到守护家园——"社区清洁日行动",再到我的社区我做主——"社区微创投",志愿者队伍不断壮大,服务更加精准,社区凝聚力逐步提高。尤其是"社区微创投"项目,是对志愿者团队建设的一次总结和实践,它真正发挥了社区居民的自主性和创造性。19份项目申报书皆出自普通志愿者之手,他们根据各自社区的问题,设计解决方案及路径,并在社区内实施。这一项目进一步增强了居民对各自社区的认识及责任,拉近了邻里的距离,人际关系更为和谐。仅在"社区微创投"项目过程中,便新增志愿者近150人,志愿服务时长增加了3500余小时,发布的各项招募活动22项,具体活动信息43条。同时吸引了一批社会资源参与志愿服务回馈,并得到了社会媒体的关注支持,为该项目做了专题报道。

时间银行项目的成功运行,不仅完善了社区服务体系,而且构建了更为稳固的志愿服务体系,使整个社区开始以一种和谐的、互助的、不断学习的、富有人情味的方式运转下去,这便是我们一直致力于推广的以健康的社会关系来驱动发展的健康社区。

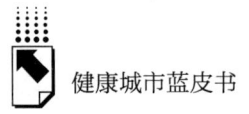

四 总结及建言

综上所述，社区是存在差异的，社区服务是多样化的，并没有现成的体系模式可以拿来使用，但是健康社区的模型却是相对一致的。那便是在一定的区域范围内，具有以情感为纽带的人际关系，能够和谐安全、绿色宜居、互助共享、学习发展。让我们再回顾一下英国社会学家麦基文的观点："一个社区是一个更大社区的组成部分，所有社区只是一个程度问题。""任何共同生活的区域"，小到村庄，大到国家，甚至更为广大的区域都可以成为社区。因此，当每个小的社区都实现了健康发展，那么国家也必将迎来健康发展。

通过对实践案例的经验总结，我们提出以下几点粗浅的建议以供参考。

（1）政府的支持是社区健康发展的根本保证，包括政策支持及资金支持。在这里，政府将更多地扮演指导者、监督者及助力者，强化社区自治及协商民主，由居民来决定社区的建设和发展，在必要时给予充足的资金支持，促进社区的健康发展。

（2）社会组织是社区健康发展的必要条件。任何一个由人参与的活动都需要有团队来组织管理，社区的健康发展也不例外。要引入专业的社会组织，对社区发展开展科学的调研、分析、设计、实施，并培育发展社区社会组织，开展特色服务，有针对性地解决实际问题。

（3）通过培训和项目进行精神引领，形成共同愿景，构建情感纽带。在信息传递方式发生根本变化的今天，口号式宣教已经难以发挥作用，有时甚至会适得其反。通过精心设计的活动，让人们参与其中，形成情感的共鸣，才能构建互助互信、荣辱与共的人际关系。

健康文化篇
Health Culture

B.11
实现中医药健康养生文化创新性发展

罗增刚 王会玲 江南 刘楠*

摘 要： 北京作为中国的首都，坚持"服务文化强国战略、服务首都文化中心建设、服务中医药事业繁荣发展"三大基点，以"资源整合、工作融合、多业聚合"为抓手，推进全国中医药文化中心建设，推动中医药文化和中医药科研、教育、医疗工作渗透融合，与旅游、创意、健康管理等行业形成产业链。努力实现中医药健康养生文化的创造性转化、创新性发展，最终形成"文化内涵精彩、文化主体强势、文化信仰普

---

* 罗增刚，医学博士，研究员，博士生导师，北京市中医管理局副局长，中国药膳研究会副会长，长期从事中医药临床、科研、管理、产业相关工作；王会玲，副主任医师，北京市中医管理局调研员，从事中医药临床、科教、管理工作近20年；江南，医学硕士，主治医师，北京市中医管理局科教处主任科员，负责中医药文化、产业促进等相关工作；刘楠，工商管理硕士，北京市中医管理局科教处主任科员，先后从事卫生监督执法、中医药科技管理、对外交流、产业合作等相关工作。

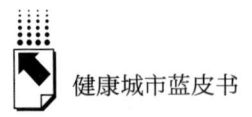
健康城市蓝皮书

及、文化产品丰富、文化魅力独特"的中医药文化发展局面。

关键词： 健康北京　中医药　健康文化

习近平同志指出："中医药学凝聚着深邃的哲学智慧和中华民族几千年的健康养生理念及其实践经验，是中国古代科学的瑰宝，也是打开中华文明宝库的钥匙。"① 千百年来，中医药学为国人的健康和民族的繁衍做出了重要贡献。随着中国的综合国力日益强盛，人民群众的生活水平不断提高，对于健康的追求从来没有像今天这样迫切。党中央国务院审时度势，提出"健康中国"战略，并对中医药发展进行全面谋划和系统部署。

北京作为中国的首都，汇聚了全国最优质的中医药医疗、教育、科研、文化资源，在市委、市政府的正确领导下，2017年，北京市中医药健康养生文化多点开花，在大型活动、提升服务、科普宣传、跨界融合等领域取得了可喜的成绩。

一　地坛中医药文化节品牌影响力显著提升

地坛中医药文化节作为一项面向大众传播中医药文化的大型活动日益深入人心，品牌影响力显著提升。

第十届北京中医药文化宣传周暨第九届地坛中医药健康文化节于2017年5月19～21日在北京地坛公园举行。

本次活动以弘扬传统文化、促进健康服务、共享健康服务为主题。文化节重点突出"中医治未病"专题，开设"中医治未病"健康咨询专区，作为市政府2017年为民办实事项目——北京中医药治未病"落地工程"的前

---

① 习近平：《中医孔子学院将有助于澳民众了解中国文化》，中央人民政府门户网站，http://www.gov.cn/ldhd/2010-06/20/content_1631961.htm，最后访问日期：2018年8月28日。

期宣传。展区分设起居调节、心理调适、饮食调养、运动健康、自我保健技能等专区，通过专家现场咨询、食物模型展示、传授八段锦等传统运动方法，向市民普及在日常生活中的治未病常识，提高日常治未病能力。

在方泽坛活动现场设有知名中医药专家健康咨询区，包括中国中医科学院广安门医院、北京市中医医院等在内的50余家医疗机构近300名副高以上职称的知名中医、中西医结合专家为市民提供权威专业的中医药健康咨询。同时，坛内还设鲜药展区、文化创意区、中医药特色示范区展区等；方泽坛外还设有中医药文化长廊、养生保健展卖区、三品一械展卖等多个活动区。通过专家健康咨询、养生保健宣传、中医治未病体验、辨识中药道地药材等多种体验形式，让市民了解中医、认识中医、喜爱中医。

据不完全统计，3天活动有6万余人到现场参与，为3000余名群众提供了中医专家健康咨询，举办系列中医药健康讲座6场共接待群众200余人，发放2017年版中医养生保健口袋书2万套近8万册，数百万人从网络直播、移动客户端、电视等渠道参与。该活动全面展示了北京深厚的中医药文化底蕴，寓教于乐的中医药知识普及工作，让百姓享受着中医药健康服务。

二 中医药文化科普宣传如火如荼

1. 开启"中医药文化进校园示范基地"试点建设工作

近年来，中医药进校园在北京已进入良性发展轨道。中医药大规模进入中小学校和幼儿园。据不完全统计，已进入了北京5个区的近50所中小学校，成为各学校校本课程的特色和亮点，受到了学校管理者、教师和学生的广泛欢迎。北京市在全国率先编写了北京青少年中医药读本（小学版），中医药三字经，中医药养生谣，中医药漫画等多种读本，丰富了学生和教师的选择。通过中医药进校园，培养了新一代中医药支持者、爱好者甚至是接班人，营造了良好的支持中医药事业发展的氛围。同时体现了中医药在传统文

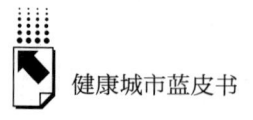

化传播中的重要作用，拓展了中医药在文化教育方面的服务领域。

组织相关专家，多次讨论，形成了《北京市中医药文化进校园基地管理办法（试行）》初稿，交由各相关单位征求意见，以此规范进校园活动，便于以后加大推广力度。同时开始筹备编写《北京青少年中医药读本（青少版）》，以进一步完善中医药文化进校园读本体系的建设。为强化进校园师资队伍建设，提升授课教师中医药文化水平，首次开展中医药文化进校园师资培训活动，为进校园项目在全市范围内推广增加后备师资力量。

2.试点开展北京中医药文化素养教育基地建设

依托石景山业余大学（社区学院）及其统领的石景山区社区教育资源（街道、社区），试点开展北京中医药文化素养教育基地建设，并形成《北京市中医药文化素养教育试点基地建设方案（讨论稿）》。采取面向多需求群体、区域共建共享，基地硬件良好、专业化师资，采用模块化课程、体验式学习、学历培养和非学历教育相结合等多种教学方式。以集中建设与多址创建相结合：试点基地的主体建在石景山业余大学，包括中药辨识教室、养生药膳馆、运动养生馆等，依托街道的社区教育中心和社区的市民学习站，建设各具特色的中医药体验学习场所，在区、街道、社区三个层面，统筹管理基地教育和学习活动的开展；学历教育与培训活动相结合：开设中医养生保健专业学历教育，广泛开展市民中医药健康养生非学历教育，学历教育与非学历教育在专家、师资、课程、教学资源上实现灵活共享；自有资源与开放共享相结合：自有自建的中医药健康养生学习资源是基础，坚持开放、共享理念，与域内的医疗机构实体、健康驿站及北京开放大学、京学网等合作共享，面向市民充分开放，以线上学习与线下体验相结合等不同的学习方式开展教学。开发微课程、微视频、微动漫等数字化教学资源，实现线上学习并在线下现场互动、解答疑问、实践体验等；实现线上线下的密切结合，创新教学模式，增进学习效果。以不同的教学方式，最终达到每年在读中医养生保健学历教育注册学员不低于90人；每年面向广大市民通过社区教育"三级网络"开展中医文化科普教育不低于10000人次；网络在线课程首期上线50门，逐年增长，每年更新率20%，在线学习人数逐年增加的三年建设目标。

三 中医药健康旅游迈向国际化

2017年5月23~24日，北京市中医管理局组织开展了首批中医国际医疗旅游服务包验收工作，最终评选出15家首批北京中医药国际医疗服务包单位共计项目30个，并在2017年北京国际服务贸易交易会中医药健康旅游论坛上发布。

各建设单位参与编写了宣传手册，并先后开展了形式多样的培训、交流活动：每周举办英语中医国际舆情及健康圆桌会，并成功举办了"第二届国际医疗英语论坛"；在2017年北京中医药涉外服务能力大赛中，参赛的服务包单位获得了一等奖、三等奖及优秀奖的成绩，取得了较好的工作成果，积累了一定的工作经验；协助北京市旅游委和朝阳区卫生计生委举办"中医养生旅游从业人员系列培训班""朝阳区中医药服务贸易骨干人才基础知识培训班"等。同时，积极组织建设单位开展国内外宣传，先后参加了京交会、东盟会及澳门举办的第五届旅游经济论坛等。

目前，一些成熟的服务包建设单位正在与携程网合作，即将推出北京中医药国际医疗旅游线路产品。

四 医体结合、部门联动，开展中医师健身气功培训

2017年7月1日，由北京市中医管理局和北京市体育局联合主办的"2017年北京市中医师健身气功社会体育指导员培训班"在北京体育大学正式开班。作为医体结合"万人计划"落地项目之一，继2016年的首期培训班之后，该培训形式及内容深受学员欢迎，已作为医体结合持续开展项目。2017年共举办3期，每期为期4天，学员由来自北京市的300余名执业中医师组成。本次培训班由北京市社会体育管理中心承办，北京体育大学和中国

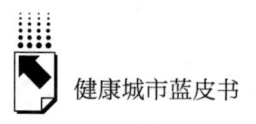

中医科学院专家授课。通过培训和考试合格后，学员获得健身气功社会体育指导员资格。

本次培训将健身气功在形体活动、呼吸吐纳、心理调节方面的突出作用与中医治未病、身心共养的独特优势相结合，发挥健身气功和中医在养生、保健、康复方面的重要作用。同时，继续鼓励掌握健身气功的中医师积极加入北京市现有的500余个健身气功站点，传授中医养生知识，宣传健康的生活理念，努力为首都市民提供全面、便捷、经济高效的健康服务，在"健康北京"建设过程中发挥积极的作用。

五 中医药服务能力全面提升，增加百姓获得感

1. 认真落实市政府重要民生实事：北京中医药治未病健康促进工程

在东城、西城、朝阳、海淀、丰台、石景山、通州试点实施中医治未病健康促进工程。成立了市级治未病指挥中心，组建了两院院士、国医大师、中医首席技术官的治未病3级专家组，设置了"首都中医治未病"公众号和150个服务团队2000多名医生服务二维码，初步形成了本市治未病服务模式。组织了7个试点区开展系列治未病专题活动，中医药治未病走进大使馆、金融街、中国科学院、京津冀、航天院等，得到了社会和市民的普遍认同。目前，纳入中医药治未病管理平台实施管理的人数为130685人（数量还在持续增长中），惠及人数为311319人。

2. 持续组织实施2017年度中医基本公共卫生服务项目

按照国家中医药健康管理服务规范要求，对辖区内65岁及以上常住居民和0~36个月儿童开展了中医药健康管理服务，达到了国家规定的中医药基本公共卫生服务目标人群覆盖率。同时，也在居民中普及了中医知识，提高了百姓对中医"治未病"的知晓率和认可度。

2018年，北京市中医药健康养生文化注重夯实基础、跨界融合、协调发展，在中医药服务可及性方面进行创新性探索，将中医药与教育、旅游、体育、文物、生态、国际化等领域融合起来，具体措施主要有下面几点。

（1）扎实推进中医药改革创新重点工程。实施"名中医身边工程"，组织名中医每周到全市 335 个社区卫生服务中心（乡镇卫生院）坐诊，居民可就近享受中医药服务。将中医健康乡村和社区试点建设工作、中医健康养老身边工程和中医药治未病健康促进工程纳入基层中医工作的"社会治理篇"进行谋划，研究新时代中国特色社会主义北京基层中医改革发展新思路、新内涵、新任务，紧紧抓住服务模式、管理模式和学术模式改革的"钢绳"，促进理念、行为和实效考评的转变，创新基层工作体制、服务模式和建立居民中医健康指数评估机制，积极推动制定多元共治的政策和措施。

（2）实施中医药文化素养提升工程。开展中医药文化创造性转化和创新性发展系统工程，继续打造综合改革示范性项目建设，发挥引领带头作用；开展中医药文化素养提升工程，以社区学院为核心，建设一批试点基地；办好地坛文化节、西山文化季等品牌活动，创新活动形式和内容；提升中医药文化进校园工作水平，扩大课程覆盖面和多样化，推进必修教材设置和师资培养，加快课程标准研究，建设一批示范教育基地并开展基地标准体系研究；深化中医药文化传播立体联盟作用，推动联盟成员单位多元化、全球化发展，促进中外媒体协作机制建设。

（3）持续推进中医药文化旅游。通过培育中医药医疗旅游、养生旅游和文化旅游产品，在京津冀范围内共同打造中医药特色旅游服务品牌，持续推进中医药文化旅游。与北京市旅游委开展新一批北京中医药文化旅游示范基地评选。做好国家中医药健康旅游示范区（基地、项目）建设工作。强化北京中医药文化旅游示范基地旅游设施和文化内涵建设，鼓励社会资本建设一批融观赏休闲、京城文化、养生保健于一体的中医药旅游基地。加大对中医药旅游产品的宣传，对导游群体、旅行社从业人员开展北京中医药文化专项培训。借助于国内外各类旅游展会和互联网，专题推介北京和津冀中医药旅游产品。

（4）开展北京市中医药文化资源普查。为全面掌握北京市中医药文化资源的基本情况及其发展态势，在全市范围内开展中医药文化资源普查，普

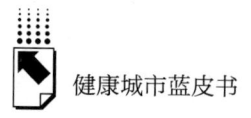

查范围涵盖可移动文物、不可移动文物、历史建筑、非物质文化遗产项目等，依托首都人才优势，联合文物、文化、规划等相关部门开展工作。对相关文物的分布、保护现状及存在的问题进行全面调查摸底；运用文字、录音、录像、数字化多媒体等方式，对中医药文化资源进行真实、系统和全面的记录；对中医药传承发展具有重要意义的及保护现状堪忧的文物进行抢救性整理建档，绘制北京市中医药文化资源分布地图。这是实现中医药文化资源保护与可持续利用的重要基础性工作，可为建立中医药文化资源名录和保护数据库奠定基础。

（5）探索中医药文化与产业、生态的融合发展。做好2019年北京世园会本草园项目建设工作，进一步完善设计方案，适时开展志愿者招募、吉祥物征集等工作，举办一系列宣传及预热活动。做好中药资源普查成果转化工作，支持郊区整合农林资源，利用农业综合开发、林下经济、花卉与种苗、生态景观建设、风沙源治理、扶贫等农业和林业产业建设项目，开展中药种植、养殖和中医药养生保健服务，打造融健康教育、森林疗养、生态涵养等于一体的中药特色生态产业园带。

（6）推进中医药国际化。巩固并拓展国际合作项目，加强与"一带一路"沿线国家在传统医药领域的合作，重点推进与"欧洲中医药发展和促进中心"以及俄罗斯、缅甸、蒙古等的国际合作项目进展。鼓励北京各医学院校创新中医药相关专业的国际教育模式，创办中医药海外教育机构，并培养一批既有中医药专业知识，又精通外语和相关政策法律的复合型人才；通过京交会等搭建中医药服务贸易平台，鼓励北京各中医医疗机构与国外高水平医疗机构合作，推进中医医疗技术的海外应用；通过政府引导与市场运作相结合的模式，积极扶持和鼓励北京的中医药企业拓展国外市场。

中医药作为中国独特的卫生资源、潜力巨大的经济资源、具有原创优势的科技资源、优秀的文化资源和生态资源，在经济社会发展的全局中有着重要的作用。如何推动中医药在经济社会发展中激发和释放"五种资源"的活力与潜力，是一个需要探讨的课题。长期以来，北京市始终坚持"服务文化强国战略、服务首都文化中心建设、服务中医药事业繁荣发展"三大基点,以"资源整合、工作融合、多业聚合"为抓手,推进全国中医药文化中心建设,推动中医药文化和中医药科研、教育、医疗工作渗透融合,与旅游、创意、健康管理等行业形成产业链。努力实现中医药健康养生文化的创造性转化、创新性发展,最终形成"文化内涵精彩、文化主体强势、文化信仰普及、文化产品丰富、文化魅力独特"的中医药文化发展新局面。

B.12
香港健康养生文化对北京居民养成健康生活方式的启示

吴东炬　林　鹏　李小峰*

摘　要： 中国传统长寿养生文化有着数千年的历史。健康养生文化是指在长期的生活实践中，人们创造的有关养护身体和生命的物质文化和精神文化。当下，亚健康的偷袭给越来越多的人带来了警示。倡导健康的生活方式、改善饮食习惯、调整心态、缓解各类型压力、保健防病，也成为北京居民践行的新需求与新目标。本文通过对香港这个时尚之都居民健康长寿养生方面的关注，促使我们通过调研了解香港居民的生存、生活现状，找出香港居民健康养生的缘由及长寿秘诀，探讨繁华城市人群是如何面对亚健康的负面冲击，坚守自己的生存底线，运用生存智慧，在不尽如人意的生活空间，创造常人意想不到的生命奇迹，助推健康北京建设稳健发展。北京借鉴香港经验，应该从以下方面着手，助推北京居民养成健康生活习惯：把倡导健康的生活方式纳入整个城市建设的规划并推广实施，为市民严格把好"入口"关，净化城市的"米袋子""菜篮子""饭桌子"，大力倡导乐观心态、科学适度的运动、"防未病"，营造和谐健康的生活氛围，是保持城

---

* 吴东炬，资深记者，中国城市报·中国健康城市研究院特约研究员，《北京健康城市》副主编；林鹏，北京三态合文化产业有限公司董事长，中国城市报·中国健康城市研究院特约研究员，主要从事健康产业方向的研究；李小峰，北京民力健康传播中心理事长，北京健康城市建设促进会监事长，主要研究美国、日本和中国台湾的有效经济模式、中国健康城市发展途径、高中低档次养老经济性及社会性。

市健康活力的关键。

关键词: 长寿 合理保健 健康养生

一 香港居民健康长寿养生的优势

每个地区、每个民族、每个城市都有自己的文化,每一种文化又带有自己的特色和使命。探析香港的健康长寿养生状况,不但有利于弘扬传统健康养生文化,使内地大型现代都市相互借鉴,把大健康事业落到实处,也符合当今世界科学发展趋势。

据美国有线电视新闻网(CNN)报道,在过去46年里,香港居民出生时的预期寿命稳步增加。香港人口呈老龄化趋势,2016年,男性预期寿命为81.3岁,女性为87.3岁,位居人均寿命全球排行榜首位。根据香港特别行政区政府统计处最新公布的《香港人口推算2017—2066》报告推算,50年后香港男性预期寿命为87.1岁,女性为93.1岁。香港的居住环境并不优越,那么香港同胞人均寿命全球第一的秘诀是什么?在香港健康养老又有哪些优势呢?

我们看到,在香港300多座摩天大楼之间,布满了利用率高及服务良好的城市公园、高质量的医院以及提供当地美食的餐厅。这与香港的城市空间设计有关,与公共设施项目的人性化有关,与香港的产业结构有关,与人们的生活习惯有关。

第一,便民生活设施高度发达。香港人口密度极高,但居民在摩肩接踵的中心城区可以毫不费力地前往大部分便民设施,仅靠步行即可。当地公共交通十分发达,地铁通常能在30分钟内带你到想去的任何目的地。

第二,香港比多数城市的环保水平都要高,几乎所有社区都是世界卫生组织所属全球老龄化网络的成员。在众多街头公园,都能看见有老者在打太极拳或练习气功与健身操。在距离市中心几公里处,就有可供居民远足、游泳或冲浪的场地。

第三，香港70岁以上居民中有70%出生在中国内地，他们大多是为了寻找更好的机会来到香港，许多人都是爬山、跑步和游泳三项全能。与留守家乡的同龄人相比，他们在心理上更强大，更懂得有意识地保养身体。

第四，地理位置良好，香港属于亚热带海洋性气候，既不太热，也不太冷，空气新鲜，舒适宜人。

第五，香港作为通往中国内地和亚洲其他地区的海陆咽喉要道，居民能够轻松获得优质的海鲜、果蔬和其他食物。

第六，香港医疗设施比较发达，医疗制度明晰健全，为全体居民提供了无障碍医疗体系。这些健全的卫生服务有效地减少了疾病致死的老人数量。

第七，传统孝道将尊重父母、长辈和祖先视为美德；香港年轻人又使孝道内容与时俱进，历久弥新。这对老年人的生理健康与精神愉快是一种保证，更是老人安享晚年的重要因素。

第八，"越老越忙"可能也是香港人的长寿秘诀。在香港，退休的人还要上班。为什么呢？因为香港没有退休保障制度。香港本地有句话叫"手停嘴停"，只有公务员退休有退休金，很多人退休了就"手停嘴停"，意思是假如某人60岁退休了，他马上就没有收入了，他的嘴就要节约了。这就迫使很多人60岁退休以后，还要继续工作。

在香港有很多的士司机、金融家、设计师，六七十岁还活跃于不同的工作环境，工作到老，这也是香港人长寿的一个原因。我们知道，很多人退休前还很精神，退休后无所事事，身体反而垮了。

二 香港特别行政区政府对民众健康的重视

香港现有65岁及以上老人约120万人，占总人口的14%。面对日渐严重的老龄化趋势，养老服务（香港称"安老服务"）在香港应运而生。从香港大健康目标着眼，根据香港广大居民的生活实际，香港特别行政区政府不断出台一系列对香港居民健康生存、健康养生和全面健康利好的政策和举措，强化全港居民的健康意识，使绿色环保、健康保健、长寿养生变为每个社区、每个家庭、每个居民的自觉行动，取得了可喜的成效。

（1）随着香港地区人口的不断老化，香港特别行政区政府自1997年开始便将"照顾老年人"确定为三大策略的目标之一，再三重申"照顾老年人"的承诺。香港社会福利署在每年公布的年报中反复强调"社区为本"的养老理念。安老事务委员会负责制定全面的安老政策，统筹社会各方面力量，齐抓共管，持之以恒，落实打造全港大健康工程。

（2）在世界卫生组织"2013—2020年精神健康行动计划"当中，有一个行动计划的目的是实行预防精神健康问题的措施。没有精神健康就没有健康，精神健康是个人保持健康和社区有效运作的基础。为了更有效地在香港推广精神健康，香港特别行政区政府在《2015年施政报告》中宣布，卫生署会展开全港性的公众教育和宣传运动，宣传心理和精神健康的重要性，为打造健康香港奠定扎实的群众基础。

（3）2017年6月，香港卫生署宣布自2017年7月1日起长者医疗券计划的受惠老人合资格年龄将由现时的70岁降低至65岁。2017年年满65~69岁并持有有效香港身份证或由香港入境事务处发放的《豁免登记证明书》的老人，可自7月1日起使用医疗券支付由参与计划的服务提供者提供的基层医疗服务费用。现在，每名合资格老人每年可获发的医疗券金额为2000港元，而他们每人户口可累积的医疗券金额上限为4000港元。2017年度的2000港元医疗券金额将自7月1日起存入他们的医健通（资助）账户。

（4）2017年7月，据香港特别行政区政府食物及卫生局介绍，特别行政区政府将在18个区设立社区健康中心，从源头着手，强化特区基层医疗服务，帮助缓解公立医院的应诊压力，从"上游"着手解决特区的医护资源紧张问题。针对香港人口老龄化速度加快，慢性病蔓延问题严重，除了增加基层医疗外，也要加强香港市民对注意公共卫生及预防慢性病的宣传教育。

（5）据香港民政事务局2018年2月的报告，2017年香港体育界和文化界大放异彩。保龄球、桌球、击剑以及残疾人乒乓球、轮椅击剑的运动员均获得了世界冠军，而赛艇、单车、滑浪风帆的运动员则获得了亚洲冠军。在世界大学生运动会和全国运动会中，本届的奖牌比起上一届增长了一倍。2018年，连续失去的四届省港杯，也由一批年轻足球队员为香港夺回。桌球运动员吴安仪跃升世界第一，单车运动员在亚洲锦标赛勇夺5块金牌，捷报频传，成功奠定了香港成为国际体育盛事之都和国际文化交流中心的地位。香港特别行政区政府全力在18个区推广的康体设施陆续上马，不少都是市民期待已久、最贴地气、最护民生的项目。

（6）2018年3月17日，一年一度的盆菜宴是很有人情味的敬老乡俗活动，香港特别行政区政府财政司陈司长出席了由摩星岭街坊福利会主办的敬老献爱心千人盆菜宴，与2000多位"老友记"及街坊、家人、亲友、族群甚至整个社区聚集一堂，欢度时光。陈司长说："今天香港的经济繁荣，有赖我们上一代人的努力建设，我们会投放更多的资源，让老人能度过健康愉快的晚年。"这些资源包括对有需要入住老人院舍的"老友记"的费用、为私营安老院舍提供专业团队外展和医生到诊服务、增加资助安老服务单位基层护理人员的薪酬和与长者服务相关的措施。为了让合资格老人在使用医疗服务方面有更多选择和弹性，预算案将长者医疗券累积上限由4000港元提高到5000港元，并可用于公营机构以外的西医、牙医及中医等服务，同时一次性为所有合资格的老人，提供额外1000港元的医疗券金额，涉及资金约7.96亿港元。

（7）为使心理卫生工作更好地适应当前经济和社会发展的需要，最大限度地满足市民群众的需求，香港成千上万的志愿者默默付出，功不可没。

其一，香港地区在招募志愿者时，会通过对项目实施区域的不同年龄群体开展需求调查分析，从儿童、青少年、成年、老年、务工人员、行政人员、家庭主妇、老板等不同社会群体中进行招募。

其二，香港对志愿者个体的关注程度和培训工作很具体，会综合分析志愿者所具备的知识与技能并进行分类和专门培训，掌握老年人日常陪伴技巧并在后期进行服务工作，而不是安排其从事儿童服务，更加注重个人的服务意愿和具备的综合能力。

其三，每年香港义务工作发展局会对全港表现突出的志愿者进行表彰，颁发金、银、铜三个奖项，鼓励社会大众参与到志愿服务当中，从事社会福利、文化、艺术、教育、环保、康复、康乐、体育、救援等专业志愿服务。

（8）香港特别行政区政府卫生署于2016年1月推行为期三年的全港性心理健康推广计划——"好心情@HK"计划。

"好心情@HK"计划的目标是：提高公众对心理健康推广的参与程度，提高公众对精神健康知识的了解程度，从而增强全港居民对精神健康活动参与的积极性、主动性。这个计划倡导与人分享、正面思维、享受生活三个层面，并引导把这三个元素加入成年人、青少年、妇女和老年人的生活中，使他们的人生变得更加健康、开心和充实。

在这个庞大而周密的"好心情@HK"计划中，分别对成年人、青少年、妇女和老年人如何达标、障碍是什么、不健康症状是什么、如何预防、诊治等康复措施和日常的识饮识食、人际关系，甚至老年婚恋等，都做了专业的、科学的、细致的表述。现仅就老年人如何预防老化的说明进行分析，具体如表1所示。

表1 有关预防老化的说明

老化引起的转变	生活调适	可能显示疾病的问题（应寻求治疗）
眼部 ● 老视引致视力模糊 ● 泪管闭塞令外溢泪水增加 ● 泪水减少	● 怀疑有老视就应检查，及佩戴适当的眼镜 ● 请教医生是否需要用眼药水，切忌自行使用	● 突然出现眼痛、眼红及急剧视力衰退——可能是青光眼 ● 视力衰退不能通过眼镜来纠正——可能是白内障
听觉 ● 听觉减弱	● 安装扩音电话 ● 佩戴助听器	● 听觉突然减弱 ● 有分泌物从耳孔流出——可能是中耳炎或外耳炎
触觉 ● 触觉减弱，特别是接近手指或脚趾尖的部位 ● 冷热感觉衰退，未能清楚感受天气的变化	● 注意足部护理，选择合适的鞋子；定期检查皮肤是否有损伤 ● 外出前留意天气预报，选择适当的衣物	● 手脚（尤其是一边）突然失去感觉或软弱无力——可能是中风

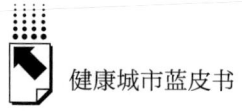

续表

老化引起的转变	生活调适	可能显示疾病的问题（应寻求治疗）
心肺功能 • 运动时较以前容易气喘，一般的日常活动则无碍	• 保持适量运动 • 切勿将现在的运动量跟年轻时比较 • 吸烟会令气喘更加严重，所以应该戒烟	• 若小量活动（如平路步行）即会引致显著的气喘，或有喘鸣——可能是慢性支气管炎、哮喘、心脏衰竭等的症状
消化系统 • 较容易便秘	• 多吃蔬菜和生果，保持适量运动，有助于大便畅通	• 大便习惯明显转变，例如持续反复地便秘或/与腹泻 • 大便出血或有黏液——可能是肠癌
小便 • 夜尿较以前频密	• 避免在睡前一小时内喝流质	• 排尿时感到困难或疼痛——可能是尿道发炎 • （男性）小便不畅顺、小便后仍感觉有尿液剩余在膀胱或滴尿——可能是前列腺增生
记忆 • 记忆力和学习能力减弱	• 把重要的约会写在日历或记事簿上 • 维持正常的社交活动 • 对周围的新事物保持兴趣和学习态度	• 认知能力衰退，例如不能计算和进行逻辑思维、在熟悉的街道迷途——可能是认知障碍症的病征
筋骨肌肉 • 关节痛楚，尤其是过重者的膝关节 • 脊柱向前弯	减轻体重 • 避免携带过重物件 • 适当强化肌肉运动，采取有助于减少骨骼退化的方法 • 每天饮一杯奶以吸收钙质 • 适量运动 • 戒烟 • 保持正确姿势	• 严重或持续的关节痛楚 • 关节变形
性功能 • 性欲减低 • （男性）阴茎需要较长时间才能勃起，维持能力亦下降 • （女性）阴道分泌减少，性交时出现痛楚	• 了解年长时生理及心理对性的影响，以减少不必要的疑虑 • 采用适当的辅助用品，如女性用的阴道润滑剂	• （女性）阴道出血或性交后出血——可能是子宫颈癌

资料来源：香港特别行政区政府卫生署。

(9) 回响在老人心中温暖的《长者健康专讯》。《长者健康专讯》创刊于1998年9月，走过了20年的漫长历程，至今已出版48期，其内容包括"健康快讯""保健贴士""长者健康服务简介""老友心声"等栏目，将图文并成、喜闻乐见的内容与海量的保健资讯带给各个老人及护老者，推广健康晚年的信息，成为香港老年人健康长寿的良师益友。

三 香港居民的饮食结构与饮食习惯

民以食为天，这在香港体现得更为直观。香港是全球酒楼餐厅数目相对人口比例最高的地方，全香港仅饮食店就有1.1万多家，平均每600个港人便有一家饮食店。

（一）香港居民的饮食结构

（1）香港作为全球各地人们交往和东西方文化的交会点，被誉为"美食天堂"，按当下流行的说法，也可叫做"吃货天堂"。外来饮食文化丰富多彩，汇聚了日、韩、新加坡、泰国、印尼、印度、尼泊尔菜，俄罗斯、越南、英、美、法、德、瑞士、意大利菜，中东、南非、阿根廷菜，使香港成为名副其实的"万国食都"。

（2）在香港的健康养生文化发展中，饮食是重要而有趣的一环。香港人对新式美食接受能力特别快，但又有着他们的一些小讲究。过去100多年来经济及社会的急速发展为香港人的饮食文化带来了新的风貌。时至今日，饮食已由过去的简单果腹，发展到对色香味美的追求；食肆也由朴实简陋，变为讲求装潢华丽；菜式由地道口味，到世界各地美食共冶一炉，足以反映香港人饮食态度及生活质量的转变。

（3）香港居民的家庭菜大多保留了自己民族传统饮食特色。在华人社区内，以广府人、客家人、潮汕人、蛋家人为主。私房菜成为饮食业界一种新的经营模式。

（4）香港是一个快餐乐园。香港居民生活节奏快，工作效率高，港式

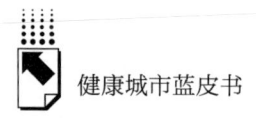

快餐是香港独有的一种快餐文化。为迎合健康饮食潮流,港式快餐看重食物品质及营养,新鲜可口,品质比较高,因此顾客愿意较多光顾快餐店。

(5)从早到晚的饮茶文化美不胜收,已经成为香港人生活不可缺少的一部分,在优雅的氛围里让人们感受到心灵的祥和与家庭式的温暖,从而舒缓一天的疲劳,真的变成享受。茶餐厅是感受地道港式市民文化的最佳地方,保留着华人的传统饮食特色,老街坊离不开"粥粉面饭"等传统粤式菜品。早茶时一家人或亲朋好友围坐一起,一壶好茶,中式早点、西式美食、港式甜品种类繁多,中西合璧应有尽有。天气炎热潮湿时,能够解暑消毒的凉茶、凉果成为民间常用的中草药饮品,如廿四味与五花茶。

(6)街头小食是香港饮食文化的一部分,大都来自广东,也有少数来自其他省份,充满传统风味。由于严苛的卫生条例以及政府不再向公众发放有关的经营牌照(许可证),大排档在港已经面临绝迹。

(二)香港居民的饮食习惯

民以食为天,食以洁为贵。香港寸土寸金,写字楼里不能设食堂(最多在一楼有个咖啡厅),公司也不办员工食堂。香港的很多人都是在茶餐厅解决午餐、晚餐的。香港居民对食材的选择、烹饪方法与营养的摄取十分讲究。这无疑成为香港人健康长寿的重要因素。

(1)在食材的选择上,香港居民能依照健康饮食金字塔的建议和原则,多元化和适量选购合适的食物,注重食物的全面营养价值,懂得拣选较健康的食物,购物前有计划,能让自己和家人达到饮食均衡之目的。香港居民只选择价格稍贵但质量优等的食品,不会为了省钱而去选择有风险的劣质食品。

(2)食用牛蹄筋是太医养生法的一个重要途径,在香港很多餐厅都会有"牛腩筋面"这道菜,在面条、河粉、米线上加上4~6块大块牛腩、牛筋,炖得很烂,入口即化,非常好吃。

(3)人要吃肉,才能补充身体新陈代谢丢失的蛋白质。茶餐厅的中餐和晚餐一般供应米粉、面食、河粉、盖饭、咖喱、牛肉、鱼丸、鱼、蛋等,肉类都有一定比重。

（4）香港有很多供应现榨果汁的地方，小到铜锣湾的小街或新界商铺里的4平方米小铺，大到时代广场，都有卖现榨果汁的。还有经煲制的某些药材、豆类、生果、面制食品加上糖而成的糖水，品种名目繁多，有清润消暑、生津益身之功效。

（5）中国人有顺应四时进补的养生概念，香港居民相信医食同源，寓药于食。饭前喝汤，家家都有煲老火靓汤的办法，根据时令选择一些恰当的滋补汤水来调理身体。

（6）少盐，长期进食高盐分的食物会导致血压上升，因此，应多拣选含盐低的食物，避免一些高盐分调味料或含腌制肉类成分的小食品。

（7）香港居民的烹调法包括蒸、灼、上汤煮、焗、烤、清炖等，尽量避免炸、红烧等以多油烹调法制成的食物。主食菜品要么蒸，要么煮，很少有炒菜和油煎、油炸的菜品。蔬菜用水焯一下，不用油料或其他佐料，放一点蚝油就端上来，不像内地少油不成菜。

（9）中国古时候都是用公筷、公勺盛饭菜到自己碗里再吃的。在酒楼餐厅，都有公筷、公勺。一般客人用白色筷子，桌上摆一双黑色筷子作为公筷。

（10）最重要的就是食物干净、卫生、安全。香港的餐厅虽小，但无论是厨房还是外面用餐的地方，食物洁净可以放心。

四　香港社区居民应对亚健康的策略

在"社区为本"的理念下，香港特别行政区政府为老年人提供社区支援服务，专为老年人和护老者提供足够支援，使老年人尽可能留在社区养老，过着健康、受尊重且有尊严的生活，并积极发挥他们的潜能，让他们积极为社会做贡献。18个社区健康中心和社区文化发展中心根据香港生态环境、社会需求和市民心理状况进行调研，精心策划，提供更多适宜的康体设施和服务，引导居民积极参与、主动应对，建立健康的生活模式，积极应对

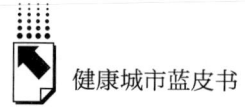

亚健康。

1. 社区音乐治疗

针对城市人生活节奏快，生活压力大，不同社群的人的心声和需要有时未被聆听和正视的现实，音乐治疗师从音乐活动中评估参加者的心理状态，为需要专业治疗的人士进行情绪疏解和开导，达到心理治疗的效果。

"人人皆可作曲"，写出自己社区的音乐故事。社区文化发展中心通过音乐研究、工作坊和社区巡演等，辅助参加者将生活中的点点滴滴、社区故事和关注的议题等编成属于社区的主题曲。参加者以歌声发出心声，共同创作，以音乐了解彼此，以音乐互相沟通，不同阶层、背景和年龄的居民聚集一堂，利用节奏与旋律游戏，辅以形体、戏剧、文学、视觉艺术等，让所有人都能创作属于自己的音乐。在欣赏音乐的过程中，聆听不同社群的声音，促使人们转换角度，以音乐探索自我。每月由资深社区音乐工作者召集音乐人、教师、社会工作者、治疗师和有兴趣体验的人士聚会，在社区剧场演出，组织多元文化社区网络。社区音乐曾三次成为香港康文署社区文化大使项目。

2. 社区戏剧伙伴计划

社区剧场非营利组织和社区剧场工作坊举办"一人一故事剧场"活动，通过互动与演出重现观众的回忆，从不同角度呈现人生的重要时刻，整个演出作为一份精心准备的礼物回赠分享故事者，与全场观众建立情感联系，达到每个人都可以不同形式体验戏剧，了解及表达自我，探索内在及外在，聆听他人，探索情绪及感受，释放日常生活的压力及困扰，从而达到净化情绪、梳理日常生活的情感、达到身心平衡的目的。此外，把社区传说、生活智慧与真实历史变为剧场演出，让每个人都能在城市各处分享这些故事。

3. 圆圈绘画

圆圈绘画以非语言方法沟通合作，打破隔膜，寻求三个核心价值："包容、合作、想象"，使参加者"互相认识、欣赏、齐心创作"，在分享过程中学习和发现；树立"艺术人人、人人艺术"的观念，发挥创意、想象力、观察力及合作性，创作独一无二的属于整个团队的大型画作，减压放松、充满欢乐，达到提升团队和谐的目的。

香港诸多社区开展的丰富多彩的艺术技能与健康养生活动实践证明：无论是艺术治疗还是技能专业培训，都是在围绕健康做文章，用独特的方式让参加者丢掉困扰身心的烦恼，重新审视自己，摆脱困境，找到新的出路，为人打开与身心、宇宙和自然共处的一扇窗，赶走亚健康，变得更健康、快乐、年轻和长寿。

五 对北京居民养成健康生活方式的启示

在科学技术越来越发达的今天，笃信"敢拼才会赢"的香港同胞，正在警醒奋起，向亚健康讨回属于自己的健康自信与健康尊严。探析香港居民健康长寿养生现状，有助于增进了解，取长补短，对北京居民养成健康生活方式、创建健康北京来说具有十分重要的现实意义。

1. 把倡导健康的生活方式纳入整个城市建设的规划并推广实施

北京城市功能的转型定位，给创建健康北京提出了更高的要求与方向。生活方式代表一个社会的文明程度。城市的市民能否健康长寿，不仅在于是否懂得养生之道，更为重要的是把倡导健康的生活方式纳入整个城市建设的规划并推广实施，确保把养生之道贯彻应用到日常生活中去。管理城市，也要管理市民健康，除了倡导管住嘴、迈开腿的健康理念，还要管住心，倡导健康的生活方式，使市民的实际健康水平不断提升。

2. 为市民严格把好"入口"关，净化城市的"米袋子""菜篮子""饭桌子"

北京居民的饮食习惯、餐饮样式、烹饪风格和膳食口味可谓汇集本土化、民族化、国际化于一体，色彩纷呈，风味万种。民以食为天，食以洁为先。人的健康与长寿，离不开食物，食物的洁净最为重要。绿色、环保、营养丰富、无污染的食物，以及健康良好的饮食结构和饮食习惯，是人类健康长寿的重要前提和保障。净化城市的"米袋子""菜篮子""饭桌子"，应该摆在创建健康城市议程的重要位置，切实践行，严格监管，切忌走过场。

3. 大力倡导乐观心态、科学适度的运动、"防未病"，营造和谐健康的生活氛围，是保持城市健康活力的关键

城市的生态、生活环境能决定在此生活的居民的心态。再好的药品不如合理的膳食，再好的膳食也不如拥有好的心态。营造和谐健康的生活氛围，维系良好的人际关系是应对紧张的缓冲器，有益于人的心身健康，有益于精神生命更好地延续。运动是生命存在的特征，根据自身特质和条件，多培养一些兴趣爱好，放慢节奏，给自己的身体减压，科学、定期、适度地坚持锻炼身体，预防疾病，延年益寿。预先采取养生保健措施，才能保健防衰和防病于未然。"疾病发展几十年，致残致死一瞬间"，尽量不死于无知，预防是最好的医生，这是我们应有的健康自信，也是保持城市健康活力的关键。

健康产业篇

Health Industry

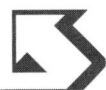

B.13 北京市全民健身休闲产业发展研究

史江平 郝中实 丁冰 张云 范冬冬*

摘　要： 进入新时代，立足新方位，健康产业是一个具有巨大市场潜力的新兴产业，同时具有"吸纳就业前景广阔、拉动消费需求大，促进公民健康长寿"的特点。在现阶段，北京市社会经济发展水平较高的现状和人民群众日益增长的健身休闲的热情，为健身休闲产业的发展提供了很好的经济基础和发展动力，北京市健身休闲产业发展任重道远，大有可为。北京

---

* 史江平，大学学历，北京市体育局群众体育处处长，高级经济师，主要研究方向为劳动经济、人力资源、信息技术、体育+；郝中实，北京日报社机关党委原专职副书记，高级记者职称，中国健康城市研究院特邀研究员，近年主要研究方向为健康城市建设，参加多项健康城市建设课题研究，参与编辑出版决策研究和健康城市建设图书10余部，其中6部担任副主编；丁冰，北京市体育局群众体育处原副调研员，研究方向为农村体育、职工体育、科学健身；张云，研究生学历，北京市体育局群众体育处主任科员，研究方向为体育管理、社区体育、体医融合；范冬冬，大学学历，北京健康城市建设促进会办公室主任，参与编辑出版多部健康城市建设图书，主要研究方向为城市管理和健康城市研究。

市全民健身休闲产业存在的问题是：总体规模不大，发展进度相对迟缓；产业结构失衡，缺乏整体规划；有效供给不足，服务方向走偏；基础设施建设与器材装备制造滞后；健身种类较少，休闲缺乏创新；全民健身投入和身体素质有待提高。解决方案和途径如下：加强基础健康教育，培养休闲市场主体；完善基础设施建设，盘活现有体育资源；优化健身休闲产业结构和布局；发挥首都资源优势，突出京城地区特色；加强健身休闲产业人才培养；融合"互联网+"健身休闲产业；着重打造体育特色休闲小镇。

关键词： 全民健身　休闲产业　健康中国

一　全民健身休闲产业的界定和意义

（一）全民健身休闲产业的界定

健身休闲产业是健身和休闲两个产业的融合。健身产业以健身运动为载体。健身运动是指通过徒手或利用各种器械，运用专门科学的动作方式和方法进行锻炼，以发达肌肉、增长体力、改善形体和健壮体魄为目的的运动项目，是全民健身休闲产业的运动。休闲是一种以休息、娱乐、养生和陶冶情操为目的的活动，包含全民健身休闲产业中的闲暇利用和充实的属性，是在现代社会快节奏的工作和生活环境下，人们利用闲暇时间，主动、随意地体验各种以身体活动为基础的娱乐、健身的过程，是人们放松精神必不可少的一种活动。

将全民健身上升为国家战略，使健身休闲产业在国民经济发展进程中成为新的经济增长点。可以说，健身休闲产业成为新经济的重要组成部分，将继续为扩大消费需求，拉动经济增长，转变发展方式，为建设健康中国提供有力支撑。目前，发达国家已经全面进入休闲时代，而一些先进的发展中国家也将紧随其后。北京作为一座现代化大都市，将深刻把握时代发展的脉络，紧跟时代发展潮流，积极发展全民健身休闲产业。

（二）发展全民健身休闲产业的意义

全民健身休闲产业的发展是现代生活方式对健身休闲时代的召唤。全民健身休闲产业是社会进步的产物，其健康长效的发展对于推动社会进步具有很强的现实意义。全民健身休闲产业具有很强的社会属性，在休闲时代来临的大背景下，人们更加关注身心健康的培养，积极寻求更加科学的生活方式。全民健身休闲产业对于培养健康科学的生活方式、预防和治疗现代疾病有十分重要的意义。实行全民健身休闲运动能够有效增强国民体质，让人们在运动中释放工作生活压力，提高生命质量。另外，全民健身休闲产业的重点在于全民参与，在运动中互动能够培养人们的参与感、沟通精神和团体协作精神，对于建设和谐社会、培养人民的时代使命感具有十分积极的意义。

全民健身休闲产业的发展是全面建成小康社会、实现国家富强的必然要求，对中国经济发展有重要的推动作用。首先，全民健身产业及相关产业的发展，如旅游、教育、培训等，将会带来更多的就业机会，对解决当前大城市就业难的问题有一定的推动作用。其次，健身休闲产业能够拉动市场需求，对经济发展具有驱动作用。人们对高品质健康生活的追求大大刺激了人们在健身休闲相关领域的消费，新兴运动和休闲模式的发展催生了更多的商业机会和就业机会。最后，健身休闲产业对于经济发展具有调节的作用。此外，健身休闲产业也可引导消费的流动转移，不同的地区发展独具特色的健身休闲产业，引导游客和健身休闲运动的参与者进行消费，有助于缩小地区之间经济发展的差距。目前，中国的健身休闲产业还没有像发达的西方国家一样成为国民支柱产业，但其发展将在国内更多地区形成新的经济增长点。

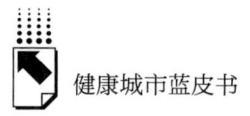

健康城市蓝皮书

二 国内全民健身休闲产业的发展现状

近年来，随着健康理念的转变及经济水平的提高，中国健身热潮呈逐年递增的趋势，健身休闲产业蓬勃发展。根据青橙科技最新白皮书数据显示，2017年，中国已有37627所健身房，而在北京，甚至有"共享健身房"出现在个别小区内。近年来，中国城市居民用于个人健身的消费每年以30%的速度递增，明显高于全球20%的平均速度。智研咨询发布的《2017—2022年中国健身房行业深度调研及投资战略研究报告》显示，在健身俱乐部数量和会员人数迅猛增长的推动下，2017年健身房市场规模将逼近900亿元，未来5年有望保持12%的年复合增长率，到2020年将达到1230亿元。此外，体育旅游作为健身休闲的新生业态，虽然仍处于起步阶段，但发展迅猛，成为中国健身休闲产业的亮点。山地运动、户外运动、冰雪运动、水上运动、航空运动等健身休闲的主要门类迅速兴起，呈现井喷式发展，涌现出一批健身休闲的精品项目。

当前，中国已进入决胜全面建成小康社会的阶段，人民群众多样化体育需求日益增长，消费方式逐渐从实物型向参与型转变，健身休闲产业面临重大发展机遇。依据相关统计测算，当前中国健身休闲产业的总规模为9000亿元左右，与我们国家约4.5亿经常参与体育锻炼群众的健身休闲消费需求不相适应，与《国务院关于加快发展体育产业促进体育消费的若干意见》中到2025年体育产业总规模达到5万亿元的目标差距明显。这些数字表明，健身休闲产业在人民对健身休闲的消费需求下，正蕴藏着无限的发展潜力和巨大的市场空间。

三 北京市健身休闲产业发展现状及特点

随着2008年北京奥运会的成功举办，以及2022年北京冬奥会和冬残奥会的日益临近，奥运经济带来的系列影响为北京市发展体育休闲产业创造了诸多良好的条件，使得北京市健身休闲产业取得了较快发展。北京市健身休闲产业具体体现出以下几个特点。

（一）北京市健身休闲产业初具规模

北京市休闲健身产业已初步建立起比较完整的产业体系，产业发展初具规模，市场体系的基本框架已趋清晰，产业效益逐步提高。近年来，北京市体育休闲产业企业数量不断增加，企业规模开始象征性形成，整个行业在市场经济发展中形成一定的规模。《北京市体育及相关产业发展报告》指出，北京市专门从事体育健身休闲行业的法人单位已达800家，其中，经营收入超过500万元的有93家，实现收入19.0亿元，占健身休闲活动大类总收入的64.0%。北京市居民休闲健身仍以简单易行，技能要求不高，不受场地、人员、费用限制的传统健身方式为主，即散步、跑步、爬山等。一般中老年人出于身体状况的考虑，多数选择散步、舞蹈、太极拳等运动强度不大的项目，年轻人则大多数选择篮球、足球、游泳等运动强度较大的项目。从性别来看，女性大多选择散步、跳舞、健美操，男性则以球类、游泳为主。

（二）健身休闲产业目标定位准确

北京市大多数健身休闲企业将体育休闲产品和服务的目标人群定位于城市中等收入群体。全市除个别高档健身休闲中心、高尔夫俱乐部外，大部分健身休闲场所、体育休闲度假村、各学校体育健身场所，在目标定位过程中，均把首要消费群体定位于城市中等收入群体，北京健身休闲产业的定位符合社会发展要求。

（三）北京发展健身休闲产业具有优势

北京是全国经济最发达的城市之一，具备体育休闲产业发展的全部优势，特别是在奥运经济的影响下，北京的体育事业和健身休闲产业，都取得了飞速的发展。北京市全民健身设施齐全先进，成为北京发展健身休闲产业的一大优势。政府政策支持也加快了北京市休闲健身产业的发展,对实施《北京市全民健身实施计划（2016—2020年）》《健康北京人——全民健康促进十年行动规划》《阳光长城计划——城市减重行动工作方案（2015—2020年）》的宣传力度较大,全民健身联席会议融合各部门发展,健身休闲活动的审批将大大简化,北京市健身休闲的文化氛围日益浓厚。

四 北京市全民健身休闲产业存在的问题

（一）总体规模不大,发展进度相对迟缓

作为一个新兴的产业群,近几年健身休闲业在国内的发展速度较快,但是出于产业结构不合理、供需失衡、基础装备落后等原因,总体规模不大。此外,北京作为特大城市,住房、教育、医疗、交通等成本较高,家庭的消费支出主要集中在民生方面,大多数家庭仍以勤俭持家为理念,而健身休闲活动有时被认为是追求享乐,人们的观念还没有依据生活水平的提高而转变,这些都制约着健身休闲产业的发展。从健身休闲产业的质量上看,相关行业主要是以创业公司和小型连锁企业为主,整体上还处于起步阶段,发展进度相对迟缓,大规模、高素质的健身休闲企业的数量十分有限。

（二）产业结构失衡,缺乏整体规划

产业结构是影响产业健康发展的重要因素之一。健身休闲产业能否健康、可持续发展,与其产业结构是否合理密切相关。当前健身休闲产业服务亟待升级和提高,服务业的比例和人员素质需要进一步优化;健身休闲的主产业没有形成一定的品牌效应,优秀的健身俱乐部和场所比较匮乏;健身休闲产业链条上各个企业的运营各自为政,没有形成产业规模和一定的产业发展规划,没有出台统一的管理措施;健康休闲产品整体层级不高,规模较小,探险、运动、体验、智慧型新兴运动还处在起步阶段;部分区域对当地

特色的定位不够明确，缺乏整体开发的科学规划，布局不尽合理，功能不够完善，产业链条较短，没有形成规模效应。

（三）有效供给不足，服务方向走偏

随着生活水平的提高，人们的健身休闲方式不再局限于走路、跑步等常规的日常运动模式，一些老旧的场馆和设施已不能满足现代人的休闲健身需求。从需求端来看，如今，越来越多的人在选择更高一级的健身休闲方式时更加理性，选择目的地时不仅考虑其知名度、安全性、景观是否优美等因素，也关注环境、活动、文化等方面，人们需要的是能缓解身心疲倦的深度体验。目前，有些新建的场馆功能比较单一，面向大众消费的集休闲娱乐、运动健身、餐饮等多功能一体化的综合性基地较少，人们不能从单一的体验方式中获得满足。从供应端来看，各个地区争相开发的一些消费门槛较高的高档项目并不适合大众消费，服务方向走偏，如果不进行产业结构调整，必然造成水土不服或畸形生长。

（四）基础设施建设与器材装备制造滞后

健身休闲的场地建设是实施"全民健身计划"的必要硬件条件，直接关系到健身锻炼的效果。经过多年发展，群众体育投入不断增多，健身设施逐年增加，在体育设施建设方面取得了一些成绩，但质量高的体育场地数量依然较少。据调查，大部分居民还是在公共街道、住宅空地、市属公园等场地中进行健身休闲活动。从目前北京市的体育场馆分布来看，各级各类学校的场馆占比较大。这些场馆一般实行封闭式管理，很少对外开放。还有一些大型的体育休闲娱乐场馆和健身俱乐部，服务内容呈现多样化，但是消费层次较高，不适合持续多次消费，制约了普通人群参与其中的积极性和场馆自身的扩张发展。于是，便出现了居民不愿花钱消费、场馆和俱乐部运营举步维艰、群众需求又得不到满足的现象。随着生活水平的日益提高，人们对于新兴运动的追求也大大刺激了新兴运动场馆的建设。新兴运动与传统运动相比，对场馆的要求更高，像攀岩场、网球场、赛车场、滑雪场，都要求有专业的场馆器材和专业的教练。另外，新兴运动的场馆建设专业度高，且场馆功能相对单一，在闲置或休闲人数不多时很难用于其他活动，再开发利用的价值不高，也成为制约新兴场馆投资、建设和运营的瓶颈。

（五）健身品类较少，休闲缺乏创新

健身休闲的项目多种多样，但是目前成功开发或引进并且实现有效供给的品类很少。除了传统的室内外项目，如游泳、乒乓球、羽毛球、跑步、登山、漂流等，近几年兴起并且能够长效发展的项目比较少。新兴健身休闲产业项目大多数是从国外引进的，国内创新项目较少。探险类如攀岩、蹦极、定向越野，健身类如街舞、瑜伽、健美操等，这些品类在国内因消费观念、安全和冒险意识等不同国情，有时会产生水土不服、资源极大浪费的情况。那些带有民族特点和传统文化色彩的民族传统体育运动也开发不足，如民族舞蹈、武术、舞狮、摔跤、射弩等。在当前休闲健身有效品类不足的情况下，创造新的关联产业，可以吸引更多的潜在人群。

（六）全民健身投入和身体素质有待提高

根据相关资料显示，北京市7～70岁体育人口（经常参加体育锻炼的人数）的比例为49.8%，已达到国际水平，但是近一年没有参加体育活动的人数约为1/5，亚健康和慢性病状况令人担忧。根据《2014年北京市国民体质监测公报》，北京中小学男生身体素质下降，且城市男生速度、耐力素质下降明显。同时，北京市城镇男性青壮年体质也不容乐观，力量素质呈现下降趋势，成年人、老年人超重率、肥胖率增长。部分健身休闲项目要求参与者有较高的身体素质、力量和反应能力，身体各方面素质的降低也导致一部分消费人群无法体验一些特色休闲运动项目。

五 北京市全民健身休闲产业解决方案与实施路径

《国务院办公厅关于加快发展健身休闲产业的指导意见》指出："推进

健身休闲产业供给侧结构性改革,提高健身休闲产业发展质量和效益,培育壮大各类市场主体,丰富产品和服务供给,推动健身休闲产业全面健康可持续发展,不断满足大众多层次多样化的健身休闲需求,提升幸福感和获得感。"针对中国在健身休闲产业发展上存在的问题,我们要贯彻该文件精神,系统谋划、整体推进,明确发展全民健身休闲产业的实施路径。

(一)加强基础健康教育,培养休闲市场主体

人们在幼年和青少年时期参与休闲运动的模式和方法,将影响其一生的休闲运动方式。目前,国内的青少年却由于缺乏运动,体质堪忧。2017年5月中国营养学会等多个单位专家联合编写的《中国儿童肥胖报告》发布,《报告》称,2014年,7岁以上学龄儿童的超重率为12.2%,肥胖率由1985年的0.5%激增到7.3%。该报告预测,若不加干预,到2030年,28%的中国孩子,即大约4900万人,将成为超重或肥胖儿童。这与《"健康中国2030"规划纲要》的要求相差甚远。提升青少年的身体素质,事关国家的未来和民族的发展。青少年接受体育和健身休闲教育的方式主要有两种。一是通过培养家庭健身休闲意识和习惯,在家庭成员的陪伴下参与和尝试更多的休闲运动方式。在家庭中养成的健身休闲的习惯和意识,将会影响一个人一生的生活方式。目前,国内大多数家庭都十分重视孩子课业的培养,对特长的培养也集中在乐器、绘画等方面,身体运动的项目相对比较少,对孩子健身休闲意识和习惯的培养比较薄弱。为了培养孩子对健身休闲运动的兴趣,可以制订一些家庭健身休闲计划,动员全家一起进行一些体育锻炼和休闲活动,社区也可开展适合不同年龄段人群的健身休闲主题活动,从日常生活中培养青少年对健身休闲运动的热情。二是通过校园和青少年培训机构加以正确引导。在校园和培训机构内的体育活动与家庭教育有很大的不同,学生的共同参与既能够锻炼青少年独立解决问题的能力,也能够培养互助友爱和团队合作的精神。然而,目前由于中学和大学的入学竞争激励,学生和学校都将更多的精力投向作业和考试,而非进行更多的体育休闲活动。要提高青少年的身体素质,就需要提升体育课程的地位,丰富体育课程的内容,让

学生接触到更多新鲜好玩的项目，培养兴趣爱好。除此之外，与校外的机构和组织合作，增加一些走进校园的体育项目，也能够让学生接触到在校园内因为场地和教师等的限制而接触不到的新鲜体育项目，培养学生对体育课程的热情，让健身休闲陪伴青少年健康快乐成长。

（二）完善基础设施建设，盘活现有体育资源

多元化的健身休闲场地是保障人民群众进行丰富的健身休闲活动的硬件条件。北京市虽然已经在场馆建设和资源利用方面达到了全国领先的水平，但与欧美国家相比差距还是较大，体育场地的数量还不能满足群众健身的需求。作为一个特大型城市，北京市中心城区的各项功能分区已经基本定型，要解决公共健身场地紧张的问题，就需要实现资源共享。《北京市全民健身条例》要求，政府投资建设、实行专业运营的体育场馆，负有为全民健身服务的责任；国家机关、企业事业单位的体育场地设施按照资源共享、互惠互利、互助合作的原则有序开放。推动中小学校在课余时间和节假日向未成年人免费开放体育设施。另外，还需要完善场地内设施，优化内部结构，打造适合普通群众休闲健身的场所。科学规划健身休闲项目的空间布局，适当增加健身休闲设施用地和配套设施配建比例，充分合理利用公园绿地、城市空置场所、建筑物屋顶、地下室等区域，重点建设一批便民利民的社区健身休闲设施，尽快形成城市15分钟健身圈。鼓励健身休闲设施与住宅、文化、商业、娱乐等项目综合开发，打造健身休闲服务综合体。对于用地灵活性较大的市郊，可以着力发展像攀岩场、网球场、赛车场、自行车场、游泳馆等比较专业的新兴运动场馆，以及钓鱼、果实采摘、爬山等健身休闲活动场所，注重综合性服务区的打造，建设包括餐饮店、体育用品店、影院等一体化、现代化的场馆，并起到带动地区经济全方位发展的作用。

（三）优化健身休闲产业结构和布局

北京地处华北平原北部，背靠燕山山脉，永定河、潮白河纵贯京郊，既有山地又有平原的地形，因而需要依据不同地形特点发展独具特色的健身休

闲活动。中心城区由于场地的限制，以及各类场馆的完善，适合继续发展占地面积较小的、适合日常健身休闲的室内场馆活动，而远郊区的地形比较丰富，适合发展冰雪运动、水上运动、山地运动等需要较大空间和场地的户外运动。所以，优化健身休闲产业结构和布局，一是要普及日常健身。推广适合公众广泛参与的健身休闲项目，加快发展球类、游泳、徒步、路跑、骑行、棋牌、钓鱼、体育舞蹈、广场舞等普及性强、关注度高、市场空间大的运动项目，保障公共服务供给，引导多方参与。二是要发展户外运动。编制健身休闲重点运动项目目录，以户外运动为重点，研究制定系列规划，支持具有消费引领性的健身休闲项目发展。为此，要充分挖掘水陆空资源，研究打造国家步道系统和自行车路网，重点建设一批山地户外营地、徒步骑行服务站、自驾车房车营地、运动船艇码头等健身休闲设施。发展以大众为重点的冰雪运动，在远郊区充分利用现有滑雪场资源，打造滑雪健身体育休闲产业带，以全市各级各类冰上场地设施和嬉雪场地为依托，构建冰雪场地设施服务网点；推广登山、攀岩、徒步、露营、拓展等山地户外运动；积极发展帆船、赛艇、皮划艇、摩托艇、潜水、滑水、漂流等水上健身休闲项目；举办拉力赛、越野赛、集结赛等赛事；组织家庭露营、青少年营地、主题自驾等汽车摩托车运动；推动极限运动、电子竞技、击剑、马术等时尚运动项目健康发展，培育相关专业培训市场；发展武术、龙舟、舞龙舞狮等民族民间健身休闲项目。

（四）发挥首都资源优势，突出京城地区特色

伴随2022年冬奥会的成功申办，北京将成为奥运史上第一个举办过夏季奥林匹克运动会和冬季奥林匹克运动会的城市，滑雪运动受到很多人的追捧。目前全市共有雪场22座，且较大的户外滑雪场地均分布在北部山区，覆盖了延庆、昌平、密云、怀柔等多个区。当地有关部门要完善滑雪场地和设施，制定保障安全的规则和标准，进行场地、设备、运动服装、专业人员等细分市场的布局，根据自身特点和优势，支持旅游+户外运动，特别是冰雪运动等各类体育运动元素的融合，助力北京冬奥会的顺利举办。

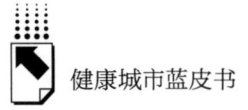

经过国际国内大小赛事的锤炼，北京市的体育高校、体育研究机构和体育政府机构，在为各类体育组织、企业和个人提供体育信息交互、专业交流、赛事服务、远程培训、体育科研、创业创新、体育产品等服务方面都已经达到了国际先进水平。当前，依托两大奥运赛事的热度，北京市应着力发展体育竞赛观赏业和体育健身休闲业，鼓励公私合作，创建自主品牌赛事，以各种类型的体育赛事为突破口，扩大体育赛事的影响力并大力宣传全民健身休闲，形成具有首都特色的健身休闲活动，满足人们日益增长的健身休闲需求。

首都健身休闲产业除了要与体育赛事融合发展外，还应与旅游、文化、养老、教育、健康等产业相结合，起到融合发展、互相带动的作用。以旅游为例，应鼓励和引导旅游景区、旅游度假区、乡村旅游区等根据自身特点，建设特色健身休闲设施。为此要建立体育、发展改革、旅游、文化等多部门合作的健身休闲产业发展工作协调机制，促进健身休闲产业与各部门融合发展。

（五）加强健身休闲产业人才培养

人才是产业发展的核心，健身休闲人才是全新的一流人才，现有体育休闲会所、健身俱乐部、户外运动经营等企业相关部门对健身休闲经营专业人才需求量大。要解决健身休闲人才匮乏的问题，需要培养大量健身休闲专业人才。要制定长期人才战略规划，鼓励校企合作，通过与体育类高校和其他高校相关专业的合作，开设相关专业课程及实践活动，培养各类健身休闲项目应用型专业人才。加强从业人员职业素养培训，提高健身休闲场所工作人员的服务水平和专业技能。完善体育人才培养开发、流动配置、激励保障机制，支持专业教练员投身于发展健身休闲产业。加强社会健身指导员队伍建设，充分发挥其对群众参与健身休闲的服务和引领作用。加强健身休闲人才培育的国际交流与合作。

（六）融合"互联网+"健身休闲产业

"互联网+"已经成为经济社会创新发展的重要驱动力。"互联网+"

健身休闲产业衍生出许多新的健身休闲产品门类、服务平台和盈利模式，如运动APP、智能穿戴设备、个性化健身课程，与线下模式相比，优势非常突出。大部分健身休闲运动为群体性运动，"互联网＋"健身休闲模式能为有同样爱好的人群创造更多沟通和交流的平台，促进产业的长效发展。"互联网＋"模式市场效应明显，人们在网上很容易找到适合自己的健身休闲方法，企业也能根据收集到的用户健身次数、时间、项目等数据进行精准推送和产品营销，营销的准确度提高，受众扩大，激发健身休闲市场主体不断壮大。"互联网＋"健身休闲产业的模式能够为企业挖掘到更多潜在客户，两者结合的模式既满足了健身休闲运动人群的需求，又为健身休闲产业提供了无限商机。

（七）着重打造体育特色休闲小镇

体育特色休闲小镇，也叫"运动休闲特色小镇"，能将体育与旅游相融合，既能够满足人们对休闲旅游的需求，也能够通过各式体育项目的体验达到健身休闲的效果。建设运动休闲特色小镇，是实施全民健身和健康中国战略背景下发展全民健身事业的重要举措。北京市有六个小镇建设项目被列为全国第一批运动休闲特色小镇试点项目。体育特色休闲小镇要从当地实际出发，依托本地传统体育文化、运动休闲项目和体育赛事活动等特色资源，突出体育主题，因地制宜地植入山地、户外、水上、航空、冰雪等消费引领性强、覆盖面广的室内外运动休闲场地设施，布局多个运动休闲项目，满足不同人群的健身休闲需求。

北京自2008年奥运会举办以来，体育旅游资源相对丰富，但规模效应并不明显，需要通过成功的基地辐射周边区域，将各地的体育旅游资源串联起来，由点到轴再到网络化。例如，在昌平十三陵地区重点开发户外体育休闲旅游业，在顺义的潮白河重点发展水上休闲运动产业，在五棵松开展球类健身综合运动服务，在石景山区打造中国电子竞技运动中心等，以此引进专业人才，深化产品组合，打造北京市体育休闲旅游功能集聚区，并带动京津冀地区协同发展。这种点状核心式的发展模式有助于形成规模递增效益，并以此节约成本、提升效率，提升体育休闲旅游者价值增值空间和品牌知名度。

现阶段，北京市社会经济发展水平较高的状况和人民群众日益增长的健身休闲的热情，为健身休闲产业的发展提供了良好的经济基础和发展动力，健身休闲设施的逐步建设和改善，能够为人民群众参与健身休闲活动提供硬件保障，产业布局的逐步完善，能够保障健身休闲产业长效发展。

B.14
小汤山医院健康产业发展研究
——兼论北京健康产业发展布局

平 昭 赵润栓*

摘　要：《"健康中国2030"规划纲要》明确提出要大力发展健康产业，建立起体系完整、结构优化的健康产业体系。本文结合北京小汤山医院门诊部、康复中心、健康管理中心、护理院等健康产业的发展现状，并借鉴国外先进经验，提出了北京市发展健康产业的几点建议：北京市在今后的健康产业布局方面，应重视康复医学和老年护理事业的发展，加大人才培养力度，合理引导医院转型，完善体制机制创新，打造良好的产业发展支持环境。

关键词：健康产业　康复医学　健康养老服务

一　背景

健康是立身之本，立国之基。《"健康中国2030"规划纲要》明确提出，要大力发展健康产业，建立起体系完整、结构优化的健康产业体

---

* 平昭，研究员，北京小汤山医院院长，本科学历，主要研究方向为慢性病健康管理与健康促进、康复医学政策与康复管理模式、健康养老产业政策与创新实践；赵润栓，主任医师，北京小汤山医院健康教育部主任，研究生学历，主要研究方向为慢性病防控策略、健康促进、健康服务业发展趋势。

系，使其成为国民经济的支柱性产业。"健康中国"在党的十八届五中全会后上升为国家战略，发展健康产业成为建设"健康中国"的重要保障。

什么叫健康产业？健康产业体系包括哪些？对此国家并没有明确界定，学者们也是见仁见智。按照朱士俊的观点，健康产业是为人的健康提供相关产品和服务的各类社会经济组织的集合。大体包括七个方面，即医疗产业、保健品产业、健康管理产业、新型健康产业、新型健康流通产业以及与上述内容相关的科学研究与教育培训业。①

北京小汤山医院历史悠久，资源独特，环境优美，在60年的发展过程中，先后承担过和正在履行着不同的健康维护职能，其健康产业涉及范围之广泛、服务人群之特殊，在北京市属22家三级医院当中独树一帜。单就医院挂牌名称来看，就有北京小汤山康复医院、北京小汤山医院、北京小汤山疗养院、北京市健康管理促进中心、北京国际药膳博物馆、北京高原适应康复中心、北京市中西医结合慢性病康复研究所等。这些名称分别代表医院的某种职能，而这些职能又都与维护健康的使命密切相关，也与"健康中国"战略不谋而合。从某种意义上可以讲，北京小汤山医院在健康促进方面的实践，比"健康中国"战略的提出要领先10年左右。

在60年的发展历程中，北京小汤山医院已经从四家军地疗养院成长为一个可以独当一面、独树一帜的健康服务主体，成为推动北京健康城市建设的重要成员之一。医院发展的总目标是，力争在"十三五"期间，把医院建设成为集"康复医学、基本医疗、医疗护理、健康促进"四大功能于一体的区域健康综合服务体。现就医院在各主要领域的发展情况、发展中遇到的问题，以及针对北京健康产业发展进行的思考阐述如下。

---

① 朱士俊：《我国健康产业发展现状及对策分析》，《医学教育管理》2016年第1期。

二 北京小汤山医院健康产业发展现状

（一）医疗产业发展现状

1. 门诊工作开展情况

小汤山医院门诊规模不算大，现有专业技术人员27人，其中医技人员18人，护理人员9人。开设的诊室包括内科、外科、皮肤科、中医科、针灸科、理疗科、妇产科、口腔科、眼科、耳鼻喉科、专病门诊。医院承担着小汤山地区70余平方公里、5万余人的门诊就医及预防保健工作，并辐射到周边地区及北京市区。

2. 康复中心工作开展情况

（1）康复中心现有规模与格局。康复事业是小汤山医院的主要健康产业之一，这项业务可以追溯到建院之初。近年来，在北京市医管局和小汤山医院的共同努力下，康复事业蒸蒸日上，取得了骄人的成绩。目前，康复中心已被列为北京市中医管理局康复重点专科。康复中心现开放康复床位305张，康复治疗室面积已超过3000平方米，康复医师及康复治疗师有197人。下设10个康复门诊、10个康复病区、22个康复评测与治疗中心。医院的目标是建立拥有1000张康复病床的三级甲等康复医院。

医院与北京体育大学合作，成为"北京体育大学临床康复教学医院"，并与内蒙古锡林郭勒职业学院合作，成为其实习教学基地。与中国老年保健医学研究会签约，成为"中国老龄健康促进工程康复基地""中国老年保健医学研究会总会研究基地"，是中国老年保健医学研究会常务理事单位。医院还协助中国老年保健医学研究会承办了《中国老年保健医学》杂志的组稿、审稿工作。

康复中心现已拥有一支由康复内科、外科、骨科、中医、康复治疗师共同组成的高素质的综合人才队伍，在传统康复项目的基础上，形成了包括神经、心肺疾病、运动系统疾病及肿瘤、糖尿病等慢性病康复为特色的治疗体系。专业技术人员配备及人才梯队建设日趋完善和合理（见表1和表2）。

表1 康复中心人员结构

单位：人

年份	康复医生	护士	评定师	治疗师	合计
2011	7	6	1	28	42
2012	13	22	2	32	69
2013	17	28	4	41	90
2014	24	38	6	47	115
2015	26	47	7	48	128
2016	31	52	11	59	153
2017	38	70	14	75	197

表2 康复中心人才梯队建设

单位：人

年份	高级职称	中级职称	博士	硕士
2011	3	10	1	3
2012	5	13	2	12
2013	6	14	2	20
2014	6	16	3	24
2015	7	16	4	28
2016	7	21	4	32
2017	11	31	4	35

（2）小汤山医院在康复事业上不断探索与进取的足迹。早在2011年，在中国康复医学会第22届疗养康复学术大会上，小汤山医院就在国内率先提出了"将健康管理植入康复医学"的观点，引起了与会学者的重视。2013年，小汤山医院又推出了将康复治疗与健康管理相结合的"小汤山康复管理"模式，在业界产生了深远影响。

2012年8月15日，北京市卫生局下发《北京市卫生局关于同意北京小汤山医院调整名称的通知》（京卫人字〔2012〕20号），同意将北京小汤山医院的名称调整为北京小汤山康复医院（北京小汤山医院、北京国际药膳博物馆、北京小汤山疗养院、北京市健康管理促进中心）。此次名称调整拉开了医院向康复医院转型的序幕。

2016年5月6日，北京市正式启动了"市属医院康复医联体"。目前，康复医联体运作良好，小汤山医院双向转诊达到800人次左右，接收市属医联体医院转诊500人次左右。

2017年6月27日，昌平区康复专科医联体启动会在北京小汤山医院举行。医联体成员单位共有35家，以北京小汤山医院为牵头单位，由全区范围内设有康复医学科的医疗机构和所有社区卫生服务机构组成（"1+34"模式）。将逐步构建昌平区域内的康复医疗服务体系，提高医疗资源整体利用效率与效益，满足人民群众基本康复医疗服务需求，建立康复患者双向转诊机制和诊断、治疗、康复的全程医疗服务链，实现分级诊疗。

北京小汤山医院还协助完成北京市三级康复网络的建设，重点对北京朝阳区南磨坊社区、太阳宫社区、昌平区南口医院、通州区第二医院等转型为二级康复医院的单位进行规划设计、技术帮扶等建设（"1+15"模式）。

为了加强北京市康复治疗师队伍建设，提高康复治疗技术水平，培养康复治疗师骨干队伍，促进康复治疗师规范化管理，推动向康复转型医疗机构的人才队伍建设，北京市卫生计生委自2017年起开展康复治疗师转岗培训工作。2017年11月17日，北京市第一期康复治疗师转岗培训班在小汤山医院举办。参加培训的学员要完成理论和实践学习，掌握康复治疗的基础理论和基本操作技能，掌握康复评定和康复治疗方法，具备初步独立从事康复治疗工作的能力。

此外，为了保障北京市援疆援藏人员的身心健康，缓解或消除援助人员因高原环境而带来的身体不适，北京市卫生计生委还在小汤山医院成立了"北京高原适应康复中心"，对援疆援藏人员在去高原之前进行预习服和监测训练，待从高原返回后进行脱习服和康复治疗。

小汤山医院还与国家开放大学建立合作关系，参编了国家开放大学教材《老年康复训练照护》，还参编了中国医药科技出版社"康复系列丛书"中的《神经运动治疗技术》，供康复专业在校学生、护理人员使用。小汤山医院在2018年4月举办了第一期康复专科护士培训班,并承办了2018年4月在上海举行的中国康复论坛心肺康复分论坛和5月在北京举办的社区心肺临床康复技术培训班。

(3)康复中心年度出院人数及业务收入。近年来,小汤山医院康复事业发展良好。尤其是在北京市医管局对康复转型工作的引导和支持下,小汤山医院康复人数逐年增多,业务收入逐年增长,病床使用率增加,周转率加快,能让越来越多的残障患者得到康复服务。具体如图1和图2所示。

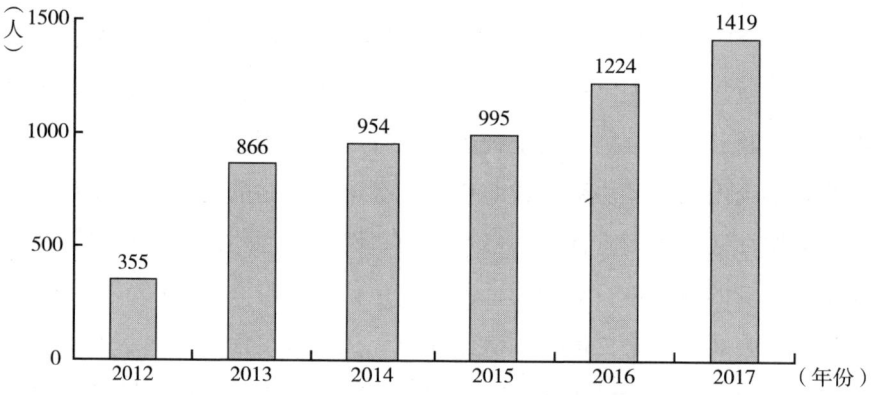

图1　2012~2017年北京小汤山医院出院人数

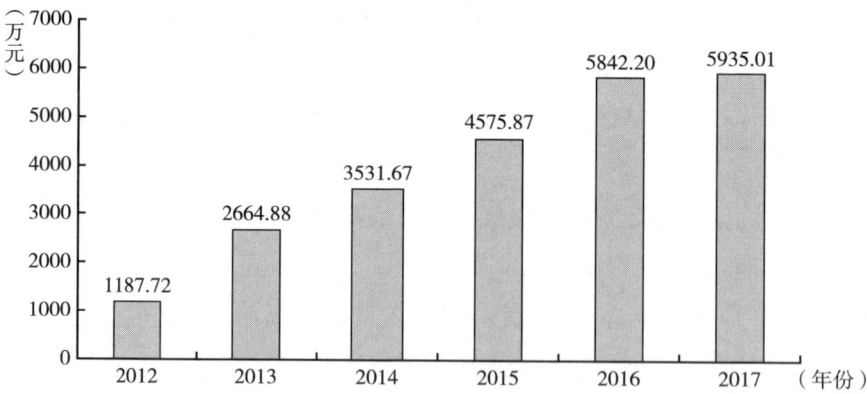

图2　2012~2017年北京小汤山医院业务收入

3. 护理中心工作开展情况

北京市首家护理中心于2016年10月18日在北京小汤山医院成立。目前设置床位35张，医护人员共有17人。按照规划，小汤山医院将在"十三五"期间建设具有100张床位的护理院，制定护理院的准入标准和服务模式，探索公立医院护理院模式。护理中心能为失能、部分失能或综合性复杂疾病的老年患者提供长期护理服务及医疗保障；同时接收从综合医院转出的诊断明确的、生命体征平稳的、处于疾病恢复期的患者。

北京小汤山医院护理中心成立时间虽短，但发展势头良好。2017年共收治患者138人次（医管局绩效指标是50人次），并对疼痛患者开展了规范化镇痛治疗，探索性开展了临终关怀、缓和医疗10余例。

（二）健康管理产业发展现状

1. 健康管理中心规模

小汤山医院是国内较早开展干部健康疗养、健康体检、健康管理的专业医疗机构。在卫生部保健局和北京市委、市政府的大力支持下，北京小汤山医院作为北京市干部保健基地，以"健康四大基石"为宗旨，延长健康服务链条，围绕干部保健工作，积极探索，努力创新，逐步建立起一套初具规模、自成体系、独具特色的全方位健康管理模式。

小汤山医院打出的文化建设旗帜是"小汤山·大健康"理念，结合小汤山医院悠久的历史渊源与深厚的文化底蕴，全面营造"健康环境、健康人群、健康服务"氛围。近年来先后获得"全国健康管理示范基地""北京市健康管理促进中心""中国医院协会疾病与健康管理专业委员会健康体验示范基地""北京市健康促进示范基地""中国老龄健康促进工程康复基地""中国老年保健医学研究会总会研究基地"等称号。

健康管理中心建筑面积为6237平方米，现有专职人员130人。健康管理中心设有健康体检部、健康管理部、健康教育部、传统医学部、检验科、超声科、放射科等科室，由具有高级职称的中西医临床、营养、运动、心理等各科专家及具有博士、硕士学历的青年专业技术人员组成了健

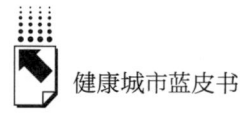

康管理专业团队。

2. 健康管理特色服务

小汤山医院在开展健康管理工作的过程中,注重突出个性化,将客户特征和医院特色相结合,走出了一条有特色、创品牌的路子。① "贴近不同人群,实施功能社区个性化健康管理"入选北京市健康促进优秀品牌案例。② 北京小汤山医院较有特色的功能社区健康管理项目如下。

(1) "天使健康关爱计划——医务人员身心健康管理"项目。针对医务人员工作压力、生活压力越来越大,健康状况不容乐观的现象,小汤山医院连续三年承办了北京市医管局发起的"天使健康关爱计划——医务人员身心健康管理"项目。③ 参加该项目的医务人员将进行为期三天的健康疗养实践,体验规律作息、均衡营养、健康运动、温泉漂浮疗法、艺术行为疗法等,并进行身体素质测试、人体成分检测、中医体质评估、心肺功能评定、睡眠呼吸监测、健康风险评估,同时接受运动与健康、心理与健康等知识的培训。

(2) "飞行员360健康关爱工程"。小汤山医院从2012年开始每年举办20多期国航飞行员健康疗养。针对"三高"(高血压、高血脂、高血糖)飞行员,开展为期7天的健康疗养。从健康体检到健康风险评估,从规律作息安排到封闭式疗养管理,从个性化营养配餐到量化运动监测,从健康知识宣教到个体化康复理疗,从传统养生功法到药膳养生,在较短的疗养周期内,最大化地起到改善健康状况、培植健康理念的效果。

(3) 院士健康管理项目。从2010年开始,小汤山医院连续5年承接在京两院院士的健康管理工作,集中为两院院士提供各学科的健康咨询与指导,并为院士提供身体评测。在为院士解决各种健康疑问的同时,帮助院士

---

① 平昭等:《针对不同功能社区实行个性化健康疗养模式的实践探索》,《中国疗养医学》2013年第4期。
② 赵润栓等:《贴近不同人群,实行功能社区个性化健康管理》,载徐晓莉主编《健康促进实践案例——北京市"一院一品"活动》,人民卫生出版社,2018。
③ 朱江华等:《对医务人员进行健康管理的有效途径和方法初探》,《北京医学》2016年第7期。

掌握健康技能，保障院士身心健康。

（4）将健康管理实践延伸到基因层面。从2012年起，小汤山医院同中国健康促进基金会签署战略协议，建立"临床药物基因组学全国研究中心"。通过药物反应标志物检测为临床用药提供指导，为病人提供针对性更强的用药方案，提高药物疗效，降低不良反应发生风险。

（5）对人群实行疾病分层预警机制。健康管理专家为每位体检客人在体检报告首页用红色"★"对体检发现的重要阳性结果予以疾病综合预警。

3. 健康管理业绩

近年来，小汤山医院健康管理工作稳步推进，每年承担约3万人次的体检业务及重要阳性结果的发现、追踪、随访、干预，已形成了一套以健康体检为龙头，检前给予健康问卷、建立档案、个性化体检套餐；检中安排住宿体检、综合评估、现场咨询、健康讲座、合理膳食、科学运动实地体验；检后给予健康信息汇总、追踪监测、疾病预警、体检报告解读及健康指导的全方位服务模式。① 图3、图4和图5显示的是近年来北京小汤山医院在健康管理方面所取得的业绩。

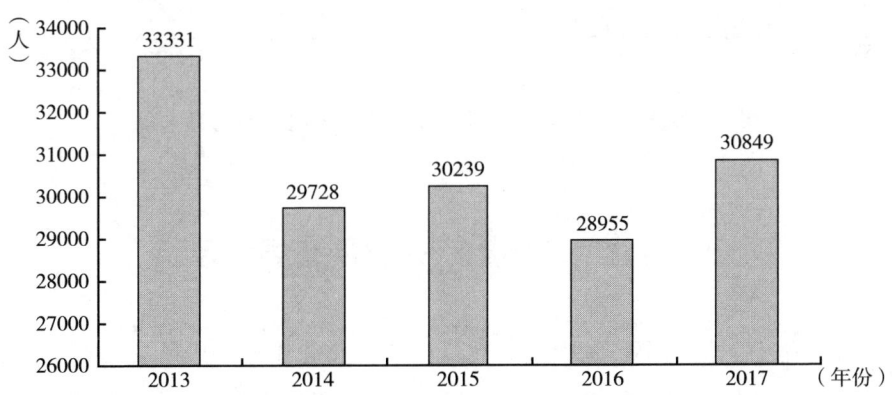

图3 2013~2017年北京小汤山医院健康管理人数

---

① 平昭等：《健康管理模式在疗养院的应用》，《中国疗养医学》2010年第11期。

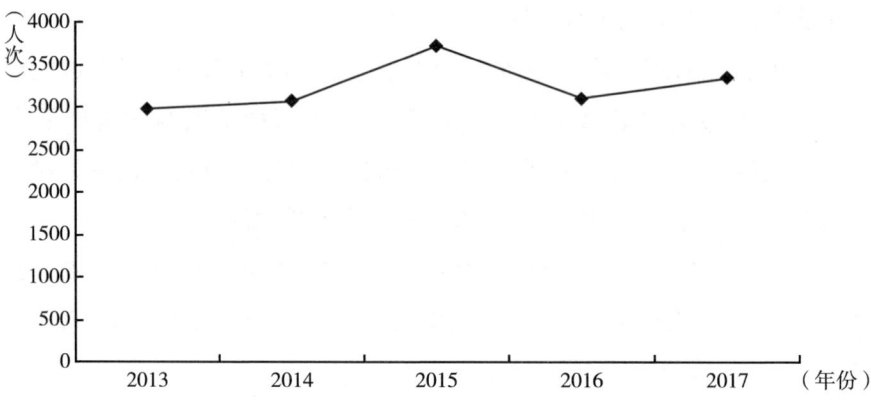

图4　2013～2017年北京小汤山医院重要阳性体征回访次数

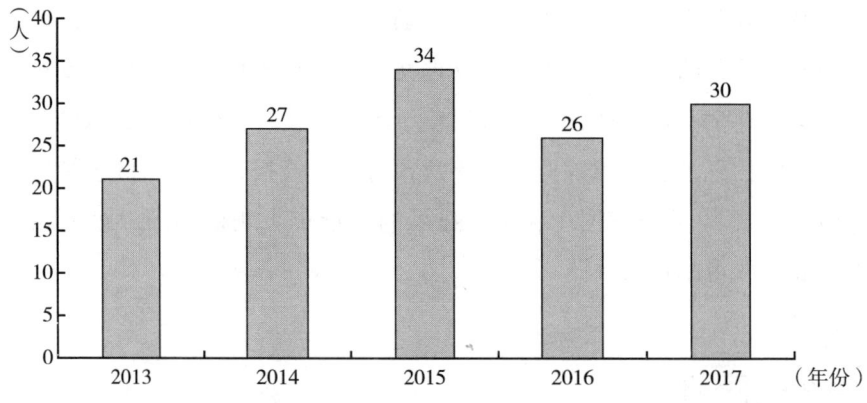

图5　2013～2017年北京小汤山医院回访确诊肿瘤诊断人数

三　对北京市健康产业发展布局的建议

北京是中国的首都，是中国的政治中心、文化中心、国际交往中心、科技创新中心。北京的发展方向，就是中国未来发展的风向标。在健康产业方面也是如此，北京的政策引领和发展布局，将直接影响和决定着中国未来的命运。

2016年8月，习近平总书记在全国卫生与健康大会上发表重要讲话指出："没有全民健康，就没有全面小康。""要把人民健康放在优先发展的战略地位,以普及健康生活、优化健康服务、完善健康保障、建设健康环境、发展健康产业为重点,加快推进健康中国建设,努力全方位、全周期保障人民健康。"① 这些重要讲话,高屋建瓴地指出了建设健康中国的战略意义和发展格局。2016年10月,中共中央、国务院颁布了《"健康中国2030"规划纲要》,提出了健康中国建设的宏伟蓝图和行动纲领。2017年9月,北京市政府印发了《"健康北京2030"规划纲要》,提出了五个方面的重点工作:开展全民健康促进行动、优化生命全周期健康服务、健全全民健康保障体系、建设和谐宜居的健康环境、发展多元化健康产业。

关于北京健康产业发展布局,笔者就小汤山医院近年来的发展实践谈两点看法。

(一)重点支持康复医学发展,注重康复治疗师的培训和培养工作

1. 中国康复医学现状及与发达国家之间的差距

世界各国的相关资料分析显示,75岁以上失能者可达30%,心脑血管病后占较大比例。中国心血管病的死亡率在城市和农村分别为293.69/10万与259.40/10万,居各种疾病之首。脑卒中新发病例为150万人/年,患病人数为每年600万~700万人,在存活患者中3/4有残疾,其中以偏瘫、失语、记忆障碍、痴呆及吞咽困难为多见,个人、家庭及社会负担都很重,是康复的重要对象。② 在第六次全国人口普查中,中国总人口数及第二次全国残疾人抽样调查结果显示③,2010年末中国残疾人总人数为8502万人,是世界上残疾人最多的国家,而在8500多万个残疾人当中,得到基本康复服务的只有1300万人,有相当多的人没有得到专业康复治疗。④

之所以出现这种状况,客观上是因为中国康复医学起步晚、水平低,康

---

① 《习近平谈治国理政》第2卷,外文出版社,2017,第370页。
② 陈可冀:《倡导大康复医学理念》,《中国医刊》2015年第12期。
③ 《中国残疾人联合会关于使用2010年末全国残疾人总数及各类、不同残疾等级人数的通知》,马可资讯,http://news.makepolo.com/3609661.html,最后访问日期:2018年8月8日。
④ 《〈残疾人康复服务"十三五"实施方案〉印发》,中国政府网,http://www.gov.cn/fuwu/cjr/2016-10/21/content_5124046.htm,最后访问日期:2018年8月8日。

复保障制度不完善、服务体系不健全；更重要的原因是，在相当长的一段时间里，中国的卫生大政方针，仍是以临床为主，而对三大医学体系当中的另外两个——预防医学、康复医学，则认识不足，政策引导力度不够。即便是在国家物质生产力已经获得极大发展和提高的今天，由于观念转型的滞后，中国医学界中的某些人和地方，对于康复依然几乎没有概念。①以骨折为例，多数基层医院的患者，甚至医生，都认为手术之后就是回家静养，等待骨折愈合，而没有认识到术后康复对于骨折愈合和功能重建的重要意义。

2. 破解康复医学发展瓶颈的关键

2016年10月，中国残联、国家卫生计生委、民政部、教育部、人力资源和社会保障部联合制定了《残疾人康复服务"十三五"实施方案》，明确提出，到2020年，有需求的残疾儿童和持证残疾人接受基本康复服务的比例达到80%以上。

要实现上述目标，就要从政策上给予正确引导和大力支持。2017年12月12日，在"北京市康复医疗服务体系建设新闻发布会"上，北京市卫生计生委新闻发言人高小俊表示，到2020年北京将实现每千常住人口0.5张康复护理床位，每张康复床位至少配备医师0.15名、康复治疗师0.3名和护士0.3名的建设目标。而据初步统计，目前北京市距离该目标尚有约1000张康复床位的缺口。

有了目标，接下来的问题就是如何实现。自2016年起，北京市卫生计生委分期分批推动部分公立医疗机构向康复医疗机构转型，其中二级和一级医疗机构优先参与改革。北京小汤山医院成为22家市属三级医院当中唯一一家转型为康复医院的单位，并积极投身于北京市三级康复网络的建设，同时承担了北京市康复治疗师转岗培训工作。从几年来的实践当中，笔者确实感觉到，康复医院的建设和康复人才的培养，是实现"健康北京2030"目标的重要之举。而在一切因素当中，人力和人才是决定性的因素。

---

① 王辰：《中国呼唤康复医学》，《中国医院院长》2016年第11期。

一个残障人士在康复治疗过程中，在很大程度上依赖于康复治疗师的帮助。由于疾病和工作性质的特殊性，一名康复治疗师在一个工作日内能够承担的工作任务是有限的。从图6可以看出，从康复治疗师的配给比例来看，世界各国平均值为每10万人口配置70名康复治疗师，而中国2003年仅为每10万人口0.4名康复治疗师，2009年达到每10万人口有1名康复治疗师。

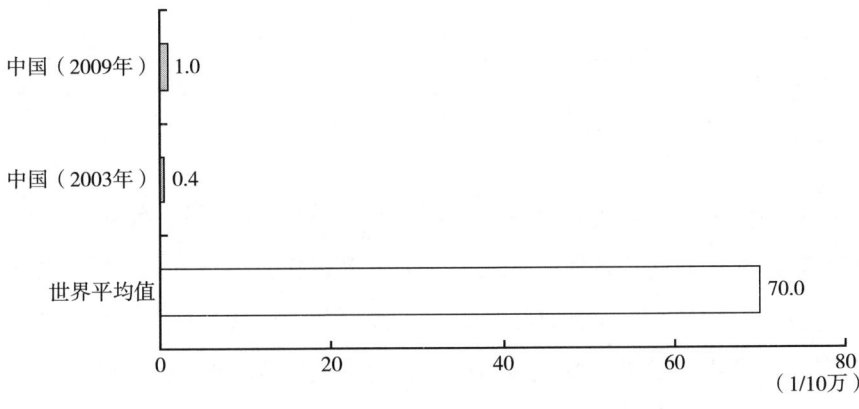

图6　康复治疗师配置数量

资料来源：戴红等：《我国康复治疗技术岗位需求预测研究》，《中国康复医学杂志》2004年第12期；任艳苹等：《我国社区康复医疗资源的现状与需求》，《中国康复医学杂志》2014年第8期。

根据原卫生部科教司《我国康复治疗专业技术岗位任务分析及人才需求预测》课题研究报告做出的中国康复技术人员需求分析，中国康复技术人员需求为30余万名，其中物理治疗师（PT）18万名，作业治疗师（OT）9万名，但实际上，2007年全国康复专业本科和专科院校仅培养毕业生2400多名，其中本科及以上学历仅270余名，2010年全国康复专业本科和专科院校的年计划招生总数合计仅为6000多名。

在日本，2010年全国开办有物理治疗师学校241所、作业治疗师学校173所、语言治疗师（ST）学校63所，每年分别培养物理治疗师13300余名、作业治疗师6700余名、语言治疗师2300余名（见表3）。

表3 康复治疗师中日比较

中国		日本（2010年）	
康复技术人员需求	30余万名	开办有物理治疗师学校	241所
物理治疗师（PT）需求	18万名	开办有作业治疗师学校	173所
作业治疗师（OT）需求	9万名	开办有语言治疗师学校	63所
2007年全国康复专业本科和专科院校培养毕业生	2400多名	物理治疗师年培养量	13300余名
2010年全国康复专业本科和专科院校的年计划招生总数	6000多名	作业治疗师年培养量	6700余名
		语言治疗师年培养量	2300余名

资料来源：苏勇林等：《加快康复医学学科发展的思考》，《中国医疗管理科学》2015年第5期；密忠祥：《破解瓶颈问题需顶层设计，多方努力》，《中国卫生人才》2018年第1期。

我们不可能寄希望于康复专业大学教育能够快速填补这个巨大缺口，因为大学教育培养周期长，所需费用高，而且开设康复专业的医学院校本身数量就不多，可行之策，是从社区医院、一级医院、二级医院、社会办医院当中选拔可塑之才，经过规范化转岗培训，成为能够胜任相应岗位职责的康复治疗师。关于这一点，小汤山医院已经走在了北京市的前列。2017年9月，北京小汤山医院承办了北京市卫生计生委组织的康复治疗师转岗考试，共有5747人报名参加，其中1245人通过了理论考核，462人通过了临床实践考核。2017年11月17日，来自北京市16个区的67名医疗卫生专业技术人员在小汤山医院接受了康复治疗师转岗培训。通过6个月的培训，并经统一考试考核合格者，将获得北京市卫生计生委颁发的"康复治疗师岗位培训合格证"，可在北京市医疗机构从事康复治疗工作。通过这样的途径，可以迅速缩小康复治疗师缺口，争取实现到2020年每张康复床位至少配备康复治疗师0.3名的目标。

（二）应对北京城市老龄化，护理院建设迫在眉睫

按照联合国公布的年龄构成标准，在一个国家或地区的总人口中，如果60岁及以上人口所占比例超过10%，或者说65岁及以上老年人口所占比例

超过7%，这个国家或地区即进入老龄化社会。

根据北京市统计局、国家统计局北京调查总队发布的消息，截至2009年底，北京市60岁及以上老年人已达到户籍总人口的18.3%。① 这一数据说明，北京市人口老龄化程度在10年前已经非常严峻。2017年10月30日发布的《北京市老龄事业和养老服务发展报告（2016—2017年）》显示，2016年底，全市60岁及以上户籍老年人口约为329.2万人，占户籍总人口的24.1%，户籍人口老龄化程度居全国第二位，并且北京市人口老龄化形势呈现程度高、增长快、高龄化、不均衡、抚养重五大突出特点。这份报告客观地呈现了北京市在应对老龄化社会问题上面临的艰难局面。

人口老龄化进程的加快，必然带来养老和护理方面的严峻挑战。研究显示，65岁及以上老年人中约有0.5%需要住院治疗，约有2%需要机构护理，约有5%需要社区护理，而与巨大的护理服务需求相比，中国现有的专业护理人员缺口巨大。目前中国医院病床与护士之比是1∶0.27，实际要求是1∶0.4；在美国等发达国家，床护比已达到1∶2（见图7）。② 北京小汤山医院护理中心开设35张病床，现有护理人员9名，床护比为1∶0.26，这也可以折射出北京市及全国的护理床位及护理人员的缺口现状。

日本是全球老龄化率最高、老龄化速度最快的国家，为促进养老产业的发展，日本政府制定了《生活保护法》《国民健康保险法》《国民年金法》《老年人福利法》，为老年人晚年生活安定提供了制度保障，并颁布了"收费养老院设置运营指导方针"，构建起较为完善的市场规范和行业标准，规范了养老机构的属性问题、养老设施的质量标准、养老机构的人员配置、养老机构的服务标准以及优惠贷款制度。日本政府十分重视养老服务向更加专业化的方向发展，甚至要求每一个细分的领域均有特设的企业进行提供，并且要有较为严格的硬件作为基础。从业人员必须经过严格的培训和考核，通过考核持证上岗。同时，教育领域还开设老年福利、社会工作等学科专业，

---

① 孟璇:《北京市人口老龄化现状分析及对策研究》，《现代经济信息杂志》2010年第19期。
② 刘国庆等:《关于健康社会下的护理产业发展分析》，《中国卫生经济》2017年第6期。

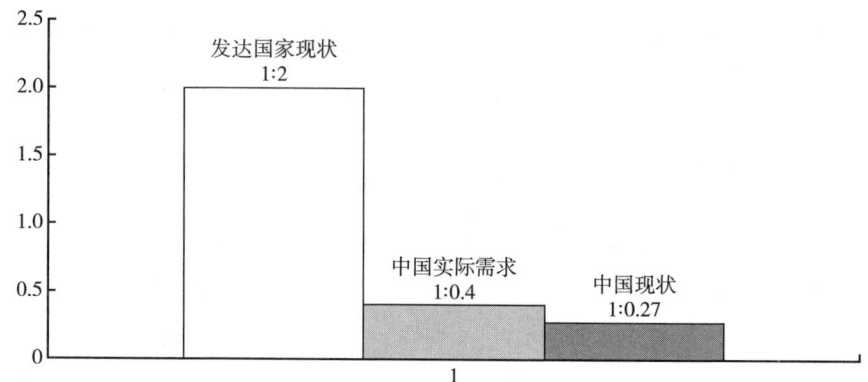

图7　每张病床配置护士比例

旨在为养老服务业持续供应人才。① 老龄健康促进是医疗、养老、保健零距离的事业，日本的一些先进做法，非常值得北京市借鉴。

四　结语

健康产业已被认为是继信息产业之后下一个产值超万亿美元的产业。国际投资基金热衷于投资的产业就是互联网、新媒体、新能源以及健康产业等领域。现阶段，中国健康产业对国民生产总值的贡献率在2%～7%，而美国达到了15%以上，加拿大、日本达到了10%以上。② 随着《"健康中国2030"规划纲要》的实施，健康正与养老、旅游、房地产、互联网、健身休闲、食品、机械等各领域广泛融合与渗透，催生出各种健康新产业、新业态、新模式。健康产业正成为助推健康中国建设的重要内容和国家产业发展的重要领域。

北京小汤山医院的健康产业主要包括健康管理、康复医学、老年护理。通过近年来的实践，笔者认为，健康管理在中国已经基本形成共识，健康管

---

① 邵刚等：《国外健康产业发展的研究进展》，《中国医药导报》2015年第17期。
② 朱士俊：《我国健康产业发展现状及对策分析》，《医学教育管理》2016年第1期。

理产业链和运行体系也已比较健全。相比较而言，康复医学、老年护理的发展显得薄弱。尽管近两年北京市也非常重视康复医学和老年护理的发展，但相比于康复与护理事业的巨大需求缺口，目前康复与护理院的数量、床位、人才还显得捉襟见肘，机制体制尚不健全。因此，笔者建议，北京市在"十三五"期间，应重视康复医学和老年护理事业的发展，加大人才培养力度，合理引导医院转型，完善体制机制创新，强化信息化建设，打造良好的产业发展支撑环境，为实现《"健康北京2030"规划纲要》目标而积极行动起来。

B.15
北京康体休闲：问题、新业态与转型对策*

张祖群**

摘　要： 康体休闲产品的主要特点是以健康绿色为核心，并且给消费者带来的康体效果明显。北京居民康体休闲消费水平与所属阶层呈现相关性，不同阶层的康体休闲消费方式差异较大。本来是上层享受的"康体休闲"，将随着时代发展日益"中层化""大众化""多元化""绿色化""健康化"。城郊康体休闲旅游综合设施向全域旅游、旅游综合体、田园综合体等转变。结合文献研究，本课题组在对康体休闲点（设施）调研后初步认为：①北京康体休闲业存在行业管理不够规范、治理体系亟待完善，消费水平不高、阶层差异明显，基础配套设施匮乏、市民康体休闲需求难以满足，发展规模较小、发展水平较低，从业人员素质不高、专业性人才需求旺盛等特点；②当前北京康体休闲产业显示出市民出游心态从"观光"向"观光＋休闲＋文化"转变，体育休闲成为新热点，奥运旅游蔚然成风，京郊乡村旅游市场蓬勃发展，红色旅游欣欣向荣，老年人康体休闲市场潜力巨大，互联网融合康体休闲等新特征。因此，只有根植于现有供需矛盾，推动康体

---

* 基金项目：国家社会科学基金青年项目"遗产地铭刻时代痕迹与旅游发展研究"（编号12CJY088）。

** 张祖群，中国科学院博士后（优秀出站），首都经济贸易大学工商管理学院旅游管理系原副主任，北京理工大学设计与艺术学院文化遗产系副教授、硕士生导师、学科带头人，主要研究方向为康体休闲文化产业、遗产旅游。

休闲产业转型升级，才能促进北京地区康体休闲活动健康快速持续发展。

关键词： 康体休闲　新业态　产业转型

一　康体休闲的文献综述与理论基础

1. 内涵辨析

国外较早出现的相关研究是米切尔·阿盖尔（Mihcal Aryle）的《休闲学》（*The Leisure*）。该著作从心理学角度研究参与旅游和休闲活动对健康的提升作用。国外文献并没有专门的"康体休闲产品"一词，相关研究主要集中在健康旅游、体育旅游、体育休闲、森林旅游、医疗旅游、度假休闲产品、3S（Sun、Sea、Sand）旅游、SPA与温泉旅游等，主要侧重于定性研究。[①] 国内相关研究主要立足于"康体休闲产业"，涉及康体休闲产业发展历程、发展机遇和趋势，老年人的康体旅游，康体休闲旅游开发等。早在21年前，陈传康等就提出，在城市周边地区开拓相应的康体休闲旅游并建立相应的康体休闲产业是旅游业发展的新方向。[②] 他们将康体休闲产业发展分为"依托酒店设施、城市综合的康体休闲中心、城市外围营建康体休闲"几个阶段（见表1）。张子豪就康体休闲的划分提出一种四分法：传统康体休闲形式、消遣康体休闲形式、特殊康体休闲形式、专项特色旅游（见表2）。[③] 另二种四分法将康体休闲分为运动类、娱乐类、美容类、专项特色旅游四大类（见表3）。[④] 瞿华和夏杰长指出，凡是有利于人们心情愉

---

① 扶梅娟、钟永德：《长沙市康体休闲服务产品外地市场研究》，《中南林业科技大学学报》2011年第1期。
② 陈传康、冯若梅：《康体休闲产业的机遇与市场进入》，《人文地理》1997年第2期。
③ 张子豪：《传统康体休闲业发展现状分析》，《内江科技》2009年第2期。
④ 张建忠、杨新军：《旅游度假区康体休闲与康复养生项目的开发模式——以安宁市温泉旅游度假区为例》，《泰安师专学报》1998年第2期。

悦、消除疲劳、改善身体和精神状态、满足其身心健康诉求的休闲活动均属于康体休闲活动。①

虽然没有专门研究康体休闲产业新业态的文献，但是在邻近旅游业新业态中，还是多有表述。许多学者将旅游新业态的理念运用到各地区的发展规划中。杨玲玲、魏小安基于旅游新业态与传统旅游业的比较，认为"旅游新业态是超越传统的单一观光模式形成的具有稳定发展态势的业态模式"。②张艳认为："旅游新业态是根据时代时尚变化从而创造出满足顾客心理情感、审美享受的新型产品。"③顾宇基于旅游资源的视角，区分了三大类型旅游新业态（基于自然景观型、基于人文景观型、基于某种目的型）。④王兴贵从产业创新的视角，融入了新时代发展思路，认为旅游产业的"深化—转型—升级"形成了旅游新业态。⑤杨彦锋认为，在互联网条件下，旅游电子商务促使产业融合成为旅游业态创新的主要模式。⑥孙彬等认为，旅游大数据体系以文明旅游的标准化营销、业态创新和碎片化价值聚集等功能为核心支撑。⑦李凤亮等认为，在新业态视域下，一个地区的文化产业竞争力体现在产业融合、产品创新、资源整合、市场拓展等方面。⑧郭为等认为，产品形态、组织形态和经营形态三者融合形成旅游新业态。⑨

---

① 瞿华、夏杰长：《对扩大我国居民康体休闲消费需求的思考》，《消费经济》2013 年第 1 期。
② 杨玲玲、魏小安：《旅游新业态的"新"意探析》，《资源与产业》2009 年第 6 期。
③ 张艳：《创新旅游业态 推进河南省旅游产业转型升级》，《旅游纵览》（行业版）2011 年第 3 期。
④ 顾宇：《从新兴产业到新型产业——从中外比较的视角看我国旅游业态的创新与发展》，《淮海工学院学报》（社会科学版）2011 年第 9 期。
⑤ 王兴贵：《甘孜州旅游业态创新发展研究》，《四川民族学院学报》2012 年第 6 期。
⑥ 杨彦峰：《互联网技术成为旅游产业融合与新业态的主要驱动因素》，《旅游学刊》2012 年第 9 期。
⑦ 孙彬、王东：《文明旅游的大数据体系建设研究》，《中南林业科技大学学报》（社会科学版）2017 年第 5 期。
⑧ 李凤亮、潘道远：《新业态视域下的广东文化产业竞争力研究》，《广东社会科学》2017 年第 4 期。
⑨ 郭为、秦宇、黄卫东、余琴：《旅游产业融合、新业态与非正规就业增长：一个基于经验与概念模型的实证分析》，《旅游学刊》2017 年第 6 期。

表1 康体休闲发展的各个阶段

阶段	内容
第一阶段	主要依托酒店作为必要的配套服务设施
第二阶段	在城市建立一个综合的康体消闲中心,以俱乐部为名,并大多采取会员制以吸引上层客源。具体有: ——健身中心和保龄球馆; ——美容中心; ——桑拿按摩中心; ——室内模拟高尔夫球练习室; ——KTV; ——夜总会; ——康乐室; ——电子游戏室; ——儿童游戏室; ——休息区; ——金融资讯中心; ——中、西餐厅; ——特色酒吧; ——小卖部
第三阶段	适应城市周边辐射旅游发展,在外围乡村或山林和水边(湖海)营建适应"健康休闲、亲近自然、全家同乐"的康体休闲世界,经常起名为乡村俱乐部、森林公园、海滨度假俱乐部等,可采取会员制,也可以是面向大众的康体休闲世界。 (1)康体养生中心——传统养生、家庭保健、老人养生等,还设立个人和全家健康诊断和咨询服务; (2)体育康体休闲中心——健身俱乐部、非竞技性体育(球类和田径、游泳等)活动中心、网球场和高尔夫球场、电脑室内高尔夫球模拟练习场、壁球、保龄球、溜冰中心、武术活动中心、远足登山活动等; (3)娱乐休闲城——差温(三温暖)浴、桑拿浴、"人工温泉浴"、水疗、美容健美、减肥、台球、棋类、桥牌、麻雀、电子游戏、夜总会、KTV和卡拉OK、消闲电影等; (4)儿童少年活动中心——儿童乐园、儿童康体训练、"建设性"儿童公园、电子游戏活动、翻斗乐等; (5)农业休闲中心——花果园、农耕"出租"、农耕别墅"出租"、钓鱼俱乐部等; (6)游艇海洋休闲俱乐部——配套以面向大众为主的出租游艇,并规划经营业主游艇和豪华住宅游艇码头等兼有1、2、3代的游艇俱乐部,海钓和滑水活动等; (7)人体生命科学探索中心和体育休闲图书馆——气功养生、气功按摩、气功美容、气功减肥、瑜伽养生、人体特异功能探索和表演、图书馆; (8)星级酒店和美食购物中心——在提供全面高、中档住宿和高、中低档餐饮服务的基础上,着重于推广养生饮食,推出海内外名席精选,宣传"少而精"的康体饮食文化观; (9)康体休闲产业中心——包括器材经营部、康体休闲和休闲艺术策划中心,与之相应的器材加工制造设在外围腹地; (10)相当于第五代居住区的包含康体休闲和文化服务的海滨或山地花园别墅

本课题组认为，第一，城市郊区（近郊与远郊）旅游与城市周边旅游和短线区域旅游重合，以城市为中心的辐射旅游区大大扩大了范围，使各界外出休闲旅游数量日益增多。在城市周边地区开拓相应的康体休闲旅游，并建立相应的康体休闲产业，是旅游业发展的新方向。应该建立满足旅游六要素（行、住、吃、游、购、娱）的接待服务设施，同时根据市场的客源结构，规划相应的旅游活动场所（包括自然风光、人文胜迹、人工游乐景观和康体休闲度假旅游点）。① 近年来城郊康体休闲旅游综合设施正在向全域旅游、旅游综合体、田园综合体等转变。第二，伴随着国民经济的不断发展以及居民收入水平的不断提高，康体休闲作为一种新兴娱乐休闲模式，越来越受到大众追捧，在居民的日常娱乐和消费生活中扮演着越来越重要的角色。康体休闲是广义休闲的一种方式，利用闲暇时间外出，以休闲为核心目的和内容，令精神和身体放松，重点是以旅游、健康、养生、体育休闲及保健等为目的的一系列休闲活动。康体休闲的核心内容，一是"健康"，二是"休闲"。康体休闲区别于一般的休闲方式的地方在于：康体休闲产品的主要特点是以健康绿色为基础，为消费者带来康体的明显效果②，它强调休闲的健康属性，即休闲活动必须同时能够使得休闲者获得健康。第三，目前对康体休闲产品进行分类时，分类界限有时候比较模糊，这是因为它们都是为了缓解当代大众高强度生活节奏下导致的心理与精神压力，塑造个人的良好形象以及缓解生理心理疲劳。凡是有利于人们心情愉悦、消除烦劳、改善身体和精神状态，满足其身心健康诉求的休闲活动均属于康体休闲消费范畴。

2. 居民康体休闲消费水平与所属阶层呈现相关性

（1）马斯洛需求层次理论。根据经典的消费心理学，马斯洛需求层次理论将人的需求分成生理需求、安全需求、爱和归属感的需求、尊重的需求和自我实现五个层级，依次由较低层次到较高层次过渡（见图1）。

---

① 陈传康、冯若梅：《康体休闲产业的机遇与市场进入》，《人文地理》1997年第2期。
② 扶梅娟：《长沙市康体休闲产品游客消费特征研究》，中南林业科技大学硕士学位论文，2011年。

表2 康体休闲产品分类（1）

序列	类型	具体康体休闲内容
第一类	传统康体休闲形式	登山、武术、跑步、散步、游泳
第二类	消遣康体休闲形式	桑拿浴、人工温泉浴、水疗、美容、健美减肥、台球、棋类、桥牌、麻将、电子游戏、夜总会、KTV和卡拉OK、消闲电影
第三类	特殊康体休闲形式	各种减压服务公司提供的各种适宜的服务种类（跳伞、蹦极等）
第四类	专项特色旅游	休闲式登山旅游、潜水旅游、环保旅游

表3 康体休闲产品分类（2）

序列	类型	具体康体休闲内容
第一类	运动类康体休闲	滑雪、溜冰、足球、篮球和健身等
第二类	娱乐类康体休闲	KTV与主题娱乐公园
第三类	美容美体类康体休闲	日光浴、美容美体院、足疗店、美发店、专业美容护肤店等
第四类	专项特色旅游	登山、休闲旅游等

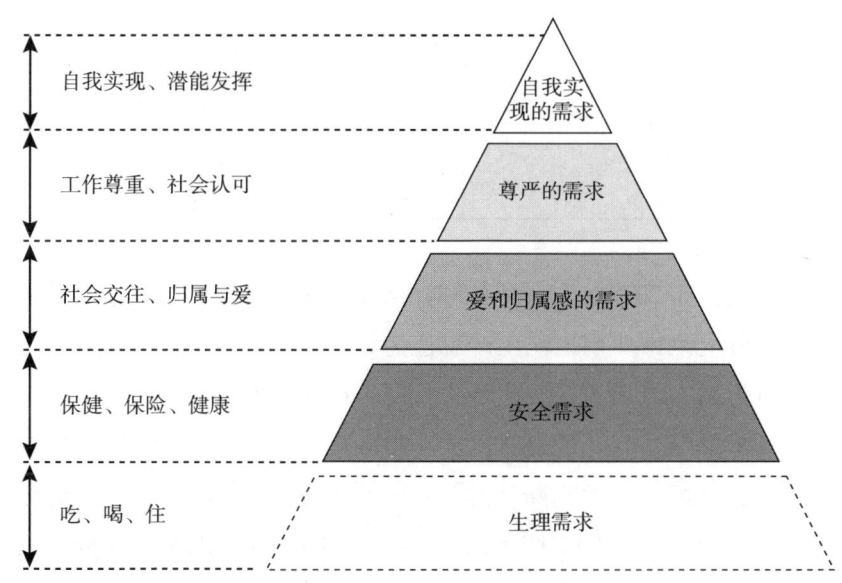

图1 马斯洛需求理论模型

（2）三个不同阶层划分。康体休闲消费阶层包含三个层次：高收入阶层（最富有阶层和富有阶层），中等收入阶层（中产阶层、小康阶层），低收入阶层（绝对贫困阶层、贫困阶层以及温饱阶层）。北京地区的收入贫富差距较大，既有身价过亿的超级富豪，也有勉强度日的温饱阶层，更有流落街头的乞丐盲流。高收入阶层的人对休闲体育的消费以尊贵型、商业交往型为主要特点，选择的项目也大都是高尔夫球、网球、壁球等豪华项目。中产阶层对休闲体育表现出极大的热情，是中国康体休闲市场和康体休闲消费的主体。低收入阶层在康体休闲行为方面虽然为数众多，但并没有真正转化为康体休闲的消费群体，尤其是贫困阶层和绝对贫困阶层每年在康体休闲方面的投资近乎为零。

不同阶层的康体休闲消费方式差异较大（见表4）。这三个层次和马斯洛需求理论相类似，但并不是完全对应，人们都是从最先满足生理需求开始，逐渐到满足精神追求。

表4　不同收入阶层康体休闲的消费活动

收入阶层	康体休闲消费活动
高收入阶层	高尔夫球、网球、壁球等
中产阶层	登山、游泳、健身、旅游等
低收入阶层	多利用免费的基础设施进行简单锻炼

根据《北京市2017年国民经济和社会发展统计公报》与其他对外公布的数据，2017年北京市实现地区生产总值为28000.4亿元；2017年末，北京全市常住人口为2170.7万人。按此估算，北京人均GDP为12.899万元。按照1美元兑换6.5955元人民币的最新比价（2018年7月2日），北京人均GDP为1.9555万美元。国际通常判断标准为：人均GDP 2000美元以下的是贫穷国家，2000美元以上的是发展中国家，1万美元以上是发达国家。由此看来，北京市应该按照发达国家（地区）标准界定，大多数市民应该在满足自我的生理需求和安全需求之外，更多地追求爱和归属感以及尊重。他们所关注的已不仅仅是吃饱穿暖，而是更多关注生活和谐、体格健康、休闲娱乐。

其一,"高收入阶层"已经处于满足自我实现甚至更高层级需求的阶段,康体休闲已经自然而然成为他们生活的一部分。他们的"康体休闲"形式多样,多以商业交往和休闲为目的。超级富豪的康体休闲方式种类丰富,且消费水平较高。因为绝对数量较少,富有人群的奢侈性康体休闲消费并不占主体,但享受着大量豪华康体休闲资源,享受针对高端人群的高尔夫、SPA、温泉、泳池、洗浴、美容美体、桑拿、汗蒸、足疗、会所等服务。

其二,"中产阶层"康体休闲方式多为健身、旅游、休闲度假。北京地区的中产阶级人数较多,他们喜欢从事的康体休闲活动呈现多元化、丰富性、郊区化特征。郊区康体休闲酒店,大多具备生态餐饮、精品客房、会议疗养、康体娱乐、垂钓烧烤、采摘亲子活动等多项服务功能。此阶层对康体休闲参与度逐年增加,消费水平也逐年提高,逐渐成为北京市康体休闲的主力。

其三,"低收入阶层"尚且处在满足生理需求的阶段,因此对康体休闲的需要并不急切。他们的参与度较低,投入也几乎为零。低收入阶层没有足够的消费能力,往往忽视康体休闲活动,大多借助于住宅小区周边的免费设施、免费健身器材等,做一些有益于自身身心健康的活动,其形式、内容都较为单一。

(3)波特钻石模型。波特钻石模型(Michael Porter Diamond Model)是用来分析一个国家某种产业为什么在国际上具有较强竞争力的模型,即分析这种产业发展的优势条件和有利环境。① 张华丽应用波特钻石模型计算了哈尔滨的城市旅游竞争力。② 刘维星基于波特钻石模型分析影响制约福建乡村旅游产业的因素,应用主成分分析法评价了福建乡村旅游产业的竞争力。③ 本课题组借用波特钻石模型,从生产要素、需求状况、相关产业、企业策

---

① 〔美〕迈克尔·波特:《国家竞争优势》,李明轩、邱如美译,中信出版社,2007。
② 张华丽:《基于波特钻石模型的哈尔滨城市旅游竞争力研究》,中国海洋大学硕士学位论文,2010年。
③ 刘维星:《基于波特钻石模型的福建乡村旅游产业竞争力分析》,福建农林大学硕士学位论文,2016年。

略、结构和竞争对手、政府行为、机遇七个方面,分析了北京康体休闲新业态的有利基础和条件(限于篇幅,本文省略)。

总之,从整体上看,北京康体休闲行业存在明显的阶层差异,还有相当一部分市民较少能够享受康体休闲资源。目前,北京市市民参与康体休闲主要是选择跑步、登山、旅游、桌球等简单易行的项目,还是以传统康体休闲方式为康体休闲业的主体。这些项目大都存在消费水平较低、对资源及场地要求不高的特点。新兴的康体休闲项目参与人数还较少,一些高消费水平的项目大多只是高收入人群的专属。

2011年北京国际休闲养生暨康体健身展览会与第六届北京国际泳池沐浴SPA展览会是一个标志性的节点。① 从2011年至今,人们对康体休闲的认识日渐加深。过去帝王将相和达官贵人的物质享受和生活享受,正在逐渐向社会大众普及,过去王侯将相的"堂前燕"也开始飞入平常百姓家。现在生活享受日益受到社会的重视,本来是上层享受的"康体休闲",将随着时代发展日益"中层化""大众化""多元化""绿色化""健康化"。

二 北京康体休闲产业出现的问题

根据多年观察与调研,结合文献综述,本课题组初步认为,北京康体休闲业存在行业管理不够规范、治理体系亟待完善、消费水平不高,阶层差异明显、基础配套设施匮乏、市民康体休闲需求难以满足、发展规模较小,发展水平较低、从业人员素质不高、专业性人才不足等特点。

1. 发展规模较小,行业管理不够规范,治理体系亟待完善

北京自成功举办2008年奥运会以来,参与康体休闲的人数急剧上升。但是,面对庞大的人口基数,平均规模并不是很大。与发达国家相比,北京市康体休闲的发展水平较低,发展规模较小。根据国家统计局数据,2016年,北京市旅游类居民消费价格指数为97.6%,2015年为94.2%,

---

① 中国国际贸易促进委员会编《中国展览年鉴(2012)》,中国国际贸易促进委员会,2012。

增速较慢。文化、体育和娱乐业城镇单位就业人员为18.66万人，相比于2016年末总人口1362.86万人，还是一个很小的比例。2017年12月，北京市城市居民消费价格指数为102.2%，生活用品及服务类城市居民消费价格指数为101.1%，交通和通信类城市居民消费价格指数为101.0%，教育文化和娱乐类城市居民消费价格指数为102.2%。2018年3月，北京市城市居民消费价格指数为102.5%，生活用品及服务类城市居民消费价格指数为101.5%，交通和通信类城市居民消费价格指数为98.3%，教育文化和娱乐类城市居民消费价格指数为103.4%。根据上述数据来看，2018年以来，与康体休闲有关的消费价格指数基本稳定，除交通和通信类城市居民消费价格指数出现了一定幅度的下降外，其余指数均有所增长，但增长幅度有限。因此，进入2018年，北京市康体休闲业发展较为稳定。但是，康体休闲产业总产值占北京市地区生产总值的比例较低，康体休闲从业人数较少，这些都反映了北京市康体休闲业存在发展水平较低、发展规模较小的问题。

近年来中国出台了涉及旅游业、旅行社、景区等的法律法规，但其中聚焦到康体休闲的规范制度较少，针对性不强，部分法律条款也存在实施困难的现象。由于康体休闲产业的市场壁垒较低、准入制度不严以及政府对它的管理体制还没有完全理顺，多头管理、政令不一的现象时有发生，康体休闲服务质量难以得到及时有效的监控，消费者和经营者之间的矛盾纠纷难以得到有效的干预和解决，这不利于康体休闲产业的发展。

2. 男性女性休闲时间存在显著差异，北京市民康体休闲的意识不强，消费观念较落后

社会性别差异在女性休闲限制方面的体现，受到长期以来社会文化的影响，特别是与性别文化中的伦理关怀、家庭责任密切相关。女性往往把家人和孩子的需求放在第一位，忽视了自己的休闲需求。虽然社会职场中出现了越来越多的女性角色，但是在传统观念中，社会对于女性的期待仍停留在希望她们以家庭为中心上面。女性退休后多承担起家务劳动、照料小孩等任务，而不能像男性那样从工作中彻底解脱出来。许晓霞、柴彦威的调查研究

显示,男性居民进行文化娱乐活动的平均出行距离为3.85公里,而女性居民平均仅为2.19公里。① 由于女性每天的平均休闲时间少于男性,并且家庭中常有各种任务在等待其完成,使得女性的休闲活动时间被挤压,很难抽出大段时间前往较远的休闲场所,更倾向于距离较近的场所。

吴爱华、王力的调查问卷统计表明,北京市民参加休闲健身运动的时间安排主要集中在"周末",比例为39%;其次时间安排为"工作日的空闲时间",与"平均、都一样"的比例均为28%;选择在"法定节假日"的人数比例最少,仅为5%(见图2)。市民每次用于锻炼的时间多集中于30~60分钟和60分钟以上,其人数的比例分别为46%和48%,而每次锻炼时间不足30分钟的人数比例仅为6%(见图3)。在锻炼的频率方面,"每天都去运动"的比例为6%,"两到三天一次"的比例为16%,"一星期一次"的比例为26%,"大于一星期"的比例为52%。

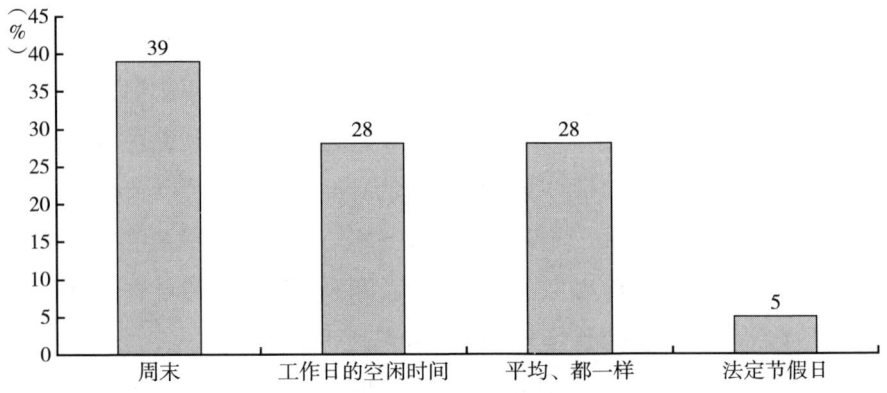

图2 2017年北京市民进行康体休闲的时间比例

资料来源:吴爱华、王力:《北京市民休闲健身运动行为调查研究》,《当代体育科技》2017年第3期。

相比于娱乐类康体休闲产品、美容类康体休闲产品以及旅游,最有利于消费者身心健康的运动类康体休闲产品的消费程度依旧较低。北京市社会科

---

① 许晓霞、柴彦威:《北京居民日常休闲行为的性别差异》,《人文地理》2012年第1期。

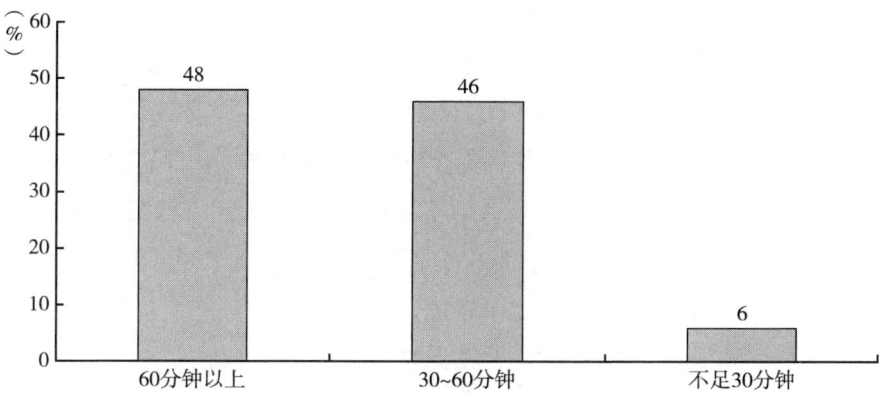

图 3　2017 年北京市民进行康体休闲的持续时间

资料来源：吴爱华、王力：《北京市民休闲健身运动行为调查研究》，《当代体育科技》2017 年第 3 期。

学院 2010 年在调查北京市民休闲方式时进行过归类统计，结果显示，居民体育健身和康体休闲的意识还不够强（见图 4）。

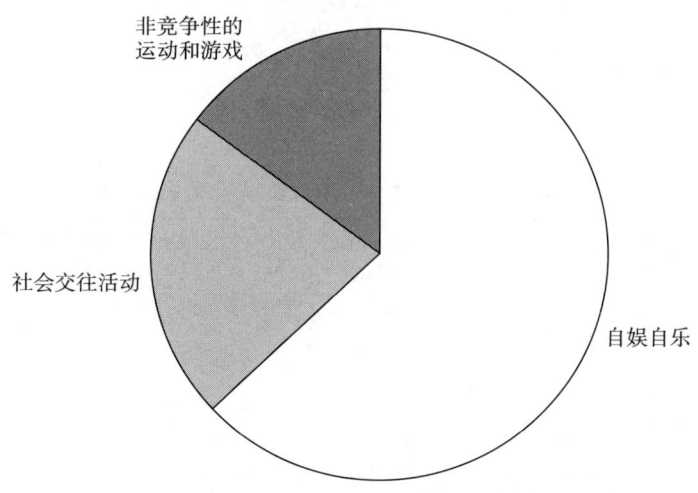

图 4　北京市民休闲方式分布

资料来源：瞿华、夏杰长：《对扩大我国居民康体休闲消费需求的思考》，《消费经济》2013 年第 1 期。

调查发现：①受传统观念影响，和全国性抽查一样，北京市民男性女性休闲时间存在显著性差异，各自角色分工明晰。人们难以超越各自性别进行大规模个性化、差异化的休闲活动。②北京居民进行康体休闲的意识在逐渐提升，但是锻炼频率还有待提高。③参与休闲健身运动是市民安排闲暇时间的主要选择，在参与休闲健身运动的市民中，有88%健康状况良好，他们的活动时间集中在周六周日，且每次锻炼时间多于半个小时，但是锻炼频率偏低，只有52%的人锻炼频率高于一周。

3. 康体休闲基础设施比较单一，市民多样化需求难以满足

北京康体休闲的发展已经初具规模。2017年，北京市文化、体育和娱乐业不断发展，从第一季度到第四季度，建筑面积增长了126万平方米，这充分体现了市场对康体休闲场所的巨大需求。2017年末，文化、体育和娱乐用房屋竣工价值达到72.17亿元（见表5）。根据《北京市2017年国民经济和社会发展统计公报》数据，2017年末，北京全市常住人口为2170.7万人。按此计算，2017年北京市人均文化、体育和娱乐用房屋竣工面积仅约为0.0621平方米。虽然康体休闲业基础设施建设不断加强，但北京康体休闲基础设施仍较为落后，新兴的全民健身设施没有及时更新，健身项目比较单一，无法满足市民的需求。

表5 2017年北京市文化、体育和娱乐用房建设情况

时间	文化、体育和娱乐用房屋竣工面积累计值（万平方米）	文化、体育和娱乐用房屋竣工价值累计值（亿元）
2017年第一季度	8.67	4.15
2017年第二季度	41.82	34.72
2017年第三季度	46.98	36.84
2017年第四季度	134.76	72.17

资料来源：根据国家统计局国民经济指标建筑业指标整理。

康体休闲设施建设资金投入不足与盲目投资、重复建设并存。自1995年国家实施《全民健身计划纲要》和全民健身工程以来，各级政府加大了对居民康体休闲设施建设的资金投入力度，但这相对于广大居民的康体休闲消费

需求来说仍然是不足的。运动场馆器械建设距离广大群众健身休闲的实际需求、与发达国家标准相比，仍然存在一定差距。例如，中国体育用地面积人均为 1 平方米，而发达国家超过 2 平方米，其中美国达到 14 平方米。中国高档休闲场馆存在盲目投资、重复建设等问题，而面向中低收入阶层的康体休闲消费场所较少。[①] 除一部分居民出于商业交往目的选择星级酒店外，大部分居民康体休闲的主要活动场所是住宅周围、公益场所、学校、公园、室内和免费场馆。

4. 康体休闲消费的形式与内容较单一，消费水平不高

吴爱华、王力的研究表明，北京市民在选择康体休闲消费的形式时，选择徒步和跑步的频次最高。[②] 徒步和跑步运动形式简单，不需要特定的场所，适用于各年龄阶段的人群，且健身效果比较好，成为北京市民参与休闲健身的主要方式。球类项目在休闲健身活动中也比较受欢迎。棋类、健身操、太极等仅受到一小部分人的青睐。城市内部诸多街区休闲公园、遗址公园等成为市民康体休闲的重要去处。笔者试举两例。

案例一

元大都北城墙遗址长度有 6730 米。该公园是在元大都土城遗址（第六批全国重点文物保护单位，批号 Ⅵ-1）北墙上建造起来的，涵盖北城墙绝大部分现今遗存，西起海淀区学院南路明光村附近，向北到黄亭子，折向东经马甸、祁家豁子。该公园是一处典型的国家 4A 级遗产旅游型景区，兼具文化遗产保护、休闲游憩、生态环境整饬、防灾应急避难等综合功能。走在城墙遗址，抚往追昔，昔日金戈铁马，今朝绿树成荫。八百年的烽火狼烟，滚滚巨涛，多少英雄人物，今化为脚下片片尘土。"俱往矣，数风流人物，还看今朝。"遗产旅游学人，需要有一种俯下身子、亲吻泥土的历史情怀。

资料来源：张祖群：《脚尖上的中国：元大都城垣遗址公园》，田野调查笔记，2018 年 4 月。

---

① 瞿华、夏杰长：《对扩大我国居民康体休闲消费需求的思考》，《消费经济》2013 年第 1 期。
② 吴爱华、王力：《北京市民休闲健身运动行为调查研究》，《当代体育科技》2017 年第 3 期。

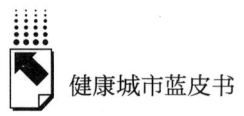

案例二

北京石刻艺术博物馆除周一闭馆之外,周二至周日时间正常向游客售票开放,一人次20元。但是,周三推出的免票日措施,吸引游人不多。北京石刻艺术博物馆的露天陈列,按内容、功用分为8个居区(陵墓内的石刻、寺观碑刻、墓志陈列区、耶稣会士碑、祠墓碑刻、综合碑刻、会馆碑刻、石刻法帖),展出历代石刻文物计500多种,加上库藏的历代石刻,共计1000余种。金刚宝座塔由塔座、罩亭及5座四角密檐式塔组成,内砖外石结构,周身镌满佛教题材的雕像。金刚宝座塔形式源于印度佛陀伽耶精舍,是在高台(金刚宝座)上,建造5座小塔,中间1座较高、其余4座次之,造型独特而罕见。金刚宝座塔在遗产旅游界的地位很高,作为中国现存10余座同类塔中年代较早、结构独特、艺术精美的一座大型古代艺术品,1961年就入选中国第一批全国重点文保单位名录。北京石刻艺术博物馆的西区建设有专门针对儿童的认识石刻、认识书法、运送石材、体验抛石机、儿童攀岩、家长休息的儿童体验馆。……儿童周末到这里体验中国古代传统文化之美,体验遗产旅游,是康体休闲的好去处。

资料来源:张祖群:《百博计划之北京石刻艺术博物馆》,田野调查笔记,2017年11月。

像这种笔者亲自调研的元大都北城墙遗址、北京石刻艺术博物馆,康体休闲形式较为单一,以传统休闲方式为主,涉及消费项目(尤其是亲子项目)仍然有待提高。旅游、登山、桌球等传统项目是大多数人的首选,体育旅游、体育夏令营等新兴康体休闲消费方式仍处于萌芽或发展状态。常规性旅游资源过度使用,热门景点人满为患,旅游者的满意度低。

5. 从业人员素质不高,专业性人才不足,人才供需矛盾突出

康体休闲活动的从业人员素质较低,缺乏有效行业管理。部分康体休闲活动专业程度较高,需要从业人员具备相应的专业素质才能胜任。例如,健身行业的专业健身教练、体育行业的等级教练、特种专项旅游的导游领队,

都需要资质或认证,而北京市高素质从业人员相对缺乏。

在北京参与康体休闲的人数越来越多,康体休闲从业人员质量不能满足需求。由于尚未建立康体休闲专业方面的学科与人才体系,康体休闲在专业性人才培养方面薄弱。北京高等教育中很少有大学设置与康体休闲相关的学士学位或者硕士学位。① 大多数从业人员都是本科、专科甚至以下学历。部分从业者无专业背景,经过一些简单培训就直接上岗。截至2018年,北京知名高校大多没有开设康体休闲相关专业。如表6所示,北京开设旅游及其相关专业的院校共25所,其中15所本科学校,10所专科院校,北京的导游有近一半都来自本科以下院校。在这些院校中,"211"或"985"院校仅有3所。专业性人才的缺乏,造成了行业根基薄弱,内在动力不足,在一定程度上削弱了康体休闲的效果,抑制了康体休闲业的发展。最宜以这些院校为基础,打造北京康体休闲产业人才培养基地,争取培养高端康体休闲专业人才。

表6 北京高校开设旅游专业院校统计

学校名称	专业名称	专科或本科	"211"或"985"院校
北京交通大学	旅游管理	本科	是
北京石油化工大学	旅游管理	本科	否
首都师范大学	旅游管理	本科	否
北京第二外国语大学	旅游管理	本科	否
北京第二外国语大学中瑞酒店管理学院	旅游管理、酒店管理	本科	否
首都经济贸易大学	旅游管理	本科	否
中央民族大学	旅游管理	本科	是
中华女子学院	旅游管理	本科	否
中国地质大学(北京)	地质学(旅游地学)	本科	是
北京联合大学	旅游管理	本科	否
北京城市学院	旅游管理	本科	否
北京科技经营管理学院	旅游管理	本科	否
现代管理大学	旅游管理(英语)、旅游管理	本科	否
北京民族大学	旅游学院	本科	否
北京理工大学房山分校培训中心	旅游管理	本科	否

① 王彩铃、周伟洁:《北京市旅游市场SWOT分析》,《中国商论》2015年第31期。

续表

学校名称	专业名称	专科或本科	"211"或"985"院校
北京工业职业技术学院	旅游管理	专科	否
北京交通职业技术学院	旅游管理	专科	否
北京联合大学旅游学院	旅游管理	专科	否
北京青年政治学院	旅游英语	专科	否
首钢工学院	旅游管理	专科	否
中国劳动关系学院	旅游管理及旅游英语	专科	否
北京培黎职业学院	旅游管理(葡萄酒品酒师方向)	专科	否
北京吉利学院	旅游管理(酒店管理、旅行社管理与导游)及旅游管理	专科	否
首都师范大学继续教育学院	旅游管理(高级导游,专升本)	专科	否
北京财贸职业学院	"2+3+2"旅游管理贯通培养(休闲旅游策划等方向)	专科	否

注：数据截止时间为2018年6月17日。
资料来源：根据北京各高校招生资料整理。

三 北京康体休闲呈现的新业态

中国旅游已经进入了发展和变革的新时代。一种新业态的产生需要产业发展的必然性、市场需求的变化、科学技术的推动发展、政府的支持发展、企业家的创新精神这五个必备条件。① 相较全国而言，北京市康体休闲产业在发展程度、市场需求变化速度、科学技术发展水平、政府支持力度抑或企业家创新精神方面都处于相对领先水平。当下，伴随着科学技术的飞速发展，商业模式不断创新，北京地区的康体休闲活动出现诸多新业态，这也是康体休闲产业发展的必然趋势。当前北京康体休闲产业显示出市民出游心态

---

① 吕辉：《长沙市康体娱乐业现状及发展对策研究——以长沙市星级酒店康体娱乐业为例》，湖南师范大学硕士学位论文，2007年。

从"观光"向"观光+休闲+文化"转移,体育休闲成为新热点,奥运旅游蔚然成风,京郊乡村旅游市场蓬勃发展,红色旅游欣欣向荣,老年人康体休闲市场潜力巨大,互联网融合康体休闲等新特征。

1. 市民出游心态从传统的"观光"向"观光+休闲+文化"转移

2016年全国旅游工作会议在海口召开。国家旅游局局长李金早在会上指出,供给侧结构性改革为旅游发展提供了重要机遇。借助旅游供给侧的改革,北京旅游业大力发展。2017年,北京市全年实现旅游总收入5469亿元、总人数为2.97亿人次,分别增长8.9%、4.3%。① 2017年1月20日《北京市全民健身条例》通过,2017年3月1日起开始施行。2018年,北京市旅游委将开发推广文化、会展、体育、康养、研学旅游五大类旅游产品,以加强旅游商品体系建设,健全市、区、景区三级旅游商品体系。作为旅游业、体育业等融合的康体休闲业,借助于旅游业、体育业发展的东风,在北京展现出生机勃勃的风采。

市民越来越注重旅途的舒适度。出行的目的不再只是看看外面的世界,还要有放松身心、休闲娱乐、体验文化的厚重感。例如,利用北京园博园独特的自然、人文环境,在永定河畔建成花园式农庄(新乐体体育休闲园),提供细分的优质田地,供中产阶层在此开展亲子活动。② 利用玉泉山、颐和园独特的文化背景,将入选北京农业文化遗产名录的"京西稻"在此开辟试验田,供人们进行亲子插秧、精细化农田管理、田间舞台民俗表演、收割比赛等活动,颠覆了人们对传统农业的认识。自然与人文叠加,在纯自然的环境下带领家庭成员躲避城市喧嚣,享受绿色收获,感受厚重历史文化,共享天伦之乐,已经成为一种趋势。近年来,休闲、观光旅游逐渐成为北京市民的旅游热点。由表7可见,2018年第一季度和2017年全年,北京地区旅游搜索指数均在800以上,显示出北京市民对旅游的极大兴趣。2018年第一季度,康体旅游项目"温泉"搜索指数为545、"滑雪"为535,较2017

---

① 张宇:《北京深入推进旅游供给侧结构性改革》,《中国旅游报》2018年3月13日。
② 佚名:《新乐体休闲农场》,《体育博览》2018年第2期。

年"温泉"搜索指数352、滑雪搜索指数335，有明显的增长，可见居民对温泉、滑雪等项目的热情快速增长，康体休闲需求迫切。根据"旅游"搜索指数地域分布图，2018年第一季度，北京是中国所有城市中"旅游"关键词搜索量最多的城市，其次为上海和广州。一线城市的旅游关注度与旅游消费远远高于二线、三线城市。在全国范围内，北京市民对观光旅游显示出极高的积极性。与此同时，很多休闲养生旅游基地备受关注。例如，北京中医药文化养生基地受到了游客的青睐。北京药用植物园共160亩地域，种植600多种药用植物，每年大概接待10万名游客。北京中医药大学中医博物馆、中国中医科学院、中国医史博物馆等养生基地也逐渐成为市民休闲旅游的新去处。

表7 北京地区旅游项目搜索指数

时间	休闲	旅游	滑雪	温泉	健身	健康
2018年第一季度	131	829	535	545	494	347
2017年(全年)	132	830	335	352	574	361

资料来源：根据百度指数官网数据整理。

2. 体育休闲成为新热点，奥运旅游蔚然成风

2015年7月31日，北京获得2022年冬奥会举办权，国人热情高涨，体育旅游备受关注，这为体育旅游带来了一个难得的发展机遇。随着冬奥会开始进入"北京周期"，北京市民参与体育旅游次数明显增多。滑雪、滑冰等场馆常常游人如织。

2013～2016年，北京市文化体育与传媒支出逐年增长，涨幅近28.2%（见表8）。由于2017年该项数据还未报出，本文引用该项目2017年估算数。虽然从数据上看，2017年估算数有所降低，但随着该产业的发展，康体休闲依然是潜力巨大的市场。2018年3月31日，北京市民健康走跑系列活动暨顺义区第16届"后沙峪杯"春季长跑比赛在风光秀丽的顺义奥林匹克水上公园开跑，北京市2022名市民代表报名参赛，同时，"春游季"主题线上走跑活动于当天在"微博运动"平台同步启动。据保守估计，2022

年北京冬奥会举办之时，将吸引 50 万名左右的国际游客。[①] 届时，北京体育旅游将迎来一个新的腾飞。

表8 北京市文化体育与传媒支出情况

单位：万元

年份	文化体育与传媒支出	年份	文化体育与传媒支出
2013	154708.2	2016	198350
2014	163903.1	2017	110586.43
2015	188500		

资料来源：2013～2016年数据来源于国泰安数据库，2017年数据来源于北京市财政局文件《关于2017年市级一般公共预算支出安排情况的说明》。

为达到最高水平国际赛事的承办要求，北京市提出了两项目标：一是打造"低碳奥运"。北京郑重承诺进行雾霾治理。北京将会对交通、场馆、通信、公共设施、城市环境等基础设施进行全面修整和完善。例如，正在修建的京张高铁，时速达350公里，途经北京北、八达岭长城、怀来、下花园北、张家口南等10座车站，连接北京市与河北省，大大增加了出行的方便度。二是进一步优化体育产业结构，进一步提高产业发展质量。休闲健身服务业内容不断丰富、项目品牌形成，体育产业与其他产业日趋融合。总之，这些政策措施将促使北京旅游环境更加便利，为市民进行体育旅游创造更好的条件。

3. 京郊乡村旅游市场蓬勃发展，成为短线旅游主要产品

张祖群、林姗曾经研究北京乡村旅游的八种新业态，即国际驿站、采摘篱园、乡村酒店、养生山吧、休闲农庄、生态渔村、山水人家和民族风苑（见表9）。八种乡村旅游新业态就是基于当下不同旅游人群的口味、需求以及北京市政府推动文化服务事业发展、北京当地居民追求高质量精神需求的背景下产生的。一些独具特色的北京乡村在旅游推动下，实现了快速发展。

[①] 闫晓军、张达、逯合江：《冬奥会背景下北京旅游业的SWOT分析及对策研究》，《哈尔滨体育学院学报》2016年第1期，第48~52页。

例如，入选2015~2016年度"北京最美的乡村"的北京昌平区上口村（见图5），最早可以溯源到汉代，元代成村。该村地处长城边沿，开发出了以"马武寨"为品牌的汉文化农家乐，推出了马武"驴打滚儿"、马武扣肉、马武肉丸等特色美食（"上口菜"系列），"上风上水游上口"，形成北京乡村旅游一道亮丽的风景线。推广乡村旅游，不仅能促进郊区的经济发展，还能丰富市民的休闲生活。2018年北京计划新评定200家左右乡村旅游新业态及四星级、五星级民俗村户。北京郊区休闲旅游以工薪阶层为主，90%以上游客为北京市民（学生群体占相当大的比例）、10%左右为外地游客。出行时间以双休日为主，一般为短途旅行。北京市政府正在大力推动郊区旅游发展，设置一定规模的度假村，兴建高尔夫球场和主题公园；大力发展乡村旅游，推进乡村旅游的转型升级。

表9 北京乡村旅游八种新业态

序号	名称	内涵
1	国际驿站	指以家庭（户）为基本单位，并形成一定规模的经营主体
2	采摘篱园	能采摘瓜果蔬菜或其他农作物的种植或试验基地
3	乡村酒店	具有多种功能的综合性旅游住宿单位，为旅客提供乡村休闲感的经营主体
4	养生山吧	以山地资源为基础，以养生休闲为经营理念的活动场所
5	休闲农庄	占地在100亩以上，以农业和乡村为依托，以农耕文化为核心，利用田园景观为游客提供休闲体验的经营主体
6	生态渔村	依托乡村良好的自然生态、村容风貌和渔业特色产业，以水体生物和景观作为吸引物，提供多种服务的乡村旅游接待场所
7	山水人家	具有一定规模，以山水景观为依托，以游山玩水为主要活动，集合多种功能的度假场所
8	民族风苑	以少数民族风俗为依托，展示少数民族风情体验为特色的旅游休闲娱乐综合接待场所

资料来源：张祖群、林姗：《首都城乡建设的文化品位与中国特色社会主义先进文化之都建设——基于北京乡村旅游八种新业态的分析》，《中国软科学》2011年第S2期。

4. 红色旅游欣欣向荣，文化景观备受欢迎

截至2018年6月，北京市拥有市级评定和授牌的红色旅游景区120个。其中，15个被列入国家级景点红色旅游景区名录（见表10）。基于北京红

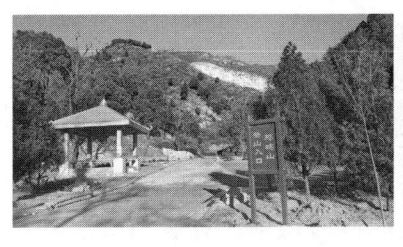
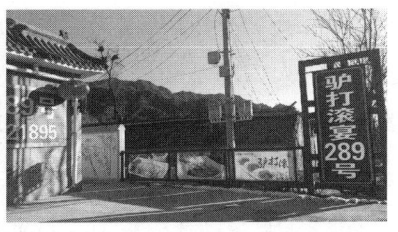

图 5　昌平区上口村以乡村旅游成为康体休闲好去处

图片来源：2017 年 2 月 24 日在上口村调研时自摄。

色资源开展康体休闲活动，具有数量众多、类型多样、历史的连续性和完整性的优势。[①] 途牛旅游网对外发布的《2017 红色旅游热度报告》显示，红色旅游正受到更多用户的关注，客群显现年轻化趋势，北京为最热红色旅游目的地。天安门广场、中国人民抗日战争纪念馆、中国国家博物馆等红色景点最受欢迎。红色旅游业得到了北京市政府的大力推广。2018 年清明节前夕，北京市旅游委推出 15 条"清明红色游"主题线路，包括石景山区八宝山革命公墓、平谷区鱼子山抗日战争纪念馆、顺义区焦庄户地道战遗址纪念馆等重要红色旅游基地，引导广大市民走进红色景区，缅怀革命先烈，重温红色历史。

表 10　北京市 15 个国家级景点红色旅游景区名录

序号	名称	序号	名称	序号	名称
1	天安门广场	6	中国人民革命军事博物馆	11	宋庆龄故居
2	中国人民抗日战争纪念馆、卢沟桥、宛平城	7	顺义区焦庄户地道战遗址纪念馆	12	香山双清别墅
3	新文化运动纪念馆	8	北京奥林匹克公园	13	房山区没有共产党就没有新中国纪念馆
4	李大钊烈士陵园	9	圆明园遗址公园	14	冀热察挺进军司令部旧址陈列馆
5	中国国家博物馆	10	北京规划展览馆	15	中国航空博物馆

资料来源：《全国红色旅游经典景区名录发布（附全名单）》，中国双拥杂志网站，http://preview.syzz.mca.gov.cn/article/zdgz/201702/20170200888813.shtml，最后访问日期：2018 年 8 月 8 日。

[①] 王立东、黄振宇：《北京近代红色旅游资源分析与开发研究》，《北京第二外国语学院学报》2011 年第 7 期。

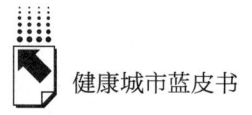

5. 老年人康体休闲市场潜力巨大

随着老年人口的不断增多,老年人旅游市场显示出了巨大的潜力。根据专家预测,到2050年,中国老龄人口将达到总人口数的1/3[①],中国老年消费市场规模2020年将达到3.3万亿元。[②] 根据《2017年北京养老机构发展调研白皮书》,截至2017年底,北京市60岁以上常住人口为358.2万人,占常住人口的16.5%。其中65岁及以上的老年人为237.6万人,占常住人口的10.9%。平均退休养老金约为3633元/月。老年人口时间充裕,具有一定的经济能力,康体休闲成为他们安度晚年的一个重要选择,同时精力、体力上的不足,使得他们要求更高的舒适度。2018年3月28日,北京市旅游委主办了北京老年旅游专题会,会上提出,2017年国内旅游市场近50亿人次,平均每人每年出游约3.7次,错峰游、郊区游更是受到老年人的欢迎。会上还发布了《2017~2018年老年旅游奖励资金管理办法》《老年旅游接待基地服务规范》等扶持政策。老年人的康体休闲旅游发展在未来必然欣欣向荣。

国外学者研究表明,老年人出游动机逐渐向提升生活质量(如社交[③]、健康[④]、自我提升等[⑤])转变。因此,老年人将逐渐成为康体休闲的主力军。之所以得出这一结论,主要基于以下两点。

第一,社会转型。在中国从一个传统的儒家伦理社会向现代复杂型社会转型过程中,70多年前费孝通先生概括出的"波纹式"差序格局被打破,今天中国社会被打乱成一个城乡分割、东西分割、民族地区分割交错的多重

[①] 《中国老人规模2050年将达峰值占总人口1/3》,侨报网,http://ny.uschinapress.com/spotlight/2017/06-18/122433.html,最后访问日期:2018年8月8日。

[②] 《中国老年消费市场规模2020年将达3.3万亿元》,人民网,http://world.people.com.cn/n/2014/0718/c57506-25300743.html,最后访问日期:2018年8月8日。

[③] Thomas D. W., Butts F. B., "Assessing Leisure Motivators and Satisfaction of International Elder Hostel Participants," *Journal of Travel & Tourism Mar-keting*, 7 (1), 1998: 31-38.

[④] Backman K. F., Backman S. J., Silverberg K. E., "An Investigation into the Psychographics of Senior Nature-based Travellers," *Tourism RecreationResearch*, 24 (1), 1999: 13-22.

[⑤] Moisey R. N., Bichis M., "Psychographics of Senior Nature Tourists: The Katy Nature Trail," *Tourism Recreation Research*, 24 (1), 1999: 69-76.

二元结构。传统社会与家庭结构的伦理情怀被解构为"原子"结构特征或散团状特征。在这种旧的秩序被打破、新的社会秩序尚待建立的转型过程中，在有关老年旅游的研究中社会学、历史学的介入显得尤为重要。在社会转型的大背景中，研究老年康体休闲旅游也显示出历史与现实之间的张力。无论怎样评价老年康体休闲旅游，以及适合老年人的旅游方式都不过分，因为它具有社会重建的重大意义。

第二，历史根基。正是因为老年人群显著不同于其他旅游消费人群之特色，需要更加注重康体休闲旅游目的地选择，更加注重康体休闲旅游活动的安排，更加注重团队出游，更加倾向于简单精简消费项目等一系列相关识别特征共同构成老年旅游的消费心理学、市场营销学基础。

总之，老年康体休闲旅游具有社会建设的伦理意义，并且要从中国传统历史遗产中吸取人本营养。基于道德伦理与社会重建的老年康体休闲旅游永远是第一位的，基于营销学、心理学等为基础的康体休闲旅游企业行为永远是第二位的。

6. 互联网融合康体休闲

以运动类康体休闲产品为例，伴随着互联网技术的发展，许多健身领域的专业人士通过线上方式教学，对健身有着需求的人士能够通过线上学习，获取有关健身方面的知识。互联网教学融入康体休闲，极大地缓解了健身领域专业人士缺乏的问题。由于互联网娱乐、游戏、网购、网上聊天的日益兴起，"互联网+康体休闲"的融合，"互联网+旅游+金融"的融合等将成为新型表现形式。

四 北京康体休闲转型对策

北京康体休闲产业发展必须根植于现有供需矛盾，促进康体休闲产业转型，才能促进北京地区康体休闲活动健康快速持续发展。

1. 创新发展模式，打造康体休闲品牌

中国"十三五"规划明确指出，要通过优化产业结构实现经济转型，推动经济增长,基本形成以服务业为主体的产业结构与以消费为主导的经济增长新格局。中国还发布了体育行业的"十三五"规划,强调引导体育消费,改造旧厂房、仓库、老旧商业设施等用于体育健身,鼓励机关、学校等企事业单位的体育场馆设施向社会开放。为此,在新的政策形势下,需要推行服务行业的大力改革与发展,创新发展模式,打造康体休闲业品牌,促进康体休闲服务行业更好、更快地健康发展。北京市旅游委推出的15条"清明红色游"主题线路以及2018年国际冬季运动(北京)博览会就是很好的范例。

实施创新战略,坚持可持续发展理念,紧紧围绕特色、品质、创意三个着力点。① 中央实施"一带一路"、京津冀协同发展、部署筹办2022年北京冬奥会,推动京津冀全面创新改革试验区建设,推进北京服务业扩大开放综合试点等,"有利于我们更好地落实康体休闲产业在北京市的定位,提升北京在全球资源配置中的地位和作用,加快建设以首都为核心的世界级城市群,打造中国经济发展新的支撑带"。"我们要丰富提升康体休闲产品谱系,实施康体休闲精品工程。"推动康体休闲产品向多元化转变,满足多样化、多层次、多结构的需求。充分利用北京的自然基础与人文底蕴,开发推广中医养生、体育赛事、文化演出、精品文博、商务会展、旅游演出、舞台精品等康体休闲产品。推进康体休闲业品牌化、规模化、国际化发展,将康体休闲业培育成新的经济增长点。另外,将有条件的相关企业通过兼并、收购、联合、重组的方式组成规模适度的产业集团,不仅可以祛除企业不良资产、激活企业活力,而且可以壮大企业的实力、增强其国际竞争能力。

2. 助力北京冬奥会,促进全民健身

2018年《北京市政府工作报告》提出,进入新时代,迈向新征程,"我们要更加自觉肩负起首都的职责使命",抓好"三件大事",打赢"三大攻坚战"。"三件大事"中的一项便是全力筹办好2022年北京冬奥会、冬残奥会。根据北京市体育局消息,继怀柔区建成全市首个冰壶馆后,在北京地坛

---

① 任荣:《新形势下北京乡村休闲旅游要闯四道关》,《农民日报》2015年2月14日。

体育中心将建设北京市第二个、中心城区第一个冰壶馆。北京城区首个冰壶馆2018年7月正式开放。北京市冰上项目训练基地综合馆预计2019年底完工。2022年北京冬奥会各项配套工程建设如火如荼，进展顺利。

北京市近年来共有近14万名学生上冰上雪。北京市教委正计划与有关部门共同出台"关于开展北京2022冬奥会和冬残奥会北京市中小学生奥林匹克教育计划的实施意见"，希望通过政府购买服务的方式，让青少年接受校外冰雪运动培训机构的专业培训。例如，冰壶、滑雪等项目有望走进北京中小学体育课堂。北京借助于举办2022年冬奥会的契机，可以大力发展冰雪健身休闲项目。这一方面可以丰富北京地区居民的康体休闲消费谱系，另一方面可以引导北京地区居民康体休闲消费理念升级转变，从娱乐类康体休闲产品等向运动类康体休闲产品转换。

冬奥会的举办，将展现中国的强大国力和文化自信；冬奥会将带给北京市民加强运动、积极健身的生活理念。我们不仅要充分展现奥运健儿的精神面貌，更要充分展现北京市和张家口市市民的精神面貌。借助于2022年北京冬奥会的东风，整合现有资源，打造北京赛事活动品牌，为更多市民创造健身、休闲的条件，这将是康体休闲业发展的又一大进步。在2022年冬奥会的强势推动下，"3亿人参与冰雪运动""百万青少年上冰雪"等项目将会有现实基础与政策支持。大众滑雪随着参与人数的增加，会出现较多不同层次的消费者，面对不同的需求也要制定不同的消费品和服务策略，以市场需求为主导区分消费群体层次，制定相应营销策略。① 在多维度利用冬奥会场馆的同时，也不能忽视其本身体育功能的开发，可以用于冬季项目训练和比赛、青少年培养、大众参与等活动。

3. 加大环境保护力度，打造康体休闲乐园

康体休闲的主要目的是休闲娱乐，健身康养，重在体验，良好的环境是其发展的必要条件。《"十三五"国家战略性新兴产业发展规划》提出，中

---

① 张旭东：《北京2022冬奥会雪上场馆赛后开发利用研究》，北京体育大学硕士学位论文，2017年。

国应深入推进资源循环利用。要扎实推进生态环境保护，让良好的生活环境成为人民生活质量的增长点，成为展现中国良好形象的发力点。对接绿色低碳试点示范项目，建设新能源、新能源汽车与智慧交通系统、低碳社区、碳捕集和富碳农业、绿色智能工厂等综合应用设施，打造相关技术综合应用示范区域。

根据中商情报网数据，2017年末全市机动车保有量为590.9万辆，比上年末增加19.2万辆。民用汽车为563.8万辆，增加了15.4万辆。其中，私人汽车为467.2万辆，增加了14.4万辆；私人汽车中轿车为311.4万辆，减少了4.8万辆，这些数据显示出北京污染的程度与潜在风险。创造一个绿色和谐的环境，市民才能更好地休闲娱乐。目前，北京已成立北京新能源汽车管理协会，吉利、北汽等多家企业的新能源汽车在北京已经有一定市场。通过政府和市民的共同努力，百姓心中期望的碧水蓝天终将到来，康体休闲乐园在北京终将形成。

4. 完善相关法律法规，提供康体休闲行业指引

政府在规划编制、招商引资、人才培养、政策法规、康体休闲旅游宣传等方面给予较高支持。党的十九大坚持"五位一体"，促进全面发展，坚持以人为本，在全面建成小康社会决胜阶段，国民精神需求将更为突出，这为康体休闲健康快速发展提供了指引。

法律法规是康体休闲业健康发展的准绳，缺乏这一标准，康体休闲业难以快速发展。中国还没有与康体休闲产业相关的具体法律法规，北京市下达的各类行政文件，大多只是与旅游业、体育行业有关。仅有的《北京市旅游行业消防安全标准化管理规定》《北京市全民健身条例》，针对性不强，对规范康体休闲业的作用有限。只有完善相关法律法规，提供行业指引、规范康体休闲治理体系，规范市场秩序，才能打造康体休闲乐园。

5. 完善康体休闲投融资机制，加大对康体休闲业的资金投入与人力投入

北京要拓宽融资渠道，加大资金投入，加强基础设施建设，完善景区工作，推动康体休闲资源与项目开发。应将国家层面康体休闲产业发展规划，纳入北京的经济发展总体布局，通过必要的计划、行政等手段对康体休闲市

场进行调控,避免盲目投资和低水平重复建设。

尽快建立和完善政府财政直接投资、政府引导投资和鼓励社会投资相结合的多元化投融资机制。面向中低收入阶层的大众化的康体休闲项目尤其是非营利性质的项目,政府应承担主要投资者责任,由政府直接投资,或利用康体休闲业发展专项资金引导相关企业投资,以带动康体休闲公共服务体系建设。对高档康体休闲项目,政府基于市场需求和避免重复建设的原则适当允许其发展,因而在资金投入上采取优惠政策引导相关企业直接投资,政府主要把好环保关、质量关、安全关。同时,还应考虑地区之间的平衡问题。对相对较偏远的地区或农村,政府应给予必要的倾斜与扶持,增加对这些"冷点"地区或"容易被忽视的地区"的资金投入。

6. 统筹协调康体休闲产业,加强康体休闲教育人才培养

康体休闲产业涉及体育、旅游、医疗、交通、建筑、机械、商业等诸多行业,综合性较强。政府应转变职能,建立有主管领导牵头的统筹发展规划、政策执行、协同合作的专门机构,避免多头管理。北京市政府要全盘统筹新型康体休闲产业,大力推广宣传。建立公共的康体休闲信息平台,完善信息服务网络,及时向广大消费者发布康体休闲的相关信息,向经营单位反馈市场信息或提供宏观指导信息。

要加强康体休闲教育学科建设,培养一大批高素质专业化人才。随着人们对休闲认识的提高,以及休闲消费需求日益增强,应该推进交叉性休闲教育进入高等教育、职业教育院校,培养专业的理论工作者和实践工作者。要融合体育学、医学、旅游学、休闲学、经济学、管理学等学科,构建康体休闲学这一综合性、交叉性学科。

致谢:选修笔者硕士课程的陈美黛、韩娟、廉英麒、刘丹、尚玉姣等搜集整理了部分资料,参加了专题的初稿分析与学术讨论,特此致谢!

健康人群篇

Healthy Population

B.16
健康影响评估技术应用研究

黄若刚　于建平　苏　宁　曹若湘*

摘　要： 2016年全国卫生与健康大会提出，要全面建立健康影响评价评估制度，以系统评估各项经济社会发展规划和政策、重大工程项目对健康的影响。推行健康影响评价评估制度，是完善国民健康政策、改善和提高民生水平、促进社会公平和可持续发展的内在要求与必然选择。本文介绍了健康影响评估国内外的研究进展，结合实际案例，提出健康影响评估在中国的应用前景，并为全面推广健康影响评估工作提出思路。

关键词： 健康　影响评估　技术应用

---

* 黄若刚，硕士，副主任医师，北京市疾控中心副主任，主要研究方向为疾病预防控制；于建平，硕士，主管医师，北京市疾控中心办公室副主任，主要研究方向为疾病预防控制；苏宁，硕士，助理研究员，北京市疾控中心办公室主任助理，主要研究方向为公共卫生管理；曹若湘，硕士，主任医师，北京市疾控中心科教办干部，主要研究方向为疾病预防控制。

一 背景

健康是促进人的全面发展的必然要求,是经济社会发展的基础条件,是民族昌盛和国家富强的重要标志,也是广大人民群众的共同追求。健康的影响因素众多,经济、社会、环境、交通、农业、教育、文化、就业等规划的制定、政策的改变以及项目的建设都会对人民健康产生深远影响。要提升居民健康水平,就必须对各项可能对健康产生影响的规划、政策、项目进行健康影响评估(Health Impact Assessment,HIA),以提高其对人民健康产生的积极影响,减少或消除其对健康的不利影响。

健康影响评估的探索与实践始于20世纪60年代。美国于1969年通过的《国家环境政策法案》要求,所有可能影响人类环境的联邦法律和行动计划都应完成环境影响报告书,且报告书中应包括对人体健康的影响评估。[①] 自此,健康影响评估在欧洲、北美、澳大利亚、新西兰等多个国家和地区得到广泛应用,对居民健康水平提升做出了积极贡献,也使开展健康影响评估日益成为国际共识。1999年世界卫生组织在《哥德堡共同议定书》中提出,健康影响评估是"评估政策、规划或项目对特定人群的健康影响及影响在人群中分布状况的程序、方法和工具"。[②] 2016年1月1日,联合国启动《2030年可持续发展议程》,提出了社会、经济和环境方面的17项可持续发展目标,以促成所有人的福祉,意味着国际社会向宏观领域的健康危险因素全面宣战。

改革开放以来,中国经济保持持续高速增长,人民生活水平和社会发展水平大幅度提高,卫生与健康事业快速发展,医疗卫生服务体系不断完善,2016年中国人均国内生产总值超过8000美元,婴儿死亡率下

---

① 王兰、蔡纯婷、曹康:《美国费城城市复兴项目中的健康影响评估》,《国际城市规划》2017年第5期。
② WHO, *Health Impact Assessment: Main Concepts and Suggested Approach: A Gothenburg Consensus Paper*, World Health Organization, 1999.

降到7.5‰，人均预期寿命增长到76.3岁。但是，也应该看到，工业化、城镇化、人口老龄化、疾病谱变化、生态环境破坏及生活方式变化等，带来了一系列新的健康挑战，使中国面临多重疾病威胁并存、多种健康影响因素交织损害健康的复杂局面。宏观经济、环境、交通、农业、教育、就业等部门的政策、规划、项目等，正在对人民健康产生深刻的影响。如果决策前缺乏充分的健康影响评估，造成对健康的不利影响，就会给经济和社会造成极大的损失。推行健康影响评价评估制度，是完善国民健康政策、改善和提高民生水平、促进社会公平和可持续发展的内在要求与必然选择。

2011年北京市卫生局发布的《健康北京"十二五"发展建设规划》提出"建立健康评估机制"，这是国内政府在公共政策层面首次提出健康影响评估。2016年8月，习近平总书记在全国卫生与健康大会上提出："要全面建立健康影响评价评估制度，系统评估各项经济社会发展规划和政策、重大工程项目对健康的影响。"[1] 2016年10月，中共中央、国务院印发了《"健康中国2030"规划纲要》，提出"共建共享、全民健康"的战略主题，强调把健康融入所有政策。党的十九大报告进一步提出："要完善国民健康政策，为人民群众提供全方位全周期健康服务。"[2] 2017年初国家卫生计生委颁布的《"十三五"全国健康促进与教育工作规划》提出要"开展健康影响评价评估专项行动。积极协助各部门建立并实施健康影响评价评估制度，开发健康影响评价评估工具，组织开展相关人员培训，配合各部门系统评估各项经济社会发展规划和政策对健康的影响"，并提出"到'十三五'末期实现健康影响评价评估制度以省为单位全覆盖，加强健康危险因素监测与评价"[3] 的具体目标，使健康影响评估的推进要求进一步具体化。

---

[1] 《习近平谈治国理政》第2卷，外文出版社，2017，第373页。
[2] 习近平：《决胜全面建成小康社会 夺取新时代中国特色社会主义伟大胜利——在中国共产党第十九次全国代表大会上的报告》，人民出版社，2017，第48页。
[3] 《"十三五"全国健康促进与教育工作规划》，国家发改委网站，http://www.ndrc.gov.cn/fzggzz/fzgh/ghwb/gjjgh/201707/t20170720_855011.html，最后访问日期：2018年8月8日。

二 健康影响评估国内外现状

健康影响评估制度最早由欧美国家创立并经一些国际组织倡议铺开。早期的健康影响评估主要是在环境影响评估（Environmental Impact Assessment，EIA）基础上展开的。20世纪90年代，健康影响评估在全球范围内得到快速发展，英国、美国、新西兰、澳大利亚、欧盟等国家和组织先后开启了健康影响评估之路。

（一）国外现状

英国第一次正式记录在案的健康影响评估是1994年对曼彻斯特机场第二跑道的公众调查报告，它使用一个基于环境影响评估的前瞻性方法对机场跑道项目进行了健康影响评估。[1] 尽管这项研究因缺乏定量数据而受到重重限制，但其评估结果在后来的实践中被证明是一种强大的游说工具。同样，这个评估案例也使政府改变了对机场跑道的规划，改善了机场周围整体环境质量，其内容包括增加公共交通和减少噪声计划等。[2] 1996年，利物浦公共健康观察站发布了众多默西塞德地区的健康影响评估研究案例，这些评估案例所运用的方法是建立在曼彻斯特机场评估方法和环境影响评估基础上的，结合系统过程来鉴定潜在的健康影响。这一系列研究案例受到了严格的审查，并最终发展成新的健康影响评估方法《默西塞德健康影响评估指南》。[3] 1998年，英国卫生部开始支持制定健康影响评估方法和地方研究[4]，但是评

---

[1] Will S., Ardern K., Spencely M., and Watkins S., *A Prospective Health Impact Assessment of the Proposed Development of a Second Runway at Manchester International Airport*, Manchester: Manchester and Stockport Health Commissions, 1994.

[2] WHO, *Health Impact Assessment: Main Concepts and Suggested Approach: A Gothenburg Consensus Paper*, World Health Organization, 1999.

[3] Scott-Samuel A., Birley M., and Ardern K., *The Merseyside Guidelines for Health Impact Assessment*, Liverpool: Merseyside Health Impact Assessment Steering Group, 2001.

[4] Department of Health, *Health Impact Assessment*, Report of a Methodology Seminar, London: Stationery Office, 1999.

估执行方面的国家政策进展则一直很慢①，直到1999年英国政府才将健康影响评估纳入健康政策制定的国家政策框架，并在公共卫生白皮书中对国家和地方政策（项目）提出进行健康影响评估的要求。2000年开始，英国卫生部在全国范围内资助了各种不同的能力建设项目，这些项目集中在健康影响评估的不同方面，如评估能力训练、案例研究、方法和工具等。2004年，英格兰政府通过立法建立起健康影响评估制度，将健康影响评估作为立法强制事项。② 随着健康影响评估研究的不断深入，英国的健康影响评估研究类型更加多样化，试点范围更加广泛，工具也日趋完善。

20世纪90年代，美国健康影响评估伴随着环境影响评估的发展开始启动。1999年，洛杉矶健康部门完成了美国第一个关于增加洛杉矶最低工资政策的健康影响评估项目③，标志着美国健康影响评估的诞生。近20年来，健康影响工具在美国已得到广泛关注与实践。2002年，美国联邦疾病防治中心（CDC）第一次建立讨论组讨论健康影响评估问题；2011年，美国计划组织调查发现，在实践计划中有27%的综合计划解决公众健康问题，但只有4%的行动计划将健康影响评估运用到计划进程中；2012年，第一届国家健康影响评估大会在美国华盛顿召开。在此阶段，各类会议、实际项目层出不穷，截至2014年底，美国已完成240个健康影响评估项目。

2000年，新西兰政府提出"新西兰健康战略"，旨在促使卫生系统能够更好地满足居民的健康需求。该战略以改善人群的健康状况和减少健康不平等为重点，提出了13个人口健康优先领域。同年，新西兰将健康影响评估确定为主要的国家卫生战略目标之一。④ 2004年，新西兰公共健康咨询委员会发布了对政策决策者的指导意见，支持承担健康影响评估的机构进行能力

---

① Lock K., "Health Impact Assessment," *British Medical Journal*, 320（7246），2000：1395 - 1398.
② 王秀峰、张毓辉：《用好健康影响评估这件"利器"》，《中国卫生》2017年第7期。
③ Bhatia R., Katz M., "Estimation of Health Benefits from a Local Living Wage Ordinance," *Public Health*, 91, 2001：1398 - 1402.
④ Langford B., "Health Impact Assessment in New Zealand," *New South Wales Public Health Bulletin*, 16（7 - 8），2005：115.

建设。结合这些年新西兰健康影响评估的发展实践,虽然新西兰在环境影响评估方面的专业知识水平很高,但在政策层面的健康影响评估方面经验和能力相对较低。[①] 公共健康咨询委员会制定的健康影响评估指导方针已在新西兰的各项政策中得到应用,健康影响评估在新西兰各地发展势头良好,公共卫生服务机构与地方政府共同合作,就城市发展战略和规划、区域陆路交通战略和城市设计模式的健康影响评估展开了卓有成效的实践。

澳大利亚的健康影响评估制度建立分为三条主线。第一条是试图将健康影响评估纳入环境影响评估,然而,这仍然是一个理想的目标。第二条旨在扩大健康影响评估的使用范围,将健康影响评估纳入政府的政策和计划。这种方法采取更广泛的社会健康的观点,并使用大量证据来评估影响。第三条也是最新的一条,增加了对影响的分布(公平)的关注。

欧盟的健康影响评估制度始于欧洲委员会健康与消费者保护总局2001年的C147/06号合同,其目的是探索一种可用于欧盟政策制定过程的通用健康影响评估方法,以确保欧盟政策在制定和执行过程中保护人类健康。最终,该合同授予了一个由英格兰、德国、爱尔兰及荷兰的公共卫生研究人员及从业者组建的团队。2004年,以四方五家为主体,欧共体及其下属机构共同编制的《欧洲政策健康影响评估指南》发布,成为指导或委托第三方对欧盟及其成员国进行政策健康影响评估的权威性指导文件。2006年,欧盟通过一项理事会决议,明确要求立法和所有部门政策的制定都要进行健康影响评估。自此,欧盟的健康影响评估逐步得以发展和完善。

(二)国内现状

相比于欧美等发达国家和地区,中国的健康影响评估工作起步较晚。环境与健康问题一直息息相关。中国早在1973年即引入了环境影响评价的概

---

① Morgan R., "Institutionalising Health Impact Assessment: The New Zealand Experience," *Project Appraisal*, 26 (1), 2008: 2-16.

念，并于1979年颁布了《环境保护法（试行）》，从而正式确立了环境影响评价制度。

北京市卫生局在2011年发布的《健康北京"十二五"发展建设规划》中提出要建立健康评估机制，要求"在城市规划、产业结构调整、公共设施建设等方面坚持健康优先的原则，建立健康风险评估机制。在地方立法、重大公共政策制定过程中科学分析对公众健康造成的潜在影响，积极采取措施将影响控制到最低限度"。这是国内政府在公共政策层面首次提出健康影响评估。习近平总书记在2016的全国卫生与健康大会上指出："要全面建立健康影响评价评估制度，系统评估各项经济社会发展规划和政策、重大工程项目对健康的影响。"[1] 同时他还指出："没有全民健康，就没有全面小康。""要将健康融入所有政策。"[2] 近两年，国内北京、上海、江苏、浙江、广东等省市均在尝试建立健康影响评价评估制度，并已将健康影响评估纳入当地健康规划中。2017年，国家卫生计生委将开展健康影响评估的方法和实施路径研究作为重点调研课题，并委托清华大学、北京师范大学、卫生发展研究中心等机构开展了相关研究。2017年，中国健康教育中心在全国选择了8个健康促进县区，每个县区选择两个部门进行健康影响评估预试验，开展公共政策制定的健康影响评估工作，对探索并开发出适合中国国情的健康影响评估方法和实施路径是一次很好的尝试。

（三）优势与不足

经过几十年的发展，健康影响评估已在全世界范围内得到广泛应用，其优势显而易见。一是健康影响评估理论体系发展已比较完善，对于其概念、类型、评估步骤等全世界已基本达成一致，通过不同学科知识的交叉使评估结果更为科学可靠；二是健康影响评估在众多案例中得到应用，评估结果对于政府、评估发起者、决策制定者等具有重要的参考价值，是影响最终决策

---

[1] 《习近平谈治国理政》第2卷，外文出版社，2017，第373页。
[2] 《习近平谈治国理政》第2卷，外文出版社，2017，第370~371页。

的重要依据；三是健康影响评估更加关注健康公平问题，对于促进人类社会健康水平的发展具有益处，同时具有可持续性。

但是，健康影响评估发展至今，仍存在一些尚未解决的问题，最突出的问题是健康影响评估具体技术存在一定的局限性。由于健康影响评估的时间较短，且经常发生在政策或项目实施之前，所以收集的资料通常以定性资料为主，数据收集的可靠性和说服力需要提升。国内由于起步较晚，尚未开发出一套实用的、经得住考验的评估工具包。

国际组织、典型国家和地区以及中国环境影响评价、交通影响评价的经验显示，健康影响评估的顺利推开必须依赖于立法的支撑与支持。目前中国健康影响评估从国家层面和地方层面均缺少立法支持，导致该项工作推动缓慢。

三 健康影响评估案例分析

本文分别选取国外和国内的一个典型案例，分析其健康影响评估的背景、过程及取得的效果，以便为国内推广健康影响评估工作提供借鉴。

（一）美国洪堡县总体规划的健康影响评估

2000年，美国洪堡县开始进行了新一轮的总体规划。[①] 洪堡县监事会要求县公共健康部门参与到城市未来的总体规划中，负责执行总体规划修编的健康影响评估工作。健康部门分别对三个城市未来发展的备选方案进行了健康影响评估，分析了各个备选方案可能产生的健康影响。其最终目的是减少土地利用开发模式带来的健康不公现象，使公众参与到决策过程中，改善洪堡县居民的健康状况，并确定到2025年承载人口增长的空间发展方向。

美国洪堡县总体规划的健康影响评估经过筛选、界定范围、评估、报

---

① 吴怡沁、田莉：《健康影响评估导向下的城市总体规划：以美国洪堡县总体规划为例》，《国际城市规划》2017年第9期。

告、评价步骤进行，充分考虑了城市规划过程中可能对健康产生的影响，并尽最大可能规避了健康风险，增进了健康。洪堡县总体规划健康影响评估为将来在总体规划编制过程中纳入健康影响评估程序做出了有益的尝试，提供了值得借鉴的经验。首先，在整个评估程序中实现了多方利益相关者的参与。健康影响评估的基本目标之一是保证评估结果被决策者采纳，最终从健康角度影响规划结果。因此，决策者全程参与评估工作，使评估结果最终有效地纳入规划方案。其次，为了让评估结果具有实用性和科学性，评估小组在确定筛选范围阶段组织不同背景的居民共同参与筛选健康影响因子，使评估内容符合洪堡县的地区特点。在评估阶段，工作组在理论依据的基础上对每个影响因子进行了定性定量分析，有效地预测了总体规划的三个替代方案对健康影响的差异，确定了最佳的方案，为未来城市发展规划做了铺垫。

此次评估工作虽然是针对洪堡县的总体规划进行的，但从工作组选取的健康影响因子以及评价过程中的具体建议来看，同样涵盖了对社区层面规划布局的考虑。这也为总体规划以及其他不同尺度的规划方案进行健康影响评估提供了可能性。此次评估的目的是确定洪堡县未来发展的空间方向，通过对比三个备选方案的影响结果，最终选择其一。这为在总体规划编制过程中融入健康影响评估提供了基本思路，总体规划中的功能布局、交通系统、生态环境、基础设施等核心要素的决策都会对居民健康产生直接或间接的影响，健康影响评估的意义在于科学地分析这些影响，为决策者提供基于健康角度的最优方案。

（二）北京奥运会对北京城市健康环境和人群健康影响的评价

奥运会作为举世瞩目的大规模体育赛事，对举办国所产生的影响远远超过了体育竞赛本身。为了延续和发扬奥运遗产，国际奥委会倡议举办国能够系统、综合地评估奥运会产生的整体影响。[1] 北京奥组委于 2002 年 11 月在

---

① 金大鹏等：《2008 年奥运会的健康遗产》，北京奥运城市发展促进会、世界卫生组织，2010，第 14~19 页。

由国际奥委会主办的"奥运会遗产研讨会"上提出了健康遗产的概念,并将其定义为:奥运会对举办城市乃至整个国家人群健康所产生的具有延续效应的影响。国际奥委会于2004年同意使用"健康遗产"的概念,即奥运会对举办城市乃至整个国家健康所产生的积极的影响。主办城市和国家通过更新卫生政策、改善健康环境、提高健康服务等提高公众的健康水平(见图1)。

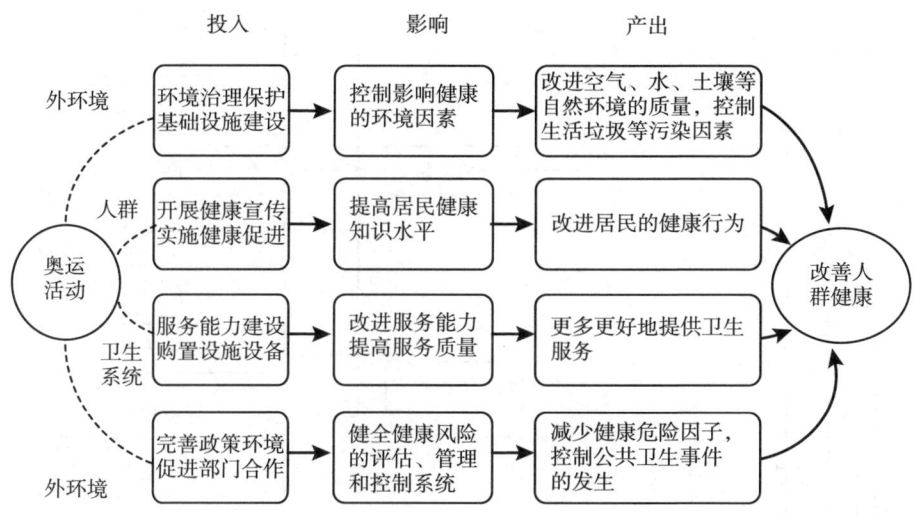

图1 奥运健康遗产形成过程

为科学评价奥运会对北京城市健康环境和人群健康所产生的影响和持续作用,笔者制定了"奥运健康遗产"评估指标体系,该系统由三级指标构成,包含一级指标3个,二级指标6个,三级指标17个(见图2)。在使用该指标体系评估北京城市健康环境和人群健康状况后发现,北京奥运会健康影响关键指标全部达到或超过预期,改善了居民的健康行为,进而促进了居民健康状况的改善(见表1)。

北京奥运会健康影响评价是国内开展较早的健康影响评估实践活动,尽管该健康影响评估并非严格意义上的健康影响评估,且仅对赛事产生的积极影响做了评价,但是对国内健康影响评估推进工作具有很好的借鉴意义。

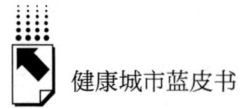

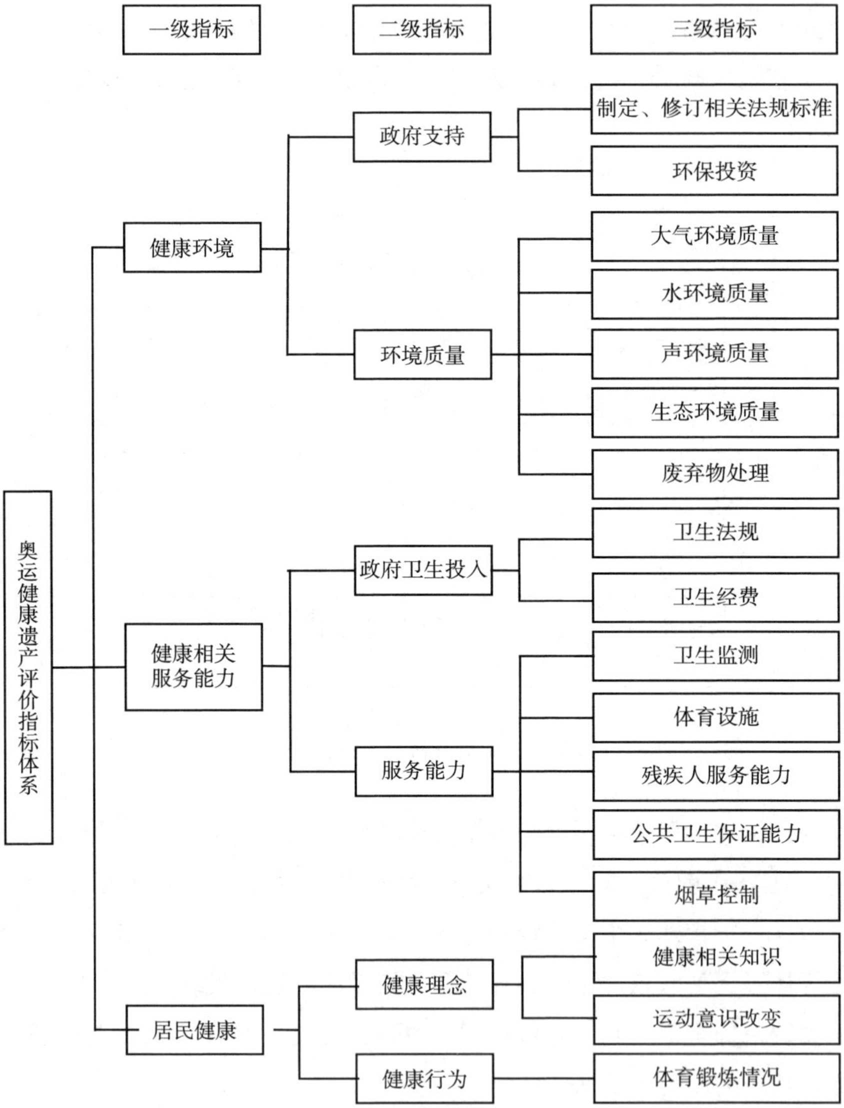

图 2 奥运健康遗产评价指标体系

表 1　奥运健康影响评价关键指标完成情况

序号	指标名称	完成情况
1	环保投资	2001~2007 年共投入 1437.56 亿元,超出预期目标
2	体育设施	2007 年全民健身活动体育场馆数是 1995 年的 4.45 倍,全民健身工程数量自 2001 年起逐年增加
3	残疾人服务能力	残疾人综合服务设施建设面积与 1999 年相比增长了近 10 倍
4	公共卫生保证能力	公共卫生保证能力增强,并在奥会后结束后较长时间内保持在较高水平
5	烟草控制	居民吸烟率由 1995 年的 34.5% 下降到 2007 年的 23.0%
6	体育锻炼情况	2003 年以来参加体育锻炼的人数显著增长

四　健康影响评估技术应用前景

世界卫生组织认为,就全世界范围来说,健康影响评估仍然做得很不够。事实上,一条高速公路的修建、一家超市的建设、一项活动的启动、一个卫生项目的实施等所有社会活动,都应事先进行健康影响评估。尽管国内的研究滞后,但未来健康影响评估在中国的应用必将具有广阔的前景。

(一)健康影响评估的应用范围

"将健康融入所有政策"是世界卫生组织最早提出并倡导的理念,该理念的提出意味着在制定各项公共政策的过程中,必须精确考量其对健康的潜在影响并将其作为重要的决策制定依据。[1] 2016 年 8 月召开的全国卫生与健康大会,提出把"将健康融入所有政策"作为新时期卫生与健康工作的六项方针之一。按照该工作方针,健康影响评估的范围应囊括各项规划、政策以及工程项目等。

---

[1] 袁雁飞、王林、夏宏伟等:《将健康融入所有政策理论与国际经验》,《中国健康教育》2015 年第 1 期。

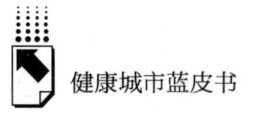

（二）健康影响评估的实施主体

为推动健康影响评估工作顺利落实，国家应指定某一政府部门或第三方社会机构作为健康影响评估工作的实施主体。

（三）健康影响评估的实施路径

健康影响评估工作的全面铺开是一个循序渐进的过程。在落实过程中，必须充分了解国内外研究进展，借鉴国内外先进经验，制定符合中国国情的实施路径。健康影响评估系统性强、涉及面广，评估过程中需要诸多利益相关者参与，当前中国健康影响评估面临资源不足、缺少依据、利益矛盾、社会接受度低、制度形成周期长、证据不足等阻力，因此必须有立法支持才能保证其顺畅实施。但是，立法是健康影响评估的长期目标，结合国情，为推动健康影响评估工作尽快开展，先期可以先不立法，由国家层面出台相关规范文件，做好顶层设计，保障健康影响评价评估工作的可持续性；同时，展开充分调研，为最终实现立法积蓄力量。另外，国家层面可以推动跨部门合作，将健康影响评价评估工作逐步渗透到其他领域，为最终实现"将健康融入所有政策"做好铺垫。此外，在国家层面尚未立法的前提下，地方政府可以根据自身需求及当地经济社会发展水平，先行立法或规范，建立地方健康影响评价评估制度。最后，社会层面可先做局部尝试，积累经验，为推动制度建立提供依据。

在具体实施过程中，按照从易到难的原则，可从卫生领域政策健康影响评估入手，逐步推广到其他领域政策，继而再推广到规划、项目等领域。也可以按照由点到面的原则，最先需要覆盖的领域应该是政府民生政策、社会基础建设项目和重点行业发展规划等内容。一项政策、工程和行业的建设，无论是前期投入还是后期对人群健康的影响都将会是巨大的，一旦因为事前的评估不充分，造成健康的不利影响，就会造成经济和社会的极大损失。

综上所述，健康影响评估是一个将健康融入所有政策最有效的实践工作，不仅可以有效地促进社会可持续发展，同时也以健康为标准不断调整我们的政策、规划、项目，使其扩大积极影响，减少对健康的危害，避免实施后为了弥补健康损害而再次投入大量的治理经费。因此，健康影响评估工作应贯穿政策的决策、执行和事后评价的全过程，健康影响评估的结果可以不断指导城市发展进行有效的修正，最终实现健康中国的美丽梦想。

B.17 体医融合助力健康北京建设

史江平 张 云*

摘 要： 随着"健康中国"的提出，体育与医疗的关系越来越紧密，人们正在重新认识体育对健康的价值与作用，人们关于体育参与医疗过程进行疾病预防和康复的观念正在形成。本文通过问卷调查发现，北京市民对健康的重视以及对专业体育指导的需求已经达到了很高的程度。北京市体医融合已经在实践，并取得了一些进展和成绩，但也存在如下一些问题：体医融合的顶层设计仍需完善，体医融合的行政管理部门分工尚未明确，体医融合缺乏长效资金保障，体医融合理念的宣传力度不够，体医融合缺乏专业指导人才。要推动北京体医融合发展，就要构建体医融合的服务体系，积极营造体医融合的社会氛围，联合培养"体医融合"的复合型人才队伍，培育体医融合的消费市场，推进体医融合的发展模式。

关键词： 全民健身 体医融合 健康北京

一 背景

近年来，"运动是良医"的观念逐渐深入人心，体育的综合价值和多元

---

* 史江平，大学学历，北京市体育局群众体育处处长，高级经济师，主要研究方向为劳动经济、人力资源、信息技术、"体育+"；张云，研究生学历，北京市体育局群众体育处主任科员，研究方向为体育管理、社区体育、体医融合。

功能更加受到人们的重视和认同。群众中间流行着这样一个说法："一个人的身体健康是1，而财富、感情、事业、家庭等都是1后面的0，只有依附于这个1，0的存在才会有意义。"

"十三五"时期，随着供给侧结构性改革的不断深入，科技革命和产业变革的不断深入和"健康中国"战略的逐步实施，大健康理念正成为一个社会普遍关注、不断被人们认可的观念。大健康不仅指个体身体健康，还包含精神、心理、生理、社会、环境、道德等方面的完全健康。在这一理念指导下，人们逐渐认识到健康是人生最宝贵的资产，维护健康是一种社会责任。科学的全民健身是治未病的基础和有效策略。随着2017年《北京市全民健身条例》正式颁布实施，北京市确定了以人民健康为中心、以公民为主体、以基层为重点，实行政府主导、社会主办、单位支持、市场参与、共建共享的公共治理框架。

为推进健康中国建设，提高人民健康水平，2016年《"健康中国2030"规划纲要》出台，成为未来15年建设健康中国的行动纲领，全民健身与全民健康成为国家整体发展的重要组成部分和综合实力的重要体现。在这一背景下，体育与医疗卫生体系正在重新认识自身对于社会、时代的价值与作用，"体医融合"共同促进全民健康成为大势所趋。

2017年11月，为落实北京市委、市政府印发的《"健康北京2030"规划纲要》，市体育局与市卫生计生委签署《体医融合战略合作框架协议》，力争通过五年的时间实现三个合作目标：一是共同发展大健康产业，促进体育与医疗产业深度融合；二是丰富北京市大健康数据网络，共同建设北京市运动促进健康服务平台，将医学体检、体质测定、运动能力评估、膳食营养、科学健身指导等服务进行全面整合；三是探索体育运动促进健康管理的新模式和新技术，共同建立北京市体医融合—运动健康促进健康管理模式。

2018年3月13日，十三届全国人大一次会议通过最新的国务院机构改革方案，不再保留国家卫计委（国家卫生和计划生育委员会），组建国家卫生健康委员会。健康中国建设已经成为政府机构改革的主要方向之一，全民

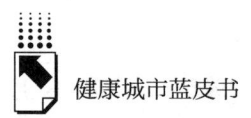

健康是当前中国全面建成小康社会的重要组成部分,而体医融合是实现健康中国、健康北京建设的有效途径。

二 体医融合的内涵

中国最早的医学典籍《黄帝内经》强调,生命的本质在于运动,但"动"应有度,"动"应有节,并指出应静以养神,动以养形,动静结合,形神共养。[①] 在运动养生方面,《黄帝内经》明确指出运用拍打、散步、导引、按跷、吐纳、存想等方法来调节内脏,减轻疼痛。更可贵的是,《黄帝内经》依据系统论说明了医体结合的必要性,同时认为应该针对不同的疾病顺应四时进行不同的运动。"生命在于运动"已经成为全球社会的普遍共识,发达国家更是将体育锻炼作为提升健康的一个重要手段。

关于体医融合的内涵,得到公认的主要有两种。一种是指运用体育运动配合医学治疗方案促使身体恢复健康的一种模式,其特色在于综合运用养身保健和运动处方等多种医、体元素。通常可根据医学检验和体质测评评估个体健康状况或身体素质,并参考相关指标制定科学的、个性化的运动处方。[②] 通过"科学健身+医学治疗"共同促进身体健康。另一种是指社区体育要与城市卫生服务体系相结合,借助于社区医疗卫生机构在人员、技术与设备等方面的优势,促进体育部门与医疗卫生部门在体检、体质测定、运动健身和保健康复等方面的相互配合、相互补充,以求达到增强社区居民体质、防治疾病、维护健康的目的。[③] 本文结合上述概念,认为体医融合是在大健康理念的指导下,融合体育与医疗两个领域的优势资源,相互补充,相互渗透,共同促进提升人们的健康水平。

[①] 徐月英、王喜涛:《〈黄帝内经〉中的运动养生思想及方法》,《沈阳体育学院学报》2006年第2期。
[②] 李泽、关兵等:《大型医用设备设置和使用现状与对策分析》,《中华医药管理杂志》2008年第6期。
[③] 宣海德:《我国城市社区体育中"体医融合"问题的研究》,《军事体育进修学院学报》2007年第1期。

三 北京市体医融合的社会需求现状

北京市体育局委托首都体育学院围绕"体医融合的社会需求""对体医融合的认识现状""参与相关体质测试的现状""了解体医融合的渠道""受欢迎的体医融合活动形式"五个方面,在全市范围内进行了北京市体医融合社会需求调查。

(一)体医融合的需求现状

在被问及"您认为体育锻炼对健康的重要性怎样?"时,100%的受访者认为重要,其中有73.58%的受访者认为"非常重要"(见表1)。

表1 北京市民对体育与健康关系认知调查结果

单位:人,%

选项	数量	占比	选项	数量	占比
非常重要	1326	73.58	不太重要	0	0
重要	476	26.43	不重要	0	0

注:样本量为1802人。

北京地区市民认为体育与健康密切相关,认为体育与健康联系不紧密、不重要的人数为0。

在被问及"是否需要体育指导员到社区进行慢病康复指导?"时,绝大多数受访者认为需要,其中有35.85%的受访者认为"迫切需要"(见表2)。

表2 北京市民对是否需要体育指导员到社区服务意愿调查结果

单位:人,%

选项	数量	占比	选项	数量	占比
迫切需要	646	35.85	不太需要	102	5.66
需要	1054	58.49	不需要	0	0

由此可见，北京市民普遍需要在社区享受到专业的慢病干预和运动康复指导。北京市民对健康的重视以及对专业体育指导的需求已经达到了很高的程度。

（二）体医融合认知现状

随着"健康中国"的提出，体育与医疗的关系越来越紧密，人们正在重新认识体育对健康的价值与作用，人们关于体育参与医疗过程进行疾病预防和康复的观念正在形成。

由图1可知，通过"医院治疗加体育锻炼"的方式进行慢病治疗成为北京市民的首选，"有针对性的体育锻炼"也获得了较高的关注，同时"到医院治疗"这一传统慢病治疗方式依然受到较高的重视。

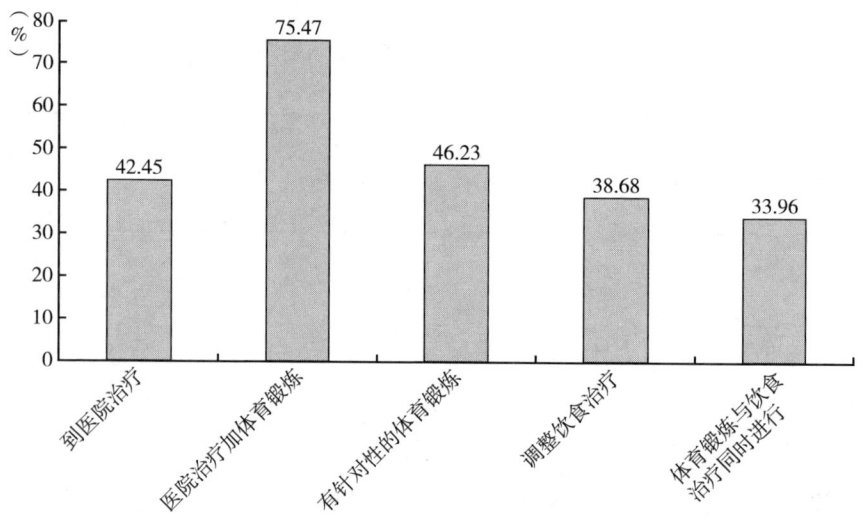

图1 北京市民治疗慢病的主要手段

通过受访者对"哪些慢性病的康复需要配合体育锻炼进行治疗和康复?"这一问题的回答，可以大致看出北京市民认为体育锻炼可以有效干预的疾病类型。由图2可知，受访者认为体育锻炼可以有效干预的疾病类型前六位分别是：肥胖、关节炎、颈椎病、高血压、糖尿病、习惯性便秘。

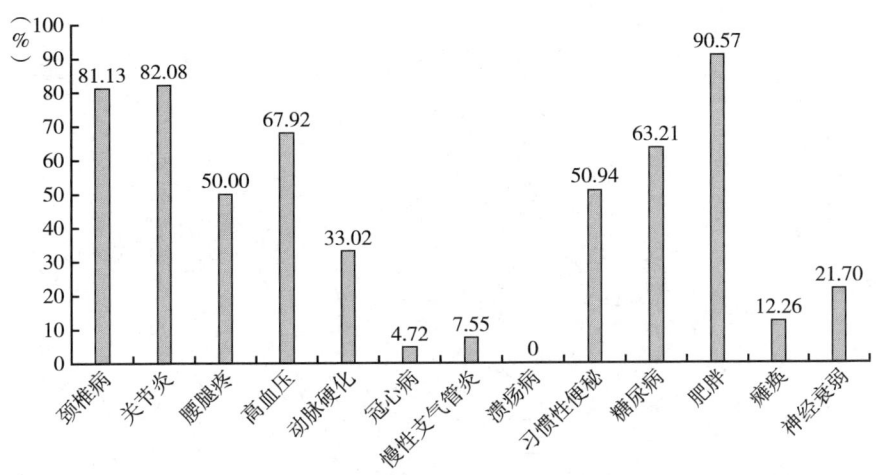

图 2　北京市民认为体育锻炼可以干预的疾病类型调查结果

(三)市民接触体质测试及接受体育指导的现状

根据问卷统计,有37.74%的受访者曾经参与力量、速度、耐力、柔韧等相关身体素质的测试。此外,还有62.26%的受访者没有进行过相关测试(见表3)。体医融合在落实基础性工作方面尚有很大的空间。

表 3　参与身体素质相关测试调查结果

单位:人,%

选项	数量	占比
有	680	37.74
没有	1122	62.26

(四)了解体医融合的渠道

根据调研数据发现,目前北京市居民主要通过传统媒体获得慢病防治知识,通过传统媒体的方式获得体医融合知识获得了66.04%的支持率。通过亲戚朋友、社区卫生服务中心或社区医院、网络、手机获取相关知识的支持率分别为27.36%、25.47%和21.70%。具体情况可参见图3。

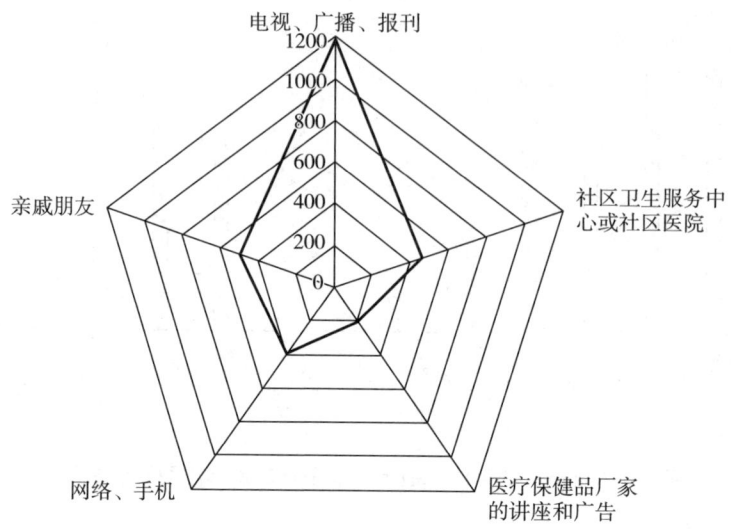

图3 北京市民获取体医融合知识渠道调查结果雷达图

从受访者对"愿意参与何种形式的体医融合进社区活动?"这一问题的回答可以看出,选择"听体医融合讲座"的受访者有77.36%(见图4)。值得注意的是,选择"请医生到社区开展运动康复讲座""进行体医融合咨询""参加专门疾病的康复运动俱乐部"等选项的受访者均在50%以上,说明北京市民普遍期待并欢迎体医融合进社区活动。

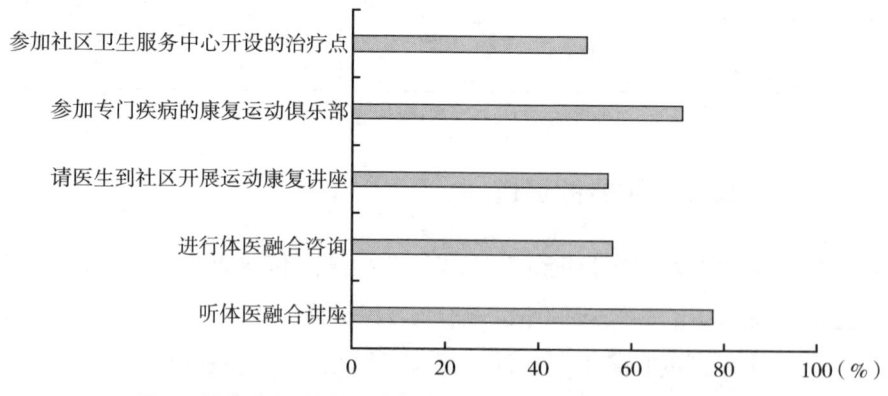

图4 北京市民所欢迎的体医融合进社区活动形态调查结果

（五）北京市体医融合存在的问题

北京市体医融合已经在实践，并取得了一些进展和成绩，但还处于摸索阶段，需要解决的问题很多，需要动员更多的行业和专家进入这个领域，在体育、卫生、教育等领域来推动全民健身运动的开展，最终落实到建设健康北京的目标上来。

1. 体医融合的顶层设计仍需完善

国家政策是上层建筑，是国家的顶层设计。国家体育总局印发的《体育发展"十三五"规划》共有11章52条，提出了"发挥体育在推进健康中国建设中的作用"，《北京市全民健身实施计划（2016~2020年）》提到要"发挥全民健身在健康促进、慢性病防治和康复等方面的积极作用"，《"健康中国2030"规划纲要》《"健康北京2030"规划纲要》以及各级领导讲话均多次提到"体医融合"，但目前从国家层面到各级政府尚未形成统一的政策制度、细化措施和实施路径，顶层设计仍需完善。

2. 体医融合的行政管理部门分工尚未明确

在体医融合发展的大背景下，北京市体育和卫生部门密切配合，建立起了联合调研、经常会商、激励评估等机制，相互合作、相互补充、相互指导，齐心协力抓好体医融合各项工作的落实，推动全民健身和全民健康的跨界联合、跨界整合、跨界融合。但是，由于体育和卫生两大部门没有行政隶属关系和统一的工作规划，彼此拥有独立的组织管理、自主的资源配置和人才培养体系，无法明确划分体育部门和医疗部门在体医融合模式推广中的责任、权力和利益，在一定程度上制约了体医融合工作的推进和发展。

3. 体医融合缺乏长效资金保障

体医融合涉及国民体质监测、健康体检、保健康复、科学健身指导等多种功能，在不同层面有大量的资金需求。一是硬件的投入，锻炼前要进行风险评估，如心血管系统能承受的运动负荷，肌肉和关节能承受的力量等身体条件指标测试需要设备；二是软件的投入，如运动处方的研发、身体条件的综合评估方案等；三是体育部门与卫生部门之间在体质监测、健康宣传与咨询等方面的资金投入；四是对社区医务人员和社会体育指导员进行相关运动处方知识与体质测定方法的培训等。通过政府、市场等多渠道加大资金投入，是体医融合工作得以持续发展的基本保障。

4. 体医融合理念的宣传力度不够

体医融合理念属于新生事物，在运行机制、服务体制等方面不健全，理论界以及实践界对其了解还处于萌芽状态，可供借鉴的经验不多。根据调研数据，有42.45%的民众在慢病治疗和康复的过程中主要选择到医院寻求帮助，"有病上医院"的观念根深蒂固，老年人群体更是如此。虽然很多人已经意识到慢病治疗需要体育锻炼的协助，对不同类型的疾病要有专业的运动手段和方式，但是体医之间怎么融合，采用什么方式融合，向谁去寻求专业的帮助还都不明确，这从根本上制约了"体医融合"相关服务的推广。体育社会指导员、社区医生虽然多数对体医融合有正确的认识，但是认识不够深入，从行动上制约了"体医融合"相关服务的推广。体医融合需要在加强政策保障的基础上进一步加大宣传力度。

5. 体医融合缺乏专业指导人才

"体医融合"是一个长期建设的过程，起步阶段的困难是面临人才缺口的挑战。虽然北京市在全民健身发展过程中已经培养了大量的社会体育指导员，但他们没有经过正规的运动健身相关医学知识的培训，因而在运动监控、体育保健方面医学知识缺乏，不能有效地针对慢性疾病人群的身体机能状况、健康水平、服药情况等制定运动处方。医生建议慢性病患者通过体育锻炼的方式进行治疗，但因医生没有经过系统的体育教育，小到正确的跑步动作，大到运动处方的开设，还停留在设想中。高等体育院校主要侧重于体育技能方面的培养，在医学知识的传授方面比较欠缺，与"体医融合"所需的复合型人才有一定的距离；医学院校除了大学公共体育课外，几乎没有开设体育与健康相关的课程，精通运动技能的医学生寥寥无几，将"运动处方"纳入治疗手段同样存在难题；体育院校设立的运动康复、运动人体科学等专业，主要开展运动训练和运动损伤的康复，这批人才也很难立即投入体医融合实践。

四 全民健身背景下北京市体医融合的影响因素分析

（一）政策因素

2014年党中央、国务院将"全民健身"提升为国家战略，2016年又在《"健康中国2030"规划纲要》中明确提出"广泛开展全民健身运动，加强体医融合和非医疗健康干预，促进重点人群体育活动"，《体育产业发展"十三五"规划》也提出推动体医融合，积极推广覆盖全生命周期的运动健康服务，发挥中医药在运动康复等方面的特色作用，发展运动医学和康复医学。"体医融合"成为促进全民健康的重要理念和主要途径，受到了各个层面的广泛关注。2017年党的十九大明确提出实施健康中国战略："要完善国民健康政策，为人民群众提供全方位全周期健康服务。深化医药卫生体制改革，全面建立中国特色基本医疗卫生制度、医疗保障制度和优质高效的医疗卫生服务体系，健全现代医院管理制度。加强基层医疗卫生服务体系和全科医生队伍建设。全面取消以药养医，健全药品供应保障制度。坚持预防为主，深入开展爱国卫生运动，倡导健康文明生活方式，预防控制重大疾病。"[①] 2017年11月北京市体育局、市卫生计生委签署《体医融合战略合作框架协议》，落实习近平总书记关于体育工作和健康中国建设重要指示。这些政策为北京市推动体医融合指明了方向，确定了实施框架。

（二）观念因素

北京市政府发布的《北京市2009年度卫生与人群健康状况报告》显示，2009年，北京户籍人口主要死因仍为慢性非传染性疾病，排在前三位的死因分别是恶性肿瘤、心脏病和脑血管病，占全部死亡人口的

---

① 习近平：《决胜全面建成小康社会 夺取新时代中国特色社会主义伟大胜利——在中国共产党第十九次全国代表大会上的报告》，人民出版社，2017，第48页。

73.06%。全市18~79岁常住居民高血压患病率为30.3%，糖尿病患病率为8.6%，均处于全国最高水平。这一现状与北京的发展特点和北京人的饮食生活习惯契合。有研究表明，经常参加体育锻炼可增加心脏泵血能力，有助于降压。也有研究表明，能够进行规律性体育锻炼者的生活总体满意度和自身健康满意度较高。随着国民收入水平的提高以及消费观念的改变，人们追求的是用疗效更好、副作用更小的高端药物、创新技术，在中国"有病求医"的观念依然很重，而"运动是良医"的理念还在倡导和推动阶段，在社区推进体医融合，推进科学的全民健身运动还需要人们进一步转变观念。

（三）人才因素

由于医疗体系和体育系统属于不同的领域，其运行机制、理论体系、学科建设、专业设置和人才培养模式一直以来都具有较大的独立性和差异性，致使医务工作人员不懂得如何通过科学的运动提升病人的免疫力和自愈力。而体育工作者尤其是长期活跃于社区基层的体育指导员不懂医学基本知识，不能将医疗资源和医学知识运用到体育服务中，形成了"体育搞体育，医疗搞医疗"的局面，无法形成合力。目前一些综合类院校、职业院校开始开设健康管理和促进专业，从课程设置来看，包括医学、管理学、营养学、心理学以及健康类课程，几乎没有健身类相关课程。健康管理师国家职业标准要求开设的14门课程中，有1门运动处方课程，而医学药类课程有8门。可见，现有的人才体系培养不出能够开出运动处方来提升健康水平的复合型人才，健康管理人才稀缺是目前最主要的难题，跨域联合培养人才势在必行。

（四）市场因素

目前，北京市体育健身休闲市场在不断扩大，有更多的人愿意在体育健身方面消费。国家体育总局群众体育司前任司长刘国永表示："现在老百姓参加体育锻炼的热情很高，但是缺乏科学健身的指导。运动怎样促进健康、运动怎样干预慢性病，亟须从理论层面和实践层面去破解。"①而将体育健身与疾病预防和治疗相衔接的健康管理市场目前在北京还未形成一定的规模。根据笔者的调研和北京健康管理协会的会员单位构成，北京市有近20家健康管理中心根据会员的体检指标，运用运动处方结合医学治疗促进会员的身体康复。但是，由于对这一市场的认知度、疾病治疗的习惯偏好以及医保的导向，这些健康中心消费人群达不到保本点，经营面临一定的困难。体育与医疗结合的消费市场还需要政府、社会、市场共同培育，需要科研机构、医院、媒体加以宣传引导。

（五）社区因素

体医融合的各种政策和措施最终要落在社区，因此，社区是实现体医融合的主要平台。体医融合在社区践行需要借助于现有的社区卫生服务中心、体育社区社会组织的渠道和人才优势，以人的健康为中心，融预防、医疗、保健、康复、健康教育等于一体开展健康管理与服务。需要借助于社区体育俱乐部、健身中心、社区体育组织开展科学的健身指导与评估。2009年，北京市已建成覆盖城乡的351个社区卫生服务中心、2953个社区卫生服务站，开展居民常见病的预防、诊疗和追踪管理工作。

五 北京市体医融合发展的对策建议

（一）构建体医融合的服务体系

服务体系是达到服务目标的一系列服务环节和服务内容的总称。全民健身与全民健康相结合的服务体系包括服务顶层设计、服务组织架构、服务运行机制、服务内容和服务效果评估等一系列服务环节。结合北京市全民健身

---

① 国家体育总局群众体育司前任司长刘国永在体医结合开放日以及脊柱健康门诊、运动处方门诊开诊仪式上的讲话。

现状和卫生医疗体系的情况，建议构建"1+3+N"①的全民健身与卫生医疗相结合的服务体系模式，全方位、多路径促进全民健康。首先，根据《"健康中国2030"规划纲要》《关于加强健康教育与健康促进工作的指导意见》《体医融合战略合作框架协议》，政府的健康基本公共服务投入要从"治病健康"转向"防病健康"，从"医疗健康"转向"主动健康"。北京市体育局、卫生计生委等健康促进相关部门，可以联合制定"北京市全民健康促进实施意见"，在其中明确全民健身与基层医疗服务体系结合发展的必要性、结合的理念、结合的切入点、结合的支撑面以及结合效果的测评等。其次，建立"政府主导、多部门协作、全社会参与"的工作格局。建立全民健身与基层卫生医疗服务体系相结合的基层健康促进服务中心，协同体检、协同疾病诊疗、协同健康追踪、协同健康评估、协同对比研究。最后，积极构建"1+3+N"的全民健身与卫生医疗相结合的服务体系模式。根据不同人群，分类、分区域、有针对性地提供全民健身与卫生医疗相结合的综合性健康促进服务，开具运动处方，提高非药物性疾病预防与治疗在疾病疗愈中的比例。

（二）积极营造体医融合的社会氛围

借助于各种体育健身渠道、组织、活动、媒体和卫生医疗体系的平台，积极营造全民健身与卫生医疗相结合促进健康的社会氛围。一是让"体育生活化"的理念深入人心，把体育健身活动渗透到人们的日常生活中，渗透到疾病的预防与康复中，成为人们医、食、住、行以外的第五个基本生活要素，通过积极营造全民健身与卫生医疗相结合促进健康的社会氛围，促进形成健康的首都体育人文环境，让"体育大讲堂"等基层群体活动形成体育文化基地，让人们形成一种终身体育的生活方式。二是借助于北京电视台

---

① "1"指一个共同目标，即提高北京健康素养水平；"3"指三类人群，也即按照一定的健康指标将市民分为健康人群、亚健康人群和患病人群；"N"指针对不同的人群以健康促进与教育体系建设为支撑，体育部门和卫生计生部门合力研究制定综合疾病防治策略和干预措施，开展N个系列融合式健康促进行动。

体育类、健康类节目，广泛开展运动促进健康知识和技能的宣传，创新运动促进健康宣传的方式与载体，充分利用互联网、移动客户端等新媒体以及云计算、大数据、物联网等信息技术，宣传全民健身在健康促进中的积极作用及典型案例。三是以北京市已有的7893个健身团队和近6万名社会体育指导员为基础，讲好北京人健身与健康的故事，让运动受益者影响身边人、带动身边人，营造人人运动、人人健康的良好氛围。

（三）联合培养"体医融合"的复合型人才队伍

以满足人的"个性化健康需求"为目标的健康服务，未来需要大量的既有医学基础知识，又懂得运动饮食促进健康策略的健康管理人才。这就需要从以下几个方面加强"体医融合"的复合型人才的培养。一是体育院校与医学院校联合培养复合型的健康管理人才。建议在大学专门开设健康管理专业，课程包括医学、运动学、营养学、心理学的公共主修课，再根据健康管理人才的就业方向，确定若干个具有明确就业方向的运动健康、营养健康和医疗健康的选修课，为未来培养复合型健康管理人才。二是联合培养现有的社区医生和社会体育指导员，使社区医生针对慢性病和小病秉承非医疗康复理念，能够开出包括运动处方在内的健康治疗方案，使体育指导员能够针对运动损伤和慢性病开出具有治疗效果和健康康复的健康治疗方案。三是加强科研人员队伍建设。利用体育协会和医疗协会三级网络渠道，采用项目引导的方式，利用现有的体育场地设施，以体育社区社会组织为抓手，在市级、区级、街道层面培养针对慢性病康复的体育社区社会组织带头人，基层社区医院骨干医生带领居民针对身体情况进行功能性、康复性运动，以运动促健康。四是开展运动处方师培训工作。可以借鉴美国运动医学会（ACSM）的慢病治疗方案，依据性别和年龄段研发普适型常见慢病运动处方，涵盖从儿童、青少年、职业人群到老年人的所有人群和每个群体的体质特征和不同运动需求，在全国率先推出面向不同人群的普适型运动处方，包括常见慢病运动处方、各类亚健康运动处方。规范运动处方的形式和内容，并向大众推广，提升运动处方的地位，使其与药物处方等同。同时，对医院

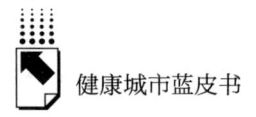

医生开展科学运动和健身培训，积极宣传体育预防疾病、树立"运动处方"观念，并出台政策进一步理清"运动处方"的权责关系，推进运动处方师的培训、资格认定、考核、考评工作，同时为运动处方师的人员构成、资格认定、组织形式、人事制度提出参考方案。

（四）培育体医融合的消费市场

体医融合的消费市场潜力巨大。要将潜在市场变为现实的消费市场，需要政府、市场和社会以及目标群体多方联动。一是通过优惠政策、减免税收、合作项目等多种方式扶持和引领健康管理公司建设市民体质健康评价、分析数据库，研究设计健身指导方案和运动处方，有针对性地科学指导市民健身。二是在北京市尝试医疗体检与体质测试相结合的试点工作基础上，将体质测试纳入各级各类体检当中，实现体检和体质测试数据共享。三是研发推广"互联网+运动处方"的消费方式，培育全民健身视阈下的体医融合消费群体。将时尚运动与疾病预防、慢病治疗融为一体，可与体育旅游、运动爱好、运动游戏相衔接，通过研发APP实现运动的随时性和科学性，通过链接医疗站点或健身站点可适时得到健康管理专家的指导。体医融合消费市场随着市民消费观念的转变、政策的引领、技术的革新和消费习惯的形成，将为体育产业的发展开辟一个崭新的领域。

（五）推进体医融合的发展模式

体医融合发展需要突破体育与医疗结合不紧密的障碍，构建统筹推进融合工作大格局，健全职责明晰的融合创建体系，形成持续性的、可复制的体医融合模式。一是嵌入式融合发展模式，即将不同领域的资源互相嵌入共同服务目标群体，在健康评估环节，在所有的体检机构或医院的体检中嵌入体质检测项目，全面科学地评估体检者的健康项目。在疾病预防和慢性病康复环节，在体育健身领域，嵌入医学知识尤其是中医保健治疗方案，让体育健身更具有针对性。在医疗领域，将运动处方嵌入医生的处方中；在健康康复评估环节，体育与医疗互相嵌入，进行科学评估，用实证研究促进市民身体康复。二是聚合式融合发展模式。目前，北京市正在街道、乡镇层面探索建设社区健康促进服务中心。以现有的社区卫生服务中心和社区体育俱乐部为中心，聚合健康管理要素和人才，为社区居民健身、预防疾病、慢病康复提供综合性服务，根据体检报告和体质测试结果，将"运动处方"运用到健康促进服务中心、社区卫生服务中心和社区体育俱乐部中。根据疾病类型和体检结果分类，在社区的健康促进服务中心、社区卫生服务中心和社区体育俱乐部可以组织各种康复小组，开展双教练陪伴式全民健身活动，各个中心的工作人员进行融合式学习、活动与交流，达到共同成长、互相服务、共建和谐的目的。

六　结语

体育强则国力强、体育兴则国运兴。努力使体育活动对亚健康的干预、对疾病的预防和康复成为北京市卫生保健系统的重要组成部分，最终让体育成为北京市人民生活的必需品、成为健康快乐生活不可或缺的关键要素，这在建设"健康中国"的背景下具有重要意义。笔者希望，北京的体医融合工作能为国家全面推进"健康中国"计划提供"首善"的示范性作用，以体医融合促进健康中国发展，这不仅是北京的也是当代全中国体育人必将实现的"中国梦"。

B.18
北京地区体检人群健康风险分析

李强 陈硕 张静波*

摘 要： 本文旨在了解首都市民的健康风险状况，分析主要慢性病相关指标的流行特征，为首都市民健康促进工作提供参考。收集2016年在全市所有健康体检机构开展健康体检人群的数据资料，汇总整理，分别按照性别和年龄段进行分组，分析主要慢性病相关指标流行情况。研究结果显示，男性人群前五位异常指标检出分别为超重肥胖、血脂异常、脂肪肝、甲状腺结节和血尿酸升高，女性人群前五位异常指标检出分别为乳腺增生、超重肥胖、血脂异常、甲状腺结节和骨量减少。本文认为，超重肥胖、血脂异常、脂肪肝和骨量减少是影响北京地区体检人群健康的重要风险因素，乳腺增生是影响北京地区女性健康的最常见风险因素。

关键词： 体检 慢性病 健康风险

一 背景

健康是居民的基本需求，是人类全面发展的基础。20世纪90年代以来，随着人民生活水平的提高，百姓的物质生活得到了极大改善。与此同

---

* 李强，北京市体检中心副研究员，主要研究方向为健康管理、卫生管理；陈硕，高级工程师，北京市体检中心科教信息科科长，主要研究方向为健康管理信息化；张静波，副研究员，北京市体检中心主任，主要研究方向为疾病预防、卫生管理。

时，人类的疾病谱也发生了明显变化，高血压、糖尿病、肥胖和超重、高血脂以及恶性肿瘤等慢性非传染性疾病成为影响人类健康的主要疾病，给家庭和社会带来了沉重负担。[1] 健康体检能够及时检测出高血压、糖尿病等慢性病的高危因素，从而实现早期预防，提高居民的健康水平。[2] 这些健康体检设定的检测指标，应用合适的健康评估工具，能够提示体检人群罹患重要慢性病的风险，对体检发现的慢性病高危人群及时进行有效的干预，有助于促进北京地区慢性病的防控。

随着社会发展和居民收入水平的提高，北京市居民的健康保健意识大幅增强，健康体检行业在近年得到快速发展。截至2016年底，北京地区共拥有健康体检机构220家，较2012年增加了17.6%。2016年全年健康体检人群规模达370万人次，较2012年增加了24.5%。

本文汇总了全市健康体检机构的数据，通过统计分析，以体检过程中所查出的前十位重大异常指标为重点，组织专家进行科学分析，并结合相关领域学科研究成果提出了有针对性的预防措施。本研究对促进北京市体检行业健康发展、提升首都居民健康水平能够起到积极的作用。

二 研究方法

1. 资料收集

收集北京地区220家体检机构2016年全年所有18岁以上健康体检人群

---

[1] Yang G., Wang Y., Zeng Y., et al., "Rapid Health Transition in China, 1990 - 2010: Findings from the Global Burden of Disease Study," *Lancet*, 2013: 1987 - 2015; Wang H., Naghavi M., Allen C., et al., "Global, Regional, and National Life Expectancy, All-cause Mortality, and Cause-specific Mortality for 249 Causes of Death, 1980 - 2015: A Systematic Analysis for the Global Burden of Disease Study 2015," *Lancet*, 2016: 1459 - 1544.

[2] Powers M. A., Bardsley J., Cypress M., et al., "Diabetes Self-management Education and Support in Type 2 Diabetes," *The Diabetes Educator*, 2017: 40 - 53; Zhu Z., Liu Y., Zhang C., et al., "Identification of Cardiovascular Risk components in Urban Chinese with Metabolic Syndrome and Application to Coronary Heart Disease Prediction: A Longitudinal Study," *Plos One*, 2013: 84204.

的数据信息，共收集到3700431人的体检数据。

2. 资料整理

将来自220家体检机构的体检数据统一合并，按照预先讨论设定的重要慢性病检测的不同指标进行对应分析。

3. 质量控制

由科教信息科专业人员对整理好的数据进行详细筛查审核，筛选出单项指标检测极值和高于预期检出率平均值的指标，再由专人负责与责任体检机构电话沟通确认。

4. 资料分析

所有指标分析按照性别分为男性和女性组，按照年龄段分为18~29岁组、30~39岁组、40~49岁组、50~59岁组、60~69岁组、70~79岁组、80岁及以上组。

三 研究结果

1. 体检人群总体健康风险

（1）总体异常指标检出前10位。代谢异常是体检人群的主要健康风险。超重肥胖在男性人群中检出率居第一位，高达48.51%，血脂异常和脂肪肝检出位居第二和第三位。女性人群中乳腺增生检出率居第一位，达34.75%，超重肥胖居第二位，检出率为27.30%，血脂异常居第三位，检出率为25.44%（见表1）。

表1 2016年全市健康体检前十位异常指标检出率

单位：%

男性人群			女性人群		
序号	异常指标	检出率	序号	异常指标	检出率
1	超重肥胖	48.51	1	乳腺增生	34.75
2	血脂异常	36.37	2	超重肥胖	27.30
3	脂肪肝	27.31	3	血脂异常	25.44

续表

	男性人群				女性人群	
序号	异常指标	检出率		序号	异常指标	检出率
4	甲状腺结节	22.66		4	甲状腺结节	25.28
5	血尿酸升高	19.17		5	骨量减少/骨质疏松	18.59
6	骨量减少/骨质疏松	18.75		6	幽门螺杆菌阳性	15.94
7	幽门螺杆菌阳性	18.18		7	脂肪肝	15.10
8	血压增高	16.85		8	子宫肌瘤	11.66
9	颈动脉斑块	13.27		9	老年性白内障	10.97
10	空腹血糖升高	12.42		10	宫颈炎症	10.17

（2）各年龄段人群异常指标前10位。具体如表2、表3所示。

表2　2016年全市男性人群各年龄段前10位异常指标

顺位	18~29岁	30~39岁	40~49岁	50~59岁	60~69岁	70~79岁	80岁及以上
1	超重肥胖	超重肥胖	超重肥胖	超重肥胖	超重肥胖	超重肥胖	前列腺增生
2	血脂异常	血脂异常	血脂异常	血脂异常	血脂异常	前列腺增生	老年性白内障
3	血尿酸升高	脂肪肝	脂肪肝	甲状腺结节	甲状腺结节	甲状腺结节	甲状腺结节
4	脂肪肝	血尿酸升高	甲状腺结节	脂肪肝	前列腺增生	老年性白内障	颈动脉斑块
5	幽门螺杆菌阳性	幽门螺杆菌阳性	幽门螺杆菌阳性	血压增高	脂肪肝	颈动脉斑块	超重肥胖
6	血清丙氨酸氨基转移酶升高	甲状腺结节	骨质疏松/骨质减少	骨质疏松/骨质减少	颈动脉斑块	视网膜动脉硬化	血压增高
7	甲状腺结节	血清丙氨酸氨基转移酶升高	血压增高	空腹血糖升高	血压增高	血脂异常	视网膜动脉硬化
8	血压增高	骨质疏松/骨质减少	血尿酸升高	幽门螺杆菌阳性	骨质疏松/骨质减少	血压增高	骨质疏松/骨质减少
9	中心型肥胖	血压增高	中心型肥胖	颈动脉斑块	空腹血糖升高	骨质疏松/骨质减少	血脂异常
10	骨质疏松/骨质减少	中心型肥胖	腰臀比异常	前列腺增生	视网膜动脉硬化	空腹血糖升高	空腹血糖升高

表3 2016年全市女性人群各年龄段前10位异常指标

顺位	18~29岁	30~39岁	40~49岁	50~59岁	60~69岁	70~79岁	80岁及以上
1	乳腺增生	乳腺增生	乳腺增生	乳腺增生	超重肥胖	老年性白内障	老年性白内障
2	超重肥胖	超重肥胖	超重肥胖	血脂异常	乳腺增生	骨质疏松/骨质减少	骨质疏松/骨质减少
3	血脂异常	甲状腺结节	甲状腺结节	超重肥胖	甲状腺结节	甲状腺结节	甲状腺结节
4	甲状腺结节	血脂异常	血脂异常	甲状腺结节	血脂异常	超重肥胖	颈动脉斑块
5	幽门螺杆菌阳性	幽门螺杆菌阳性	幽门螺杆菌阳性	骨质疏松/骨质减少	骨质疏松/骨质减少	血脂异常	血脂异常
6	宫颈炎症	骨质疏松/骨质减少	子宫肌瘤	脂肪肝	老年性白内障	视网膜动脉硬化	超重肥胖
7	宫颈薄层细胞学检查异常	宫颈炎症	骨质疏松/骨质减少	子宫肌瘤	脂肪肝	颈动脉斑块	血压增高
8	骨质疏松/骨质减少	脂肪肝	宫颈炎症	幽门螺旋杆菌阳性	血压增高	乳腺增生	视网膜动脉硬化
9	脂肪肝	宫颈薄层细胞学检查异常	脂肪肝	血压增高	颈动脉斑块	血压增高	高血压病史
10	血尿酸升高	子宫肌瘤	腰臀比异常	空腹血糖升高	视网膜动脉硬化	脂肪肝	乳腺增生

2. 重要慢性病相关指标检出情况

（1）超重和肥胖。2016年，全市总体人群超重检出率为26.19%，男性人群超重检出率为32.66%，女性人群超重检出率为18.73%。总体人群肥胖检出率为12.47%，男性人群肥胖检出率为15.85%，女性人群肥胖检出率为8.57%。不同年龄段男性人群超重肥胖均高于女性人群（见图1）。

（2）血脂异常。2016年，全市总体人群、男性人群及女性人群血脂异常检出率分别为31.33%、36.37%和25.44%，男性人群血脂异常检出率明显高于女性人群。60岁及以上人群中女性人群血脂异常检出率高于男性人群（见图2）。

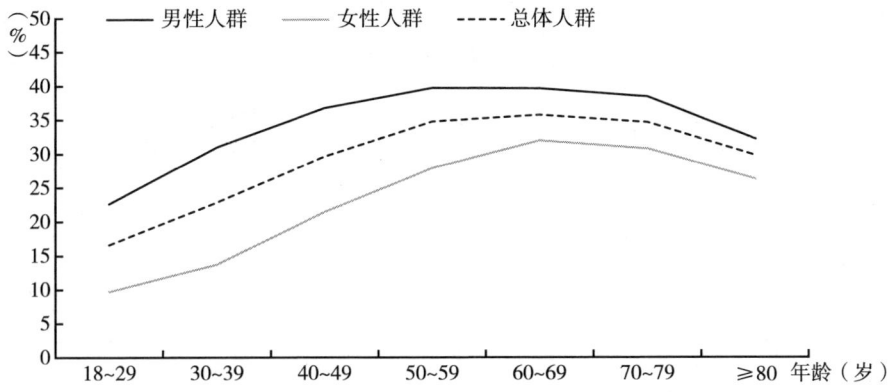

图 1　2016 年全市各年龄段人群超重检出情况

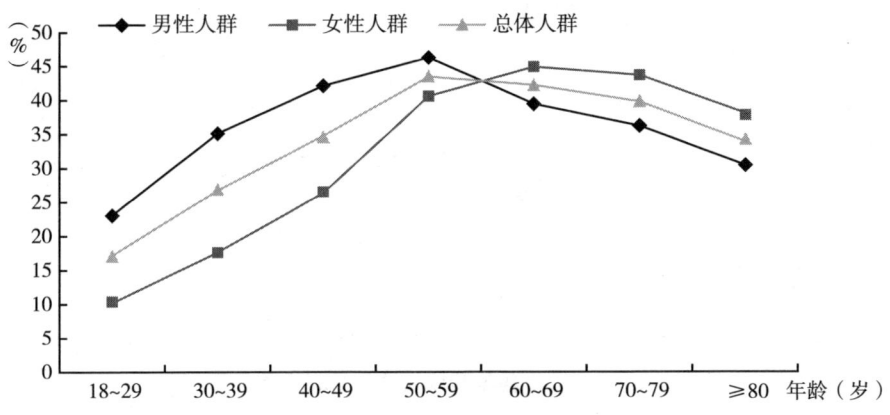

图 2　2016 年全市各年龄段人群血脂异常检出情况

（3）脂肪肝。2016 年，全市总体人群脂肪肝的检出率为 21.90%，其中男性人群脂肪肝的检出率为 27.31%，女性人群脂肪肝的检出率 15.10%。在 69 岁以下人群中，男性人群脂肪肝的检出率明显高于女性人群（见图 3）。

（4）骨量减少。2016 年，全市开展骨密度检测人数为 790840 人，骨量减少总体检出率为 12.27%。男性人群骨量减少检出率为 13.69%，女性人群骨量减少检出率为 10.46%，男性人群高于女性人群（见图 4）。

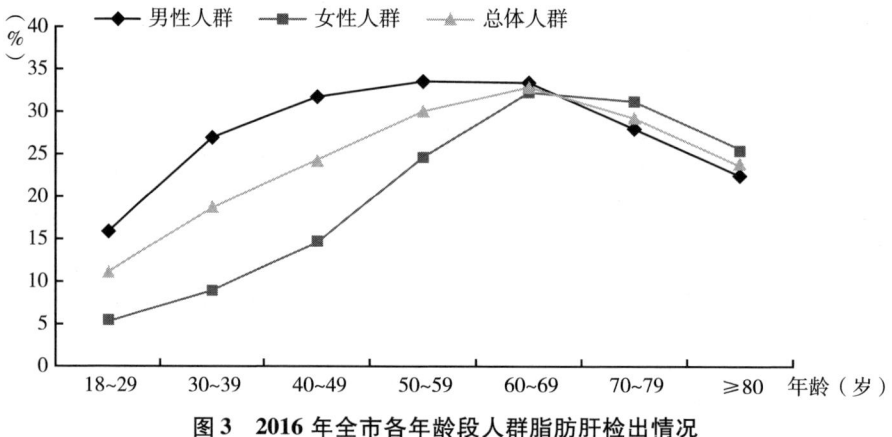

图3　2016年全市各年龄段人群脂肪肝检出情况

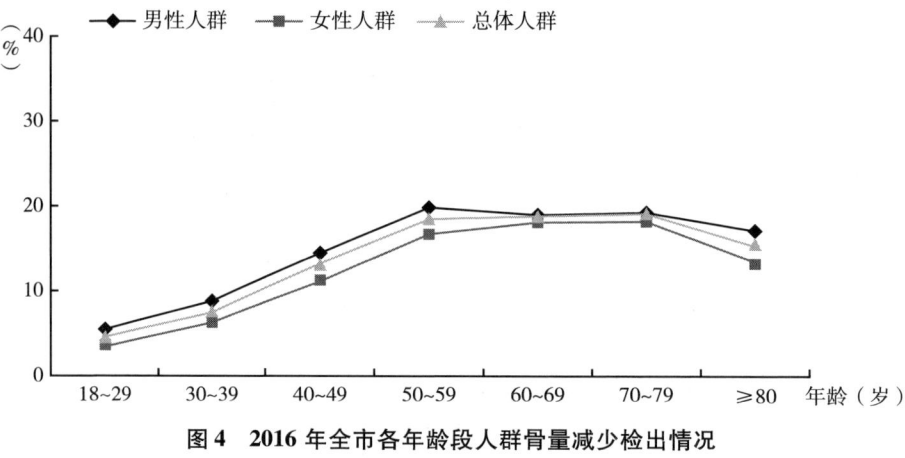

图4　2016年全市各年龄段人群骨量减少检出情况

（5）血压增高。2016年，全市总体人群、男性人群及女性人群血压增高检出率分别为12.64%、16.85%和8.47%，男性人群血压增高检出率明显高于女性人群。血压增高检出率随年龄增长而上升，40岁及以上人群血压增高检出率呈快速上升趋势（见图5）。

（6）空腹血糖升高。2016年，全市总体人群、男性人群及女性人群空腹血糖升高检出率分别为9.95%、12.42%和7.01%，男性人群空腹血糖升高检出率明显高于女性人群。40岁及以上人群空腹血糖升高检出率呈快速上升趋势（见图6）。

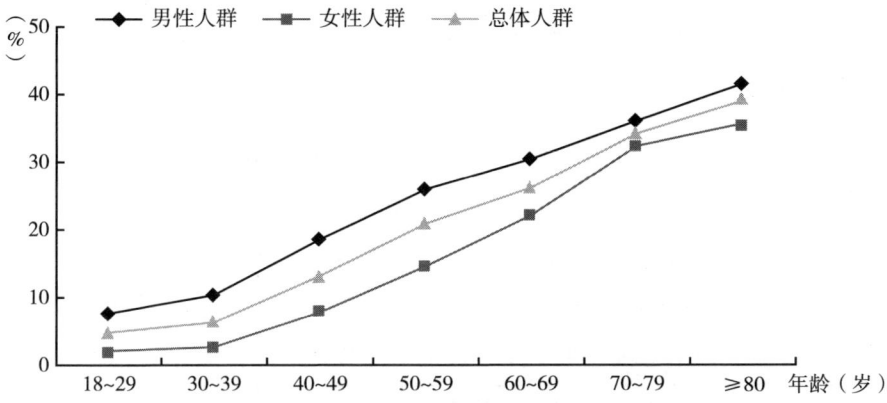

图5 2016年全市各年龄段人群血压增高检出情况

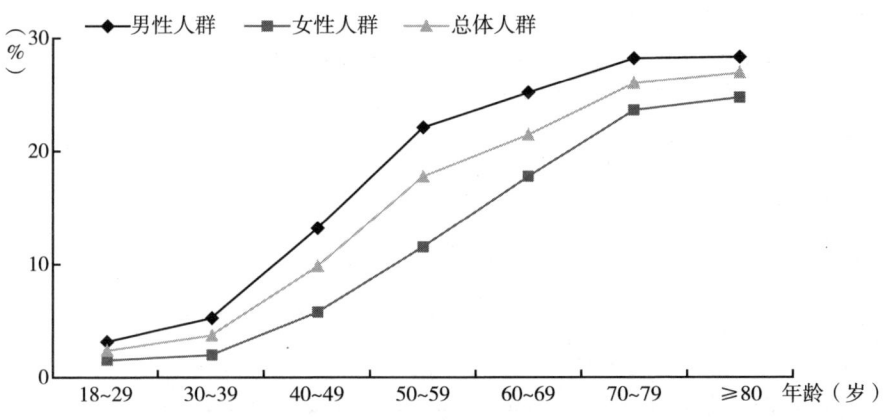

图6 2016年全市各年龄段人群空腹血糖升高检出情况

(7)颈动脉斑块和硬化。2016年,全市总体人群、男性人群及女性人群颈动脉斑块检出率分别为11.02%、13.27%和8.45%,男性人群颈动脉斑块检出率明显高于女性;男性人群、女性人群颈动脉斑块检出率均随年龄增长而呈上升趋势(见图7)。总体人群、男性人群及女性人群颈动脉硬化检出率分别为5.92%、6.42%和5.35%,男性人群颈动脉硬化检出率高于女性人群(见图8)。

(8)幽门螺杆菌阳性。2016年,全市总体人群、男性人群及女性

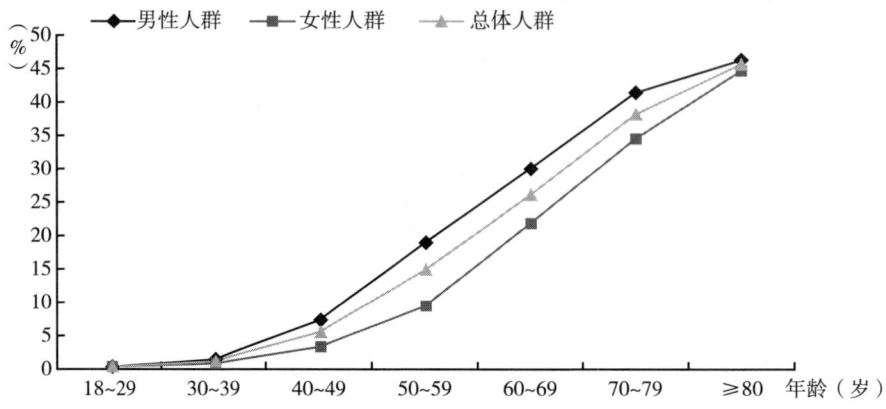

图7 2016年全市各年龄段人群颈动脉斑块检出情况

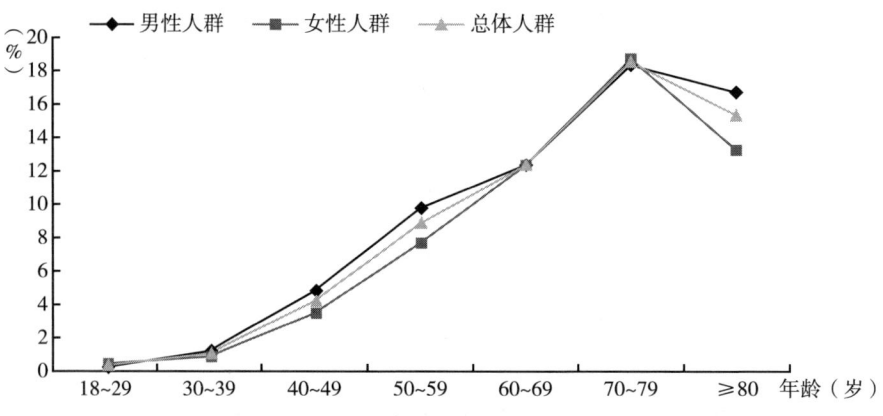

图8 2016年全市各年龄段人群颈动脉硬化检出情况

幽门螺杆菌阳性检出率分别为17.07%、18.18%和15.94%。男性人群各年龄段幽门螺杆菌阳性检出率普遍高于女性人群。40岁及以上的女性人群、50岁及以上的男性人群，幽门螺杆菌阳性检出率呈下降趋势（见图9）。

（9）血尿酸升高。2016年，全市总体人群、男性人群及女性人群血尿酸升高检出率分别为12.91%、19.17%和5.79%，男性人群血尿酸升高检出率明显高于女性人群；女性人群检出率随年龄增长而呈上升趋势（见图10）。

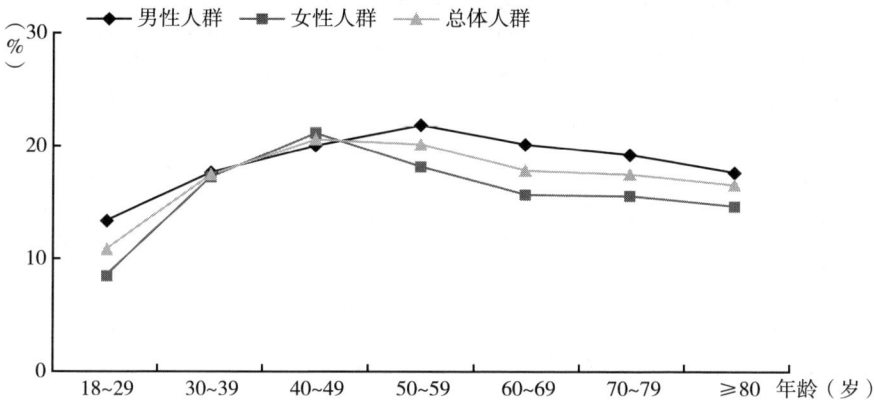

图9　2016年全市各年龄段人群幽门螺杆菌阳性检出情况

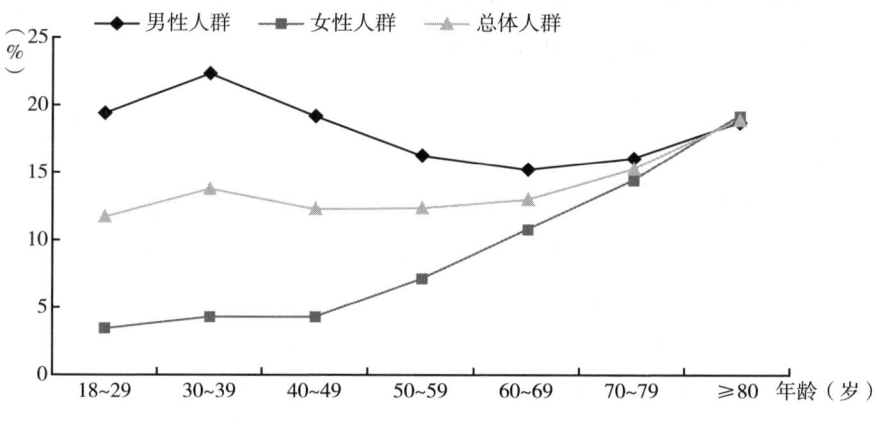

图10　2016年全市各年龄段人群血尿酸升高检出情况

3. 女性人群相关主要疾病风险情况

（1）乳腺增生。2016年，全市女性人群乳腺增生检出率为34.75%。女性从婚育期开始，乳腺增生检出率随着年龄增长呈上升趋势，在40～49岁达到高峰，以后随着年龄的增长逐渐下降。40～49岁年龄段乳腺增生检出率最高为41.02%，其次是50～59岁年龄段，检出率为37.89%，再次是30～39岁年龄段，检出率为36.62%（见表4）。

表4 2016年全市各年龄段女性人群乳腺增生检出情况

年龄	体检人数(人)	乳腺增生人数(人)	检出率(%)
18~29岁	158505	42110	26.57
30~39岁	255881	93692	36.62
40~49岁	175580	72030	41.02
50~59岁	119221	45173	37.89
60~69岁	73520	23949	32.57
70~79岁	30206	7166	23.72
80岁及以上	9523	1645	17.27
合计	822436	285765	34.75

（2）子宫肌瘤。2016年，全市女性体检人群中检出子宫肌瘤为121813人，检出率为11.66%。女性人群从生育期开始，子宫肌瘤检出率逐渐升高，60岁及以后子宫肌瘤检出率开始下降（见图11）。

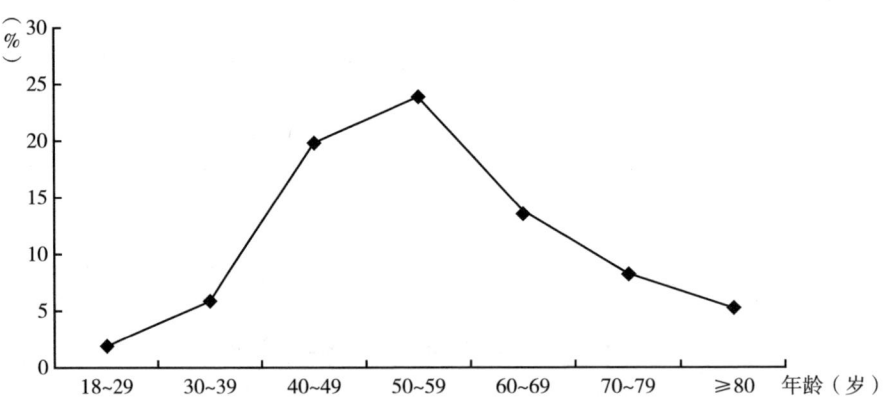

图11 2016年全市各年龄段女性人群子宫肌瘤检出情况

（3）子宫颈细胞学异常。2016年，全市女性人群子宫颈细胞学检查共筛查591985人，检出细胞学异常（未明确意义的非典型鳞状上皮细胞）7570例，检出率为1.28%。40~59岁年龄段女性人群检出率明显高于其他年龄段（见表5）。

表5 2016年全市各年龄段女性人群子宫颈细胞学异常检出情况

年龄	体检人数（人）	细胞学异常人数（人）	检出率（%）
18~29岁	70918	707	1.00
30~39岁	183346	2276	1.24
40~49岁	151631	2354	1.55
50~59岁	101137	1493	1.48
60~69岁	57777	582	1.01
70~79岁	21044	136	0.65
80岁及以上	6132	22	0.36
合计	591985	7570	1.28

四 结论与讨论

1. 重要慢性病危险因素

代谢异常是北京地区健康体检人群的主要特征。超重肥胖、血脂异常、脂肪肝、骨量减少、血压增高、血糖升高以及颈动脉斑块等这些与慢性非传染性疾病密切相关的指标在体检人群中检出率高，是当前影响北京市居民健康的重要风险因素。

超重和肥胖与高血压、糖尿病等疾病有密切关系。[①] 超重和肥胖检出率在北京地区男性人群和女性人群中分别位居首位和第二位，且在60岁以前均呈现上升趋势。数据分析发现，体检人群中男性人群超重和肥胖检出率明显高于女性人群，差异具有统计学意义（$P<0.0001$）。20~69岁男性人群肥胖检出率较高，这可能与工作压力、生活和饮食习惯等相关，提示应注重在青壮年及中年人群中开展肥胖的预防控制工作。单一的干预措施往往由于减重者依从性差等原因而效果不明显，建议采用多种干预措施的健康管理

---

① Zhang Y. X., Chu Z. H., Li S. Y., et al., "Trends in the Prevalence of Morbid Obesity Among Children and Adolescents in Shandong, China, 1995-2014," *Journal of Tropical Pediatrics*, 2018：60-66.

方案。

血脂异常可直接引起一些严重危害人体健康的疾病，如动脉粥样硬化、冠心病、胰腺炎等。① 北京地区体检人群血脂异常检出率为31.33%，与其他城市对血脂异常患病率的报道比较接近。② 男性人群血脂异常检出率明显高于女性人群，差异具有统计学意义（$P<0.0001$）。血脂异常是威胁人类健康的头号杀手，是心脑血管疾病的主要危险因素之一。定期进行健康体检，了解血脂水平及控制情况，尤其是40岁以上男性人群和绝经后的女性人群，更应该严格控制。

非酒精性脂肪性肝病（NAFLD）患病率日益升高，非酒精性脂肪性肝病可发展成肝纤维化、肝硬化，甚至肝细胞癌，已成为21世纪全球重要的公共健康问题和中国慢性肝病常见疾病，严重危害着公众健康。2016年，北京地区体检人群脂肪肝检出率为21.90%，与中国大中城市中非酒精性脂肪性肝病的发病率达20%相近。③ 研究表明，非酒精性脂肪性肝病与肥胖、代谢综合征（MS）、遗传以及环境因素密切相关。肥胖者发生非酒精性脂肪性肝病的比例明显升高，由于患有非酒精性脂肪性肝病的人群更易患心脑血管疾病，非酒精性脂肪性肝病人群应定期体检，严格控制体重，实施有效干预。

骨量减少是临床骨质疏松症发生前的必经阶段，最严重的危害就是骨折，特别是高龄骨折，高致残率、高死亡率和高额的经济负担对家庭和社会都有极大的危害，早期诊断、及时干预对预防骨质疏松具有重要意义。本次统计结果显示，不同年龄组的男性人群骨量减少检出率均高于女性人群，50~59岁年龄段人群检出率最高。骨量减少和骨质疏松人群有潜在的骨折风险，虽然女性人群骨量减少的骨折风险低于骨质疏松，但是由于绝经后女

---

① 陈灏珠主编《实用内科学》，人民卫生出版社，2012。
② Yan L, Xu M. T., Yuan L., et al., "Prevalence of Dyslipidemia and its Control in Type 2 Diabetes: A Multicenter Study in Endocrinology Clinics of China," *Journal of clinical lipidology*, 2016: 150-160.
③ 朱方超、黄智铭：《非酒精性脂肪肝危险因素流行病学论述》，《实用医学杂志》2010年第26期。

性骨量减少人群数量多于骨质疏松人群,更多的骨折发生在骨量减少的妇女中。① 对于这部分人群的健康管理亟须引起重视,需要多层次管理和防治。

高血压是最常见的慢性病,也是心脑血管病最主要的危险因素,可引起脑卒中、心肌梗死、心力衰竭及慢性肾脏病等并发症,不仅致残、致死率高,而且严重消耗医疗和社会资源,给家庭和国家造成沉重负担。在本研究中,北京地区男性人群和女性人群中血压增高的检出率均随年龄增长而呈增高趋势,不同年龄段男性人群血压增高检出率均高于女性人群。中国人群高血压发病的重要危险因素是高钠、低钾膳食,超重和肥胖,饮酒,精神紧张,高血压发病的其他危险因素包括年龄、高血压家族史、缺乏体力活动等。② 干预的主要方式是认知行为干预,内容包括改变患者不良的生活习惯,鼓励患者低盐低脂饮食,禁烟限酒,适当增加运动等。

中国是世界上糖尿病患病人数最多的国家,目前患者数量已达1.1亿人。人口老龄化、城市化以及因营养改变和体力活动减少引起的肥胖,是促成中国糖尿病发病率快速增长的原因。③ 糖尿病的患病率随年龄和体重的增加而升高,老年人群、城市居民和经济发达地区的糖尿病患病率更高。血糖升高是糖尿病的主要特征。2016年,北京地区体检人群空腹血糖升高总体检出率为9.95%,男性人群空腹血糖升高检出率(12.42%)明显高于女性人群(7.01%)。不同性别人群空腹血糖升高检出率随年龄增长而呈上升趋势,且男性人群明显高于女性人群($P<0.05$),研究结果与其他城市的流行病学调查结果一致。④ 长期高血糖容易形成糖尿病,并伴有脂肪、蛋白代谢紊乱,造成微血管和大血管病变,导致各种组织的慢性功能障碍,威胁患者生命。因此,对空腹血糖升高人群应及时采取干预手段,严格控制血糖,

---

① 陈瑞香、金肖青:《骨量减少人群脆性骨折风险及其评估技术研究》,《浙江中西医结合杂志》2016年第26期。
② 《中国高血压防治指南2010》,《中华高血压杂志》2011年第19期。
③ Yang W., "Changing Characteristics of the Type 2 Diabetes Epidemic of China and Other Asian Countries," *Jdiabetes Investing*, 2013: 223–226.
④ 谢强明、黄渊秀、刘鲲等:《长沙市成人糖尿病患病率及其影响因素分析》,《中华健康管理学杂志》2016年第10期。

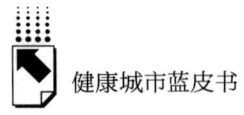

定期监测。

动脉粥样硬化病变主要累及全身的大、中型动脉血管。颈动脉粥样硬化作为观察全身血管粥样病变的窗口，可以反映整体动脉硬化负荷。颈动脉狭窄和斑块形成是颈动脉粥样硬化的临床标志，与缺血性卒中的发生关系密切。① 通过对全市各年龄段的检出率进行比较可以发现，体检人群从50岁开始，颈动脉斑块检出率明显增高，80岁及以上人群检出率最高。体检人群中颈动脉硬化检出率随年龄增长逐渐升高，80岁及以上人群检出率有所下降。颈动脉斑块的形成是脑血管疾病和冠心病等共同的病理基础，严重危及中老年人的身心健康和生命安全。相关分析显示，颈动脉斑块的形成与年龄、性别、高血压和吸烟有关。② 预防颈动脉斑块应注意调整生活、饮食习惯，如多参加健身活动，少吃油炸食品、动物内脏、油腻食物，禁烟限酒，降低血脂，控制良好的血压。

2.女性相关疾病危险因素

乳腺增生发病率呈逐年上升的趋势，影响着女性人群的身心健康。影响乳腺增生发病的因素众多。已有研究发现，月经紊乱、流产次数、不合理饮食结构、痛经、初产年龄、怀孕次数是中国女性乳腺增生发病的主要危险因素，而母乳喂养为保护性因素。③ 乳腺增生症在乳腺疾病中最为常见，是乳腺癌的危险因素。④ 乳腺增生的检查对于乳腺增生症的早期发现和早期干预具有重要意义。2016年，北京全市女性人群乳腺增生检出率为34.75%。女性人群乳腺增生在30岁开始呈现明显升高，可能因为此年龄段女性人群处于性腺机能旺盛期，雌、孕激素分泌旺盛，受激素水平影响，乳管组织和小叶上皮细胞肥大增生。40~49岁女性人群乳腺增生发病率达到高峰，可能与该年龄段女性人群受生活、职业以及婚姻的影响，压力较大，精神处于紧

---

① 栗静、石正洪：《颈动脉易损性斑块的研究进展》，《中风与神经疾病杂志》2017年第1期。
② 徐鹏程、王天雄、吴小三等：《急性前循环缺血性脑卒中与颈动脉粥样硬化斑块的相关性研究》，《中国临床保健杂志》2016年第3期。
③ 李斌、廖秋月、王兆芬等：《中国女性乳腺增生危险因素Meta分析》，《中国健康教育》2016年第32期。
④ 赵迪：《影响女性乳腺增生发病率的相关因素研究》，《中国医学工程》2016年第24期。

张状态,思想和情绪变化较大,内分泌功能异常有关。[1] 生理性乳腺增生不需要治疗,而乳腺增生症的发生,应加强综合预防措施,及早治疗。

子宫肌瘤是女性人群最常见的良性子宫肿瘤,好发于生育年龄,大部分肌瘤无明显症状,多在体检时偶然发现。常见的症状有月经量增多、经期延长,肌瘤增大后有时可以触及下腹部包块,增大的肌瘤压迫周围组织可以引起尿频、尿急、尿潴留、便秘等症状。有文献称,中国2011年子宫肌瘤的患病率大约为11.21%。[2] 2016年全市健康体检子宫肌瘤检出率为11.66%,其中50~59岁人群检出率最高,为23.88%,其次为40~49岁人群,这与子宫肌瘤的激素依赖性有关。全市女性人群子宫肌瘤的总检出率连续多年稳定在12%左右。子宫肌瘤的发生与雌激素水平升高关系密切,任何原因引起的激素分泌失调,导致生殖系统功能紊乱,都有可能导致子宫肌瘤的发生。女性人群从婚育期开始应注意合理膳食,保持良好生活习惯,控制不良情绪,远离环境污染等,以减少子宫肌瘤的发病。

子宫颈癌是严重威胁女性健康的最常见的妇科恶性肿瘤。在过去十余年间中国城市子宫颈癌的发病率逐年增加。[3] 有文献称,北京市女性户籍居民子宫颈癌的发病率由2005年的7.37/10万上升至2014年的8.98/10万。[4] 子宫颈癌筛查是防治子宫颈癌的重要手段。2016年全市细胞学异常的总体检出率为1.28%,低于北京市"两癌"筛查的检出率(2%~3%),远低于亚洲地区液基细胞学(5.7%)和传统巴氏细胞学(4.5%)的检出率。40~49岁年龄段细胞学异常的检出率要高于其他年龄段。宫颈细胞学异常的年龄趋势与中国子宫颈癌的年龄别发病率趋势相同,即30岁之前各年龄组的发病率较低,35岁之后发病率快速升高,至45岁年龄组发病率达到顶

---

[1] 李玲:《女性乳腺增生风险因素分析及干预措施》,《中国医学工程》2016年第24期。
[2] 刘丽、许艳瑾、尹伶:《我国子宫肌瘤的流行病学特征》,《现代预防医学》2014年第41期。
[3] Jiang Y., Hu S. Y., Hernandez Donoso L., et al., "A Systematic Literature Review on Risk Factors for Cervical Cancer in Chinese Population," *Value Health*, 2014: 733-734.
[4] 北京市健康促进工作委员会办公室编著《北京市2015年度卫生与人群健康状况报告》,人民卫生出版社,2016。

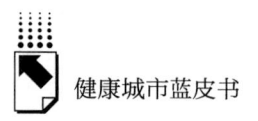

峰，之后开始下降，至80岁后发病率下降到最低。细胞学异常不代表最后的组织学结果，按照子宫颈癌的筛查步骤，必须做好细胞学异常体检者的健康指导，建议积极进行后续的高危型HPV和/或阴道镜检查，以发现宫颈高级别病变和癌，达到早诊早治的体检目的。

五 建议

经济和社会的快速发展改变了人们的饮食生活习惯，肥胖、血脂异常等代谢异常人群急剧增加，这提示我们，既要加强对各类健康危险因素的防控，如吸烟、嗜酒、高盐及高油饮食，引导居民改变不良的行为生活方式，也应更深入地开展流行病调查研究。

健康体检行业要做好体检工作，还需要注意以下几个方面。

1. 加强行业管理，确保体检质量

北京市体检中心在2014年组织了全市体检机构的质量检查，2015年进行了复检，加强了行业管理，提高了体检行业对质量的重视，进一步提高了体检质量。

体检机构的发展是基于人们生活质量的提高，健康需求进一步增强。从事体检的医生均要求医德高、技术精、具有多年临床经验，他们参加体检时要求严把体检质量，为体检者的健康负责。尊重人才，尊重知识，使体检中心赢得社会大众的信任，体检工作才能步入良性循环的轨道。

2. 完善体检后续服务，提高服务质量

健康检查是基础，健康评估是重点，风险干预是关键，健康促进与改善是目的。通过优质、高效的体检能实现早发现、早诊断、早治疗，延缓受检者疾病的发生和发展，提高治愈率，降低死亡率，延长寿命，提高生活质量。

3. 推广"大卫生"理念，加强健康管理

利用北京市体检中心的健康体检信息平台，联合医科大学和专科医院的专家建立体检异常指标干预方案。体检与专科医院的专家结合起来，对体检人群进行全程管理，进一步加深在治疗"未病"和健康的全程管理方面的结合。

随着国民健康意识的增强和防病理念的转变，中国健康体检行业由最初的被动体检转变为全面健康检测、健康评估与健康指导的主动健康体检及检后管理服务，从单纯体检服务转变为涵盖了健康风险干预、连续检测、健康促进、慢病管理的健康管理综合服务。健康管理服务机构与健康产业持续增长，已成为中国公共卫生与医疗保健服务的重要组成部分，在防控慢病、促进公众健康、促进新兴产业增长中发挥着重要作用。[①]

[①] 白书忠、武留信、陈刚等：《中国健康管理创新理论与实践》，《中华健康管理学杂志》2014年第8期。

B.19 后　记

本书由中国医药卫生事业发展基金会、北京市健康促进工作委员会、首都社会经济发展研究所、北京健康城市建设促进会、北京民力健康传播中心、北京健康城市建设研究中心等单位共同研创和组织编写完成。中国医药卫生事业发展基金会原理事长、中国城市报·中国健康城市研究院名誉院长王彦峰，北京市卫生计生委党委书记、主任，北京市医院管理局党委书记雷海潮，中国医药卫生事业发展基金会会长杨利明担任编委会主任。中国城市报·中国健康城市研究院院长、北京健康城市建设促进会理事长、北京健康城市建设研究中心主任王鸿春，北京市卫生计生委副巡视员刘泽军，北京民力健康传播中心理事长、北京健康城市建设促进会监事长李小峰担任编委会副主任。王鸿春、盛继洪任主编。本书的整个研创工作是由王彦峰、雷海潮、杨利明、王鸿春、盛继洪、刘泽军和李小峰等集体策划组织实施完成的。

北京健康城市建设促进会办公室主任范冬冬和北京健康城市建设促进会宣传部副主任夏吴雪等做了大量的组织协调工作。

感谢社会科学文献出版社社长谢寿光先生、社会政法分社社长王绯女士、分社总编辑曹义恒先生在本书的策划和编辑过程中的耐心指导，以及在沟通协调方面给予的大力支持。本项目为北京市社会科学基金研究基地重点项目，感谢北京市哲学社会科学规划办公室在立项、研究过程中给予的大力支持、具体指导以及帮助。

《北京健康城市建设研究报告（2018）》编辑委员会谨代表本书全体编写人员，对为本书做出贡献、给予支持、提供帮助的各位领导、专家和同仁深表谢忱！

《北京健康城市建设研究报告（2018）》编辑委员会
2018年10月于北京

Abstract

It is the beginning year of implementing the spirit of the Nineteenth National Congress of the Communist Party of China in 2018. It is also the key year for the implementation of the 13th Five-Year Plan. With the introduction of the National Health City Evaluation Index System (2018 edition), Beijing will usher in an important period of accelerating the construction of healthy cities.

This book is composed of seven parts: general report, health environment, health society, health service, health culture, health industry and healthy population. All reports are based on authoritative data of relevant functional departments in Beijing, organizing research and creation forces to carry out decision-making application research, which has a strong academic value and decision-making reference value.

The General Report focuses on the integration of healthy Olympics and healthy cities, analyzes the relationship between healthy Olympics and healthy cities, and puts forward the countermeasures and suggestions to promote the development of healthy cities with the help of the Beijing Winter Olympics.

In the chapter of Healthy Environment, the environmental status and influencing factors under the coordinated development of Beijing, Tianjin and Hebei are analyzed, and the countermeasures and suggestions of environmental governance under the background of coordinated development are discussed; analyze the mechanism and system of energy operation and management in the capital city, and put forward the general ideas and Countermeasures for improving the daily energy operation and support capacity of the capital city; probe into the establishment of a government-led, community-based co-governance model of urban public space governance in Xicheng District, forming a new pattern of Multi-Cooperative urban governance.

In the chapter of Healthy Society, the authors make an innovative research on

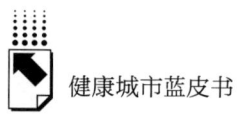

the social governance system in Beijing, and put forward some countermeasures and suggestions to promote the innovation of the social governance system in Beijing; through the prediction and analysis of the trend of public transport, the strategy of "bus priority" is put forward; in view of the problem of disorderly parking of shared bicycles, long-term measures are proposed.

In the Chapter of Health Service, the authors promote community development by analyzing the connotation and ecology of the community; expound the principle of health risk assessment model and the application of health risk assessment model to promote the development of health service industry; summarize the security issues of Beijing Winter Olympic Games on the basis of 2008 Beijing Olympic Games, and puts forward reasonable suggestions on the security system and mechanism construction.

In the Chapter of Health Culture, the authors study the development of traditional Chinese medicine culture in Beijing, and put forward the development path of the National Center of traditional Chinese medicine culture and the health culture of traditional Chinese medicine in Beijing; discuss the secret of health and longevity of Hongkong residents and its enlightenment to healthy living of Beijing residents.

In the Chapecr of Health Industry, the authors analyze the current situation of the development of the health industry in Beijing Xiaotangshan Hospital and foreign advanced experience, and put forward the Countermeasures for the development of the health industry in Beijing; by looking forward to the development prospects of Beijing's national fitness and leisure industry, put forward the solutions and Implementation Paths of the national fitness and leisure industry; study and analyze the problems, new formats and transformation strategies of Beijing's sports and leisure.

In the Chapter of Healthy Population, the authors analyze the research progress of health impact assessment at home and abroad, and put forward ideas for promoting health impact assessment in an all-round way; in depth study of how to speed up the integration of body medicine in Beijing under the background of healthy Beijing construction; through the analysis of the epidemic situation of the related indexes of chronic diseases, the countermeasures and suggestions on strengthening health management were put forward.

Keywords: Healthy Beijing; Healthy City; Urban Disease

Contents

I General Report

B.1 Research of the Preparations for the 2022 Winter Olympics
in Beijing and Promoting Healthy City Development
WANG Hongchun, DU Meiping, HAO Zhongshi, LI Xiaofeng,
FAN Dongdong and REN Xiao / 001

    1. The Origin and Development of Healthy Cities   / 002
    2. Healthy Olympics Promotes Healthy Cities Development   / 007
    3. Ways to Promote Healthy Cities Development with the Help
       of Beijing Winter Olympic Games   / 012

Abstract: Starting from the origin and development of healthy city, this report systematically combs the international background and Chinese experience of healthy city construction, seeks the coincidence point between Beijing Healthy Olympic Games and healthy city development. We believe that the Healthy Olympic Games should promote the health city development on healthy people, healthy environment, health services and healthy culture through lifestyle, environmental quality, security system and spirit. Furthermore, this report look forward to the path of the Beijing Winter Olympics promote healthy city development. Countermeasures and suggestions have been put forward in terms of expanding the mass base, strengthening infrastructure construction, promoting the development of healthy industries such as sports, culture, tourism and leisure, and

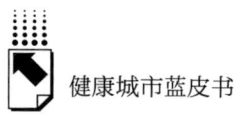
健康城市蓝皮书

promoting environmental improvement in the Beijing-Tianjin-Hebei region.

Keywords: Healthy Olympics; Healthy City; Beijing Winter Olympics

Ⅱ Health Environment

B.2 Research on Cooperative Governance of Environmental Pollution in Beijing-Tianjin-Hebei *WANG Bin, LI Fengmei* / 021

Abstract: Beijing-Tianjin-Hebei is the center of economic development in northern China. However, the environmental problems in Beijing-Tianjin-Hebei have been prominent in recent years. This paper studies the impact of industrial structure, population changes, energy structure, and science and technology level on environmental pollution before and after the coordinated treatment of Beijing-Tianjin-Hebei environmental pollution, and analyzes the effectiveness of coordinated management of environmental pollution in Beijing-Tianjin-Hebei. At last, this paper proposes the relevant countermeasures to promote the coordinated treatment of environmental pollution in Beijing-Tianjin-Hebei. Since the Beijing-Tianjin-Hebei coordinated development strategy was put forward, Beijing-Tianjin-Hebei three cross-regional factories, the establishment of industrial parks, the degree of industrial integration is becoming deeper and deeper. But there are also problems such as unreasonable industrial structure, inconsistent environmental emission standards and systems, and unequal investment and return on pollution control. It is suggested to speed up the adjustment of regional industrial structure, unify standards and systems, and improve the mechanism of interest compensation.

Keywords: Beijing-Tianjin-Hebei; Environmental Pollution; Collaborative Governance

Contents

B.3 Research on Daily Energy Operation Management and
Improvement of Support Ability in Beijing *SUN Xinjun* / 042

Abstract: At present, the daily energy operation in Beijing is basically stable. The gas supply system has been further optimized, the scale of the clean heating is being expanded and the capacity of power supply has been greatly enhanced. However, with the continuous development of the capital city, the demand for the total energy is increasing, and the existing mechanism, emergency support and the operation ability are difficult to meet the demand. It is important to intensify efforts on four aspects: legal guarantee, institutional reform, mechanism construction and energy operation management, to enhance energy support ability.

Keywords: Daily Energy Operation; Energy Supply; Support Ability

B.4 Investigation and Study on Improvement of Back Streets
and Alleys in Xicheng District
*Joint Research Group of Xicheng District Government Research Office
and Capital University of Economics and Business* / 054

Abstract: A pleasant environment of street and alley will be conducive to establishing capital image, enhancing the quality of living and licking into shape urban culture, which is the prerequisite of building international classic harmonious capital. With the initiative of renovating street and alley, the mode of public space governance, which combines government predominance with community collaborative governance, is structed in Xicheng District. Preliminarily, integrating the elementary factors of modern urban governance, and forming a new multi-cooperation pattern of urban governance. In the next step, it is necessary to clarify the target of the improvement of back streets and lanes, establish the concept of "small streets and lanes management" and explore the governance framework of urban public space. Specific suggestions are: the implementation of fine management of blocks, consolidate the foundation of multi-party governance, improve laws and regulations and policy standards, innovative management mechanism.

Keywords: Streets and Lanes; Public Space; Urban Governance

Ⅲ Healthy Society

B.5 Research on the Innovation of the Social Governance System in Beijing　　*SHENG Jihong, YU Xiaojing* / 067

Abstract: Healthy city is an important part of social governance. Improving the level of social governance can provide the favorable environment for building the healthy city. This paper starts with the definition of the concept of institutional innovation of social governance, and then describes the main results of the innovation in the few years, combining with the vivid practice of social governance in Beijing: in the social governance system increasingly sound, grassroots social governance innovation is gratifying. This paper holds the principle of problem orientation, draws on the foreign experiences, and puts forward practical suggestions for institutional innovation of social governance in Beijing: We should improve the multi-faceted social governance system led by the Party and the government, strive to straighten out the grass-roots social governance mechanism, actively promote the construction of a society ruled by law, consciously stimulate the social governance function of cultural education, and make full use of information technology to enhance comprehensive governance capacity.

Keywords: Healthy City; Institutional Innovation of Social Governance; Society of Rule by Law; Comprehensive Governance

B. 6　Promoting the Building of a Healthy City in Beijing Through the Implementation of "Public Transport Priority" Policy

ZHUO Jie / 078

Abstract: Convenient and sustainable public transit is an important support for Beijing's building of a healthy city. Through analyzing the trend of public transit usage in Beijing, this paper states that the problems of being overcrowded, slow and inconvenient, as commonly reflected by citizens, will be alleviated with the development of the city and the implementation of public transport planning. Lags between public transit building and urban planning, lack of financial sustainability, poor public transit facilities and services, lack of sidewalk and bike route management are the factors that hinder the achieving of city planning goals. These problems are the key obstacles to the carry out of "public transport priority" policy, and should be solved as soon as possible. It is suggested that we should start from the following six aspects to solve the related problems: innovate the financial mechanism of public transport construction and operation management, make up for the "arrears" of public transport infrastructure construction, strengthen the attraction of public transport, strengthen the standardized management of slow-moving system, strengthen the legislation and law enforcement of "public transport priority" and establish regional differences strategies of public transport management.

Keywords: Traffic Congestion; Public Transit; Healthy City

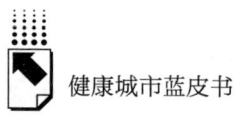

B.7 Shared Bicycle Parking: Disorder, Conflict and Governance Innovation
—Based on the Survey of Beijing Metro Line 10
TAN Shanyong, DONG Huan, QUAN Siying,
ZHOU Hongyi, WANG Jing and MA Ni / 092

Abstract: In order to solve the parking disorder of shared bicycles and promote its development orderly, based on the field investigation of the research team, this paper summarizes the situation and causes of the parking disorder in two aspects of time and space, and analyses its governance from the aspects of "public interest" and "private interest" "public emotion" and "laws and regulations" "departments and regions" and "professional management". On this basis, it puts forward some measures such as defining the dual nature of shared bicycle, exploring the connection between laws and regulations, and promoting collaborative governance, and so on.

Keywords: SharingBicycle; Parking Disorder; Multiple Conflicts; Quasi-Public Goods; Coordination Governance

Ⅳ Health Service

B.8 Research on the Basic Problems of Beijing Winter Olympic Games Security   YANG Yuhai / 105

Abstract: The Olympic Security research belongs to the categories of management, sports and public security science. At the macro and strategic level, the Beijing Winter Olympic security research serves the national strategy, and therefore has important strategic value. From the point of theoretical significance, the theoretical value of the Beijing Olympics security research firstly embodies in the national strategic level, which can enrich the scientific connotation and dimension of the national strategy as well as the major events security principles.

From the perspective of practical significance, it is able to provide detailed guideline for Beijing Winter Olympic security operation. The Beijing Winter Olympic security research is based on public safety theory, risk management theory, the "hook and spear" theory, emergency management theory, criminology, social governance and control theories. Beijing Winter Olympic security draws lessons from the successful security experiences and methods of Beijing Summer Olympics and successful Olympic security practices adopted by foreign countries. Targeted at different risk factors, a variety of measures will be taken in Beijing Winter Olympic security work, which includes precaution, examination, identification, evaluation, prevention, control and disposal. Beijing Winter Olympic Security personnel will make full efforts to build up the system of ideas, the organization system, the command system, the planning and contingency system, the support and training systems, and to strengthen the construction of responsibility management mechanism, regional coordination mechanism, intelligence precaution and sharing mechanism, the anti-terrorist policing cooperation, risk assessment mechanism and emergency disposal mechanism.

Keywords: Winter Olympic Games; Security; Emergency Disposal Mechanism

B.9 Health/Illness Risk Assessment Techniques Based on Health Check-up Data

ZHANG Jingbo, LIU Feng, HAN Junming and MA Guanhui / 121

Abstract: In the era of great health, innovation and application of big data are needed to achieve innovation in the management of health and medical institutions, including product innovation, service innovation, and management innovation. This innovation will help improve the national health level, enhance the overall performance of the country's health and hygiene, realize the fair supply of public health services and medical services, and promote the improvement of national health. One of the shortcomings in the current prevention and control of chronic diseases in China is lack of early screening, evaluation and discovery mechanisms, lack of personalized treatment and dynamic evaluation, lack of effective health promotion and disease management and other effective means. Health/disease risk assessment technology comprehensively use the mass data generated by physical examinations to achieve early screening and identify hidden health risks. This is an important means for stratifying healthy people and also provides an accurate basis for further health management. In the process of using big data to conduct health management, one issue that requires high attention is privacy protection. This is not only a common problem in the era of big data, but also a high degree of need for data collection, research, and utilization related to human health. This is a problem that we should value.

Keywords: Big Data; Health Assessment; Physical Examination

B. 10 Practice and Thinking of Building a Healthy Community Service System *MA Naichi* / 137

Abstract: Community is the basic area of our living, working, studying, is currently the most basic unit of social governance in our country, the healthy development of the community is related to the healthy development of a city, but also to the society and the healthy development of the country to play a crucial role. By analyzing the connotation and ecology of community, this paper discusses how to build healthy community and promote the development of community. This paper argues that the government's support is the fundamental guarantee for the healthy development of the community, including policy support and financial support; social organizations are the necessary conditions for the healthy development of the community; through training and project spiritual guidance, to form a common vision and build emotional ties.

Keywords: Health Community; Service System; Community Ecology

V　Health Culture

B. 11　To Realize the Innovative Development of Healthy Culture in TCM

LUO Zenggang, WANG Huiling, JIANG Nan and LIU Nan / 151

Abstract: As the capital of our country, Beijing is committed to "serving the strategy of a strong cultural power, building a cultural center in the capital, and serving the prosperity and development of traditional Chinese medicine". With "resources integration, work integration, and multi-industry convergence" as its key points, Beijing is pushing forward the construction of a national center for traditional Chinese medicine. We will promote the integration of TCM culture and TCM research, education, and medical care, and form an industrial chain with tourism, creativity, and health management. We will strive to realize the creative transformation and innovative development of the healthy and healthy culture of TCM, and finally form the development of TCM culture with "excellent cultural connotation, strong cultural subjects, popular cultural beliefs, rich cultural products, and unique cultural charm".

Keywords: Healthy Beijing; Chinese Medicine; Healthy Culture

B. 12　Health Preserving Culture in Hong Kong and its Enlightenment to the Healthy Lifestyle of Beijing Residents

WU Dongju, LIN Peng and LI Xiaofeng / 160

Abstract: Traditional Chinese longevity culture has a history of thousands of years. Health culture refers to the long-term practice of life, people create about the maintenance of the body and life of the material culture and spiritual culture. Now, the sneak attack of sub-health has given more and more people a warning.

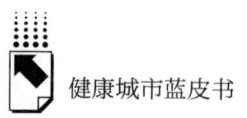

Advocating a healthy lifestyle, improving dietary habits, adjusting mentality, alleviating various types of stress, health care and disease prevention have also become the new needs and goals of Beijing residents. By focusing on the health and longevity of the residents of Hong Kong, a fashion capital, this paper urges us to understand the survival and living conditions of Hong Kong residents through investigation and research, to find out the causes and secrets of the health and longevity of Hong Kong residents, and to explore how the prosperous urban population is facing the negative impact of sub-health and sticking to their own survival. Bottom line, the use of survival wisdom, in the unsatisfactory living space, create unexpected miracles of life, to promote the healthy development of Beijing. Beijing should learn from Hong Kong's experience and promote the development of healthy living habits of Beijing residents in the following aspects: incorporating the healthy lifestyle into the planning and implementation of the whole urban construction, strictly guarding the "disease from the mouth" for the citizens, purifying the city's "rice bags", "vegetable basket" and "meal table", and vigorously Advocating optimistic attitude, scientific and moderate sports, preventing disease, and creating a harmonious and healthy atmosphere of life are the key to maintaining the healthy vitality of the city.

Keywords: Long Life; Reasonable Health Care; Healthy Health Preserve

Ⅵ Health Industry

B.13 Research on the Development of National Fitness and Leisure Industry in Beijing

SHI Jiangping, HAO Zhongshi, DING Bing,
ZHANG Yun and FAN Dongdong / 173

Abstract: Entering the new era, based on a new position, health industry is a new industry with huge market potential, and has the characteristics of "absorbing broad employment prospects, stimulating consumer demand, and promoting the healthy and long life of citizens". At this stage, the current situation of high level of social and economic development in Beijing and the growing enthusiasm of the people for fitness and leisure provide a good economic basis and development momentum for the development of fitness and leisure industry. The development of Beijing fitness and leisure industry has a long way to go and has a bright future. The problems existing in Beijing's national fitness and leisure industry are as follows: the overall scale is not large, the development progress is relatively slow; the industrial structure is unbalanced, lack of overall planning; insufficient effective supply, the direction of service is deviated; infrastructure construction and equipment manufacturing lags behind; fewer types of fitness, leisure lack of innovation; national fitness input and Physical quality needs to be improved. The solutions and ways are as follows: strengthening basic health education, cultivating leisure market players, improving infrastructure construction, revitalizing the existing sports resources, optimizing the structure and layout of fitness and leisure industry, giving full play to the advantages of capital resources, highlighting the characteristics of Beijing Municipality, strengthening the training of fitness and leisure industry talents, and integrating "Internet +" health. Leisure industry; focus on building a leisure sports town.

Keywords: National Fitness; Leisure Industry; Health China

B.14 The Development of the Health Industry in Xiaotangshan Hospital *PING Zhao, ZHAO Runshuan* / 187

Abstract: "The 'Healthy China 2030' Plan" clearly stated that we must vigorously develop the health industry and establish a healthy industrial system with a complete system and optimized structure. This article combines the development status of the health industry such as outpatient department, rehabilitation center, health management center, and nursing home in Beijing Xiaotangshan Hospital, and draws on advanced foreign experience to propose several suggestions for the development of the health industry in Beijing: In the future health industry layout,

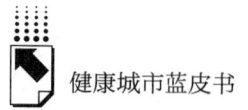

Beijing should attach importance to the development of rehabilitation medicine and geriatric care, increase personnel training, rationally guide hospital transformation, improve institutional innovation, and create a favorable environment for industrial development support.

Keywords: Health Industry; Rehabilitation Medicine; Health Care Services

B.15 Recreation and Leisure in Beijing: Problems, New Industry Formats and Transformation Strategies *ZHANG Zuqun* / 204

Abstract: The main feature of recreation and leisure products is that healthy green is the core, and consumers have the obvious effect of wellness. The level of recreation and leisure consumption of residents in Beijing is related to the class to which they belong, recreation and leisure consumption patterns of different classes are quite different. Originally, the "recreation and leisure" enjoyed by the upper level will become "medium-level", "popular", "diversified", "green" and "healthy" with the development of the times. The comprehensive facilities for recreation and leisure tourism in the suburbs turned to the whole world for tourism, tourism complex and pastoral complex. The research of the author's research group combined with literature research initially concluded that: ① Beijing recreation and leisure industry has insufficient industry management, the governance system needs to be improved, the consumption level is not high, the class differences are obvious, the basic supporting facilities are lacking, and the recreation and leisure needs of citizens are difficult to meet. The scale of development is small, the level of development is low, the quality of employees is not high, and the demand for professional talents is strong. ② At present, the Beijing recreation and leisure industry shows that the public travel mentality shifts from sightseeing to "sightseeing + leisure", sports leisure has become a new hot spot, Olympic tourism has become a common trend, the rural tourism market in Beijing suburbs has flourished, red tourism is flourishing, the potential of the elderly recreation and leisure market is huge, and the Internet integrates new features such as recreation and leisure. Therefore, it must be rooted in the existing contradiction between supply and demand and promote industrial transformation of the recreation and leisure so that it can promote the healthy, rapid and sustainable development of recreation and leisure activities in Beijing.

Keywords: Recreation and Leisure; New Industry Formats; Industrial Transformation

VII Healthy Population

B. 16 Research on the Application of Health Impact Assessment Technology

HUANG Ruogang, YU Jianping, SU Ning and CAO Ruoxiang / 232

Abstract: The 2016 National Health Conference proposed that, we should fully establish the health impact assessment system to systematically assess the health impact of various economic and social development plans and policies as well as major engineering projects. The implementation of the health impact assessment system is the inherent requirement and inevitable choice for perfecting the national health policy, improving the people's livelihood, promoting social equity and sustainable development. This paper introduces the research progress of health impact assessment at home and abroad, and puts forward the application prospect of health impact assessment in our country, and puts forward some ideas for popularizing the work of health impact assessment in an all-round way.

Keywords: Health; Impact Assessment; Technical Application

B. 17 Promoting the Construction of Healthy Beijing Through Medical Integration *SHI Jiangping, ZHANG Yun / 246*

Abstract: With the proposition of "Healthy China", the relationship between sports and medical care is becoming closer and closer. People are re-understanding the value and role of sports on health. People's concept of sports participating in the medical process for disease prevention and rehabilitation is forming. The integration of physical education and medicine in Beijing has been practiced and some progress and achievements have been made, but there are still some problems as follows: the top-level design of physical education and medical integration still needs to be improved, the division of labor between administrative departments of physical education and medical integration is not clear, the physical education and medical integration lacks long-term financial support, the propaganda of the concept of physical education and medical integration is not enough, and the physical education and medical integration lacks professional guidance personnel. In order to promote the development of sports-medicine integration in Beijing, it is necessary to construct the service system of sports-medicine integration, actively create the social atmosphere of sports-medicine integration, jointly train the compound talents of "sports-medicine integration", cultivate the consumption market of sports-medicine integration, and promote the development mode of sports-medicine integration.

Keywords: National Fitness; Medical Integration; Health Beijing

B.18 Health Risk Analysis Among Physical Examination Population in Beijing *Li Qiang, Chen Shuo and Zhang Jingbo* / 262

Abstract: The aim of this paper is to study the health risk status of the capital residents, analyze the prevalence character of indicators related to major chronic diseases, and provide evidence for the health promotion of the capital residents. Methods: The data of physical examination population in Beijing city were collected in 2016. The related indicators of important chronic diseases were analyzed by sex and age groups. Results: The top five abnormal indicators detection among male population were overweight and obesity, dyslipidemia, fatty liver, thyroid nodule and high blood uric acid. Breast hyperplasia, overweight and obesity, dyslipidemia, thyroid nodule and bone mass listed as top five abnormal indicators detection among female population. Conclusion: Overweight and obesity, dyslipidemia, fatty liver and bone mass are the important risk factors affecting the health of Beijing residence. Breese hyperplasia is the most common factor affecting the women health.

Keywords: Physical Examination; Chronic Disease; Health Risk

B.19　Postscript　／280

权威报告·一手数据·特色资源

皮书数据库
ANNUAL REPORT(YEARBOOK) DATABASE

当代中国经济与社会发展高端智库平台

所获荣誉

- 2016年，入选"'十三五'国家重点电子出版物出版规划骨干工程"
- 2015年，荣获"搜索中国正能量 点赞2015""创新中国科技创新奖"
- 2013年，荣获"中国出版政府奖·网络出版物奖"提名奖
- 连续多年荣获中国数字出版博览会"数字出版·优秀品牌"奖

成为会员

通过网址www.pishu.com.cn访问皮书数据库网站或下载皮书数据库APP，进行手机号码验证或邮箱验证即可成为皮书数据库会员。

会员福利

- 使用手机号码首次注册的会员，账号自动充值100元体验金，可直接购买和查看数据库内容（仅限PC端）。
- 已注册用户购书后可免费获赠100元皮书数据库充值卡。刮开充值卡涂层获取充值密码，登录并进入"会员中心"—"在线充值"—"充值卡充值"，充值成功后即可购买和查看数据库内容（仅限PC端）。
- 会员福利最终解释权归社会科学文献出版社所有。

卡号：148971461838
密码：

数据库服务热线：400-008-6695
数据库服务QQ：2475522410
数据库服务邮箱：database@ssap.cn
图书销售热线：010-59367070/7028
图书服务QQ：1265056568
图书服务邮箱：duzhe@ssap.cn

中国社会发展数据库（下设 12 个子库）

全面整合国内外中国社会发展研究成果，汇聚独家统计数据、深度分析报告，涉及社会、人口、政治、教育、法律等 12 个领域，为了解中国社会发展动态、跟踪社会核心热点、分析社会发展趋势提供一站式资源搜索和数据分析与挖掘服务。

中国经济发展数据库（下设 12 个子库）

基于"皮书系列"中涉及中国经济发展的研究资料构建，内容涵盖宏观经济、农业经济、工业经济、产业经济等 12 个重点经济领域，为实时掌控经济运行态势、把握经济发展规律、洞察经济形势、进行经济决策提供参考和依据。

中国行业发展数据库（下设 17 个子库）

以中国国民经济行业分类为依据，覆盖金融业、旅游、医疗卫生、交通运输、能源矿产等 100 多个行业，跟踪分析国民经济相关行业市场运行状况和政策导向，汇集行业发展前沿资讯，为投资、从业及各种经济决策提供理论基础和实践指导。

中国区域发展数据库（下设 6 个子库）

对中国特定区域内的经济、社会、文化等领域现状与发展情况进行深度分析和预测，研究层级至县及县以下行政区，涉及地区、区域经济体、城市、农村等不同维度。为地方经济社会宏观态势研究、发展经验研究、案例分析提供数据服务。

中国文化传媒数据库（下设 18 个子库）

汇聚文化传媒领域专家观点、热点资讯，梳理国内外中国文化发展相关学术研究成果、一手统计数据，涵盖文化产业、新闻传播、电影娱乐、文学艺术、群众文化等 18 个重点研究领域。为文化传媒研究提供相关数据、研究报告和综合分析服务。

世界经济与国际关系数据库（下设 6 个子库）

立足"皮书系列"世界经济、国际关系相关学术资源，整合世界经济、国际政治、世界文化与科技、全球性问题、国际组织与国际法、区域研究 6 大领域研究成果，为世界经济与国际关系研究提供全方位数据分析，为决策和形势研判提供参考。

法律声明

"皮书系列"(含蓝皮书、绿皮书、黄皮书)之品牌由社会科学文献出版社最早使用并持续至今,现已被中国图书市场所熟知。"皮书系列"的相关商标已在中华人民共和国国家工商行政管理总局商标局注册,如LOGO( )、皮书、Pishu、经济蓝皮书、社会蓝皮书等。"皮书系列"图书的注册商标专用权及封面设计、版式设计的著作权均为社会科学文献出版社所有。未经社会科学文献出版社书面授权许可,任何使用与"皮书系列"图书注册商标、封面设计、版式设计相同或者近似的文字、图形或其组合的行为均系侵权行为。

经作者授权,本书的专有出版权及信息网络传播权等为社会科学文献出版社享有。未经社会科学文献出版社书面授权许可,任何就本书内容的复制、发行或以数字形式进行网络传播的行为均系侵权行为。

社会科学文献出版社将通过法律途径追究上述侵权行为的法律责任,维护自身合法权益。

欢迎社会各界人士对侵犯社会科学文献出版社上述权利的侵权行为进行举报。电话:010-59367121,电子邮箱:fawubu@ssap.cn。

社会科学文献出版社